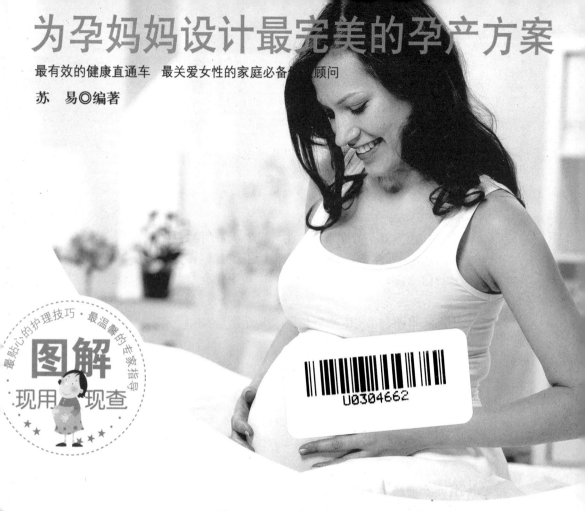

为孕妈妈设计最完美的孕产方案

最有效的健康直通车　最关爱女性的家庭必备健康顾问

苏　易◎编著

最贴心的护理技巧·最温馨的专家指导

图解
现用现查

U0304662

怀孕产前产后
宜忌宝典

全方位同步孕产宝典

母婴健康专家**鼎力推荐**

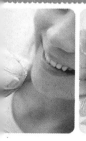
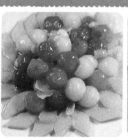
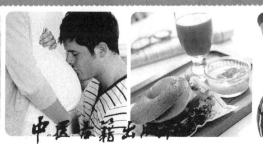
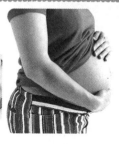

中医古籍出版社

图书在版编目(CIP) 数据

图解怀孕产前产后宜忌宝典 / 苏易编著. -- 北京：
中医古籍出版社, 2013.5

ISBN 978-7-5152-0374-4

Ⅰ.①图⊜ Ⅱ.①苏⊜ Ⅲ.①妊娠期–妇幼保健–图
解②围产期–妇幼保健–图解③产褥期–妇幼保健–图解
Ⅳ.①R715.3-64

中国版本图书馆 CIP 数据核字(2013) 第 084894 号

图解怀孕产前产后宜忌宝典

苏 易 编著

责任编辑	邓永标	
排版制作	腾飞文化	
出版发行	中医古籍出版社	
社 址	北京市东直门内南小街 16 号(100700)	
经 销	全国各地新华书店	
印 刷	北京盛兰兄弟印刷装订有限公司	
开 本	710×1000 1/16	
印 张	17	
字 数	320 千字	
版 次	2013 年 6 月第 1 版 2013 年 6 月第 1 次印刷	
书 号	ISBN 978-7-5152-0374-4	
定 价	36.00 元	

前　言

在女人的一生中，怀孕和分娩是一个非常特别的时期，不仅在体力上要付出比怀孕前多得多的能量，同时在心理上也承受了巨大的压力，这就需要补充更多的营养物质充实所需要的能量，以满足自己身体的需要。每对计划怀孕的夫妇，一定要重视怀孕前、怀孕中、生产后恢复期的营养摄入与补充。每位丈夫，为了自己宝宝和妻子的健康与家庭的和睦幸福，都应帮助、督促妻子按时、按需摄入必要的营养。

每个女人在孕育宝宝的阶段心理和生理上都会发生很大的变化。由于在体内孕育的是一个新生命，这就使准妈妈们感到自己责任的重大。因此，为了给宝宝一个健康的体魄，每位计划怀孕的女性，都应做好怀孕期营养的补充准备。但真正合理补充好孕期的营养，并且每一天都按照营养规划做，就不是一件容易的事了。准备分娩的时刻，每个女人都会感到无比幸福和骄傲，但同时又会有些不安。分娩时疼痛是否能忍受？怎样做到顺利分娩？……就让我们通过本书一起来学习如何更好地度过这生命中最重要的时刻吧。

相信，每一对夫妻都希望拥有一个快乐、健康、聪明的宝宝，因此，掌握健康科学的优生优育的原则并加以运用十分有必要。本书就是为准妈妈们精心打造，全书从准妈妈们的衣食住行宜忌出发，较为全面地介绍了孕前准备、孕期生活、孕期饮食、孕期防病用药、孕期心理、孕期出行、孕期运动、孕妇临产、产后护理等方面的宜忌事宜，对产前、产后的生活具有非常实用的价值和指导意义。

目 录

CONTENTS

第一篇
准备迎接新生命

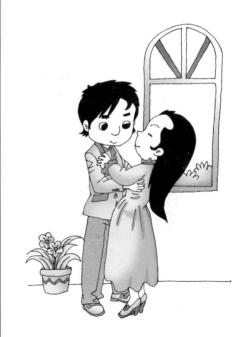

第二篇

孕期日常生活宜忌

第二章

孕期日常生活禁忌

第三篇
孕期饮食宜忌

第一章
孕期饮食宜知

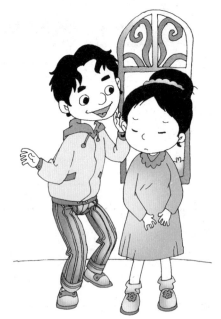

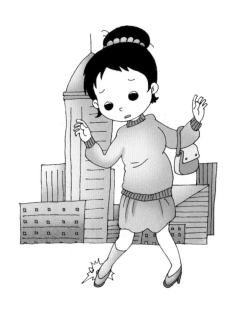

第二章

孕期饮食禁忌

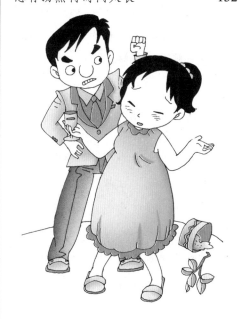

第四篇
孕期防病用药宜忌

第一章
孕期防病用药宜知

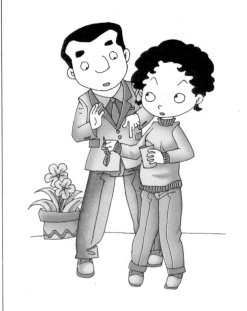

第二章

孕期防病用药禁忌

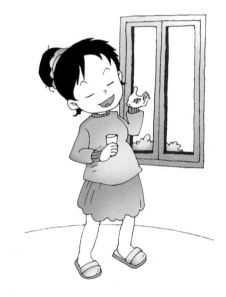

第五篇
产后日常护理宜忌

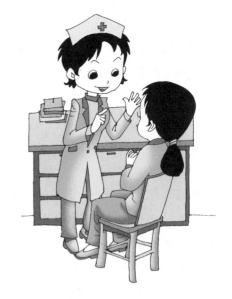

第二章

产后护理禁忌

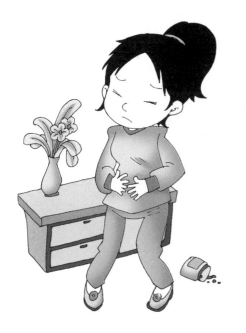

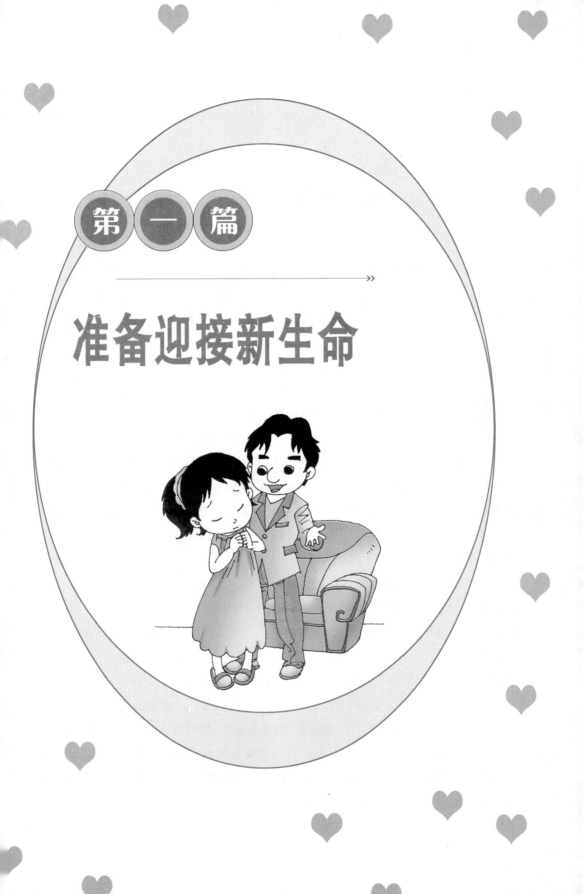

第一篇

准备迎接新生命

第一章

怀孕前那些你该做的事

人们都说,女人怀孕时是最幸福的,也是最美的。一个新生命的诞生不仅是爱的结晶,更是一个奇迹。自古以来,怀孕就被当作是一件极其重要的事情,从想要做母亲到婴儿出生,其中的讲究不胜枚举,这一章中我们就一起来了解一下怀孕前那些要做的事吧。

宜有良好的受孕环境

良好的环境能使怀孕妇女情绪稳定、乐观,在这期间受孕更有利于优生。良好的环境包括气候、周围的整洁清爽、空气清新,这有利于精卵结合、着床和胎儿的发育成长。营造良好的环境条件,要求夫妻双方感情融洽、思想统一、步调一致,还要注意兼顾工作、学习等,在经济和物质方面做好必要的准备。良好的环境条件,不仅是优孕所必需,也有利于优养优教。

人类环境中有4种致畸因素:放射物、病毒、药物和化学污染物。在环境污染的影响下,正常细胞受到损坏和死亡都会导致胎儿畸变。化学污染物能直接殃及胚胎、胎儿和新生儿,也可间接地通过母体干扰胎盘和胎膜的正常生理机能,从而影响胚胎和胎儿。空气污染中的一氧化碳、氮氧化合物、氢氰化合物、乙烯基氯化物、多环芳香族化合物等,都能抑制胎儿中枢神经系统的正常发育,引起畸形。在各类化学污染物中,镉、汞、铜、镓、铅、砷等金属,能使胎儿中毒和致畸,威胁最大。

噪声能刺激母体丘脑下部、腺垂体、卵巢轴系统,使母体内激素发生逆向改变,影响受精卵的正常发育;噪声的刺激,可引起母体激素和神经细胞改变,继而影响胎儿神经系统的正常发育;也可以通过干扰妊娠母体,间接干扰胚胎发育;噪声还可以直接作用于胎儿的遗传基因,引起突变致畸。

受孕最好在家中进行。家中比较安宁、卫生,夫妻对家庭环境又比较熟悉和放心,能做到精神放松、情绪稳定,有利于优生。旅游怀孕则不可取,因为旅途劳累、生活不宁,卫生条件也得不到保障,一旦怀孕,易出现先兆流产和胎儿畸形。

为生育而进行的交合是最神圣、最伟大的结合,然而,这一神圣时刻对受孕环境也是有许多讲究的。

>> 孕事早知道

　　国外专家研究,太阳活动所产生的物理效应及有害辐射,会使生殖细胞的畸变概率增大。因为,太阳黑子在爆发时放射出的强烈紫外线、高能带电粒子流会产生 X 射线辐射,从而引起地磁暴、电离层扰动及自然界中的大气、温度、环境的一系列改变,这一切对人的身体会造成很大冲击,尤其对生殖细胞的影响更大,会阻碍受精卵的着床及生长发育,使获得高智商小宝贝的概率变小,甚至导致胎儿出生后智力不良。

1. 不要在月圆之夜受孕

月圆之夜月球对地球的引力最大,因而使地球的轴心位置发生变化。此时,地球的磁场效应容易使人体液中的电解质失衡,从而引起人体生物潮,使人发生情绪波动,并影响精子和卵子的活力。

2. 不要在恶劣的天气受孕

在雷电交加、山崩地震或日食、月食时,自然界中会产生强烈的 X 射线,此时易使精子和卵子由于受到辐射而发生畸变。

3. 不要在经期进行性生活

有时在经期进行性生活可能并没引起感染,但这只是侥幸而已。医学研究证实,经期子宫内膜脱落,会在子宫颈表面上形成很多小伤口。

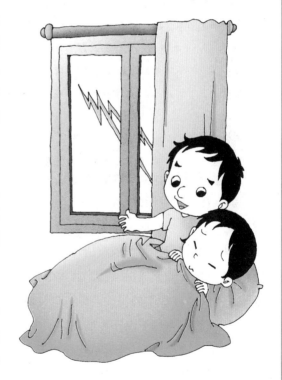

如果在此时交合,一是细菌会从平日紧闭而此时微张的子宫颈口进入这些小伤口里,引起子宫内膜炎;二是可能会造成月经血流出受阻,使子宫内膜碎片随经血的倒流进入腹腔或输卵管,形成子宫内膜异位症;三是易使精子和子宫内膜破损处溢出的血细胞相遇,使其中的免疫细胞致敏,产生抗精子免疫抗体。

这些情况都可导致不孕,很难甚至再也怀不上宝宝,尤其是产生的抗精子免疫抗体,常可持续几年甚至几十年,引起顽固性不孕。因此,一定要避免在经期与丈夫进行性生活,保护自己的生育能力。

 ## 宜增强体质

如果孕妇体质不好,胎儿在宫内发育迟缓,容易发生胎动减少、窒息、胎死宫内等情况。

>> **孕事早知道**

怀孕3个月起准妈妈应该开始坚持每天做孕妇体操,借以活动关节,使孕妇精力充沛,减少由于体重增加及腹部渐渐隆起所致的重心改变而引起的肌肉疲劳。孕后期如能坚持锻炼可使腰部与盆底肌肉松弛,增加胎盘供血,有利于促进自然分娩。不仅如此,如果孕妇体质不好,胎儿在宫内发育迟缓,容易发生胎动减少、窒息、胎死宫内等情况。分娩时,会因宫缩无力,胎儿不能尽快分娩,而需要借助产钳、吸引器等,这又增加胎儿头部产伤和血肿的机会,直接影响到孩子的智力发育,而且产后易感染,给产妇带来痛苦和烦恼。总而言之,孕妇身体不好是有百害而无一利的事情,必须特别注意才是。

那么怀孕后再锻炼身体行吗?答案是:为时已晚。因为稍不注意掌握运动量,就会流产,多次流产成为习惯性流产后,带来的问题更多、更麻烦。为了防患于未然,未来的妈妈们在怀孕前就应该进行身体素质方面的锻炼,如游泳、登山、做广播操、长跑、打球、练健美操、跳舞、武术等。每日只需15分钟时间,坚持两个月,就可以达到增强身体素质的目的。此后再受胎怀孕,就无大的问题。

怀孕以后,孕妇体内物质的代谢和各器官的系统功能都发生很大的变化,如代谢加强、能量消耗增加;呼吸系统中的呼吸道黏膜增厚、水肿,因而易受感染;在肾脏方面,肾小球的过滤功能增强、肾小管回收能力降低,从尿中排出的尿糖、氨基酸等都有所增多;血液容量增加而血红蛋白浓度下降,红细胞数也相对减少,形成生理性贫血;消化系统功能也时有改变,经常出现消化不良和便秘等现象。怀孕早期还有恶心、呕吐、进食量减少等怀孕反应。

如果没有一个健壮的身体,很难承受养育胎儿、教育胎儿的重任。一般体质(指没有疾病)的孕妇都很难胜任怀孕、分娩时体力的消耗,较差的体质就更易感染上各种疾病,给自己和胎儿带来一些不应有的危害。

宜做好心理准备

怀孕后,为了胎儿的健康,需要注意的事项很多,许多活动和娱乐都将受到限制,作为妻子对此应有充分的思想准备。

受孕之后,妻子在身体上和心理上将产生较大的变化,为了能够很好地适应这个变化,应该在怀孕前就做好必要的心理准备。

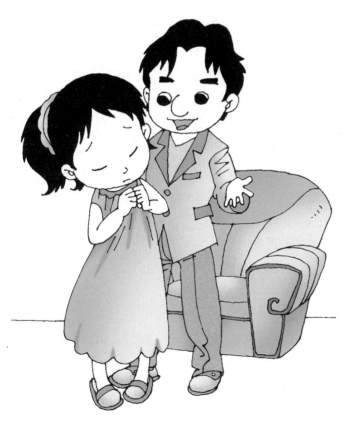

首先应当消除忧虑。一些适龄妇女对怀孕抱有一种担忧心理,一是怕怀孕会影响自己优美的体型;二是怕分娩时会产生难以忍受的疼痛;三是怕自己没有经验带不好孩子。其实,这些顾虑都是没有必要的。毫无疑问,怀孕后,由于生理上的一系列变化,体型也会发生较大的变化,但只要注意按有关要求进行锻炼,产后体型很快就能得到恢复。事实证明,凡是在产前做孕妇体操,产后认真进行健美操锻炼的适龄妇女,身体的素质及体型都很好地恢复了原状并有所增强。许多著名的女运动员、女演员都曾生育过孩子,有一些人还曾多次生育,但她们的体型并没有太大的变化,身段仍然非常好,其关键原因就在于认真锻炼。另外,分娩时所产生的疼痛也只是很短暂的一阵,只要能够很好地按照要求去做,同医生密切配合,就能减少痛苦,平安分娩。

孩子是夫妻爱情的结晶,是夫妻共同生命的延续。为了夫妻间诚挚的爱,为了人类的不断繁衍,做妻子的应当有信心去承担孕育、生育的重担。有强烈的责任感和坚定的信念,就一定能够克服所遇到的一系列困难,迎接小宝宝的诞生,从而让他体验到人类最美好的情感——母爱。

如果做妻子的正在从事某个专业的学习或参与某项课题的研究,怀孕和分娩会对此带来一定程度的不便,对此要有充分的认识,要做好产后再发奋补救的准备。

小生命的诞生会使夫妻二人世界变为三人生活格局,孩子不仅要占据父母的生活空间,而且要占据夫妻各自在对方心中的空间。这种心理空间的变化往往为年轻的夫妻所忽视,从而感到难以适应,要提早做好心理准备。

妻子怀孕之后,由于生理发生变化,在心理上也会产生许多变化,如烦躁不安、唠叨、爱发脾气、对感情要求强烈或冷淡等。对于这些变化,丈夫应当理解和体谅,并采取各种方法使妻子的心情愉快,顺利地度过孕期和产期。尤其要主动从事家务劳动,对妻子更加体贴,这既可减少妻子的疲劳,又可增加妻子的欢愉。妻子怀孕后,对食物的要求千奇百怪,为此,当丈夫的要有心理准备,做好频繁采购、挑选、更换的思想准备。

🕐 宜在孕前进行心绪调整

心绪,是指夫妻孕前在情绪和心境方面所持的状态,它对孕期母子的健康有着微妙的影响。

情绪是人的反应性心理活动的表现。从性质上说,它可以分为积极的、消极的和不确定的三种状态,这三种状态的形成,与一个人的期望值和实现值之间所表现的关系有着密切联系。比如,有一对夫妻,希望很快地顺利怀孕,但由于某种原因未能如愿,就有可能导致消极的或不确定的情绪状态产生;相反,如果这对夫妻持坦荡、乐观的态度,即使没有及时怀孕,也仍然会保持积极的情绪状态。

心境是使人的一切体验和活动都染上情绪色彩的一种持续时间较长的状态。它有暂时的和稳定的两种表现形式。夫妻之间,彼此的心境有强烈的感染性,它的形成同社会、家庭、生活、工作和环境等因素有关。因此,善于协调上述各种因素,特别是善于处理上述因素导致的夫妻间的矛盾,就成为保持良好的孕前心绪的前提。

对于新婚夫妻来说,心理环境的内容十分丰富,包

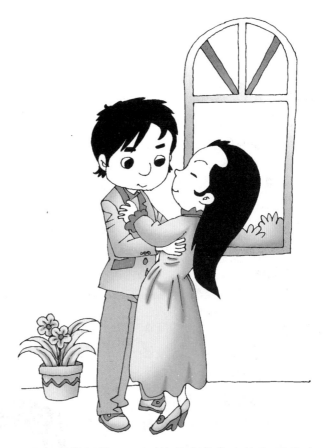

括夫妻彼此在气质上的互补和性格上的协调等;心理环境的变化常比较大,这大多与爱情的深化所导致的对彼此了解的加深有关。因此,一般说来,这为创造和谐的孕前心理环境提供了有利条件。

和谐的孕前心理环境有这样几个鲜明的特征:

(1)夫妻要善于主动调节相互之间的心理平衡,当一方由于气质上或性格上的原因失去正常的心理状态时,另一方要善于引导对方摆脱困境。

(2)善于安排适宜的生活节律,以消除某种容易产生的心理失调。

(3)彼此都善于在特定情况下加大自身处理与对方关系中的"容忍度",平素可能要进行适当争论的非原则性问题,这时可先容忍下来,留待以后在适当时机解决,也可借其他方法使之自然消化。

喜庆妊娠"节日"

夫妻之间,如果能够有意识地进行迎接妊娠的情感建设,无疑是一种生育智慧。

以迎接节日一样的心境迎接妊娠,可以看作是建立优生心理的开始,它将对未来一代的身心健康产生深远的影响。

>> **孕事早知道**

要学习和掌握一些关于妊娠、分娩和胎儿在宫内生长发育的孕育知识,了解如何才能怀孕及妊娠过程中出现的某些生理现象,如早期的怀孕反应,中期的胎动,晚期的妊娠水肿、腰腿痛等。一旦有这些生理现象出现,就能够正确对待,泰然处之,避免不必要的紧张和恐慌。

不要向周围的亲友掩饰符合计划生育原则的妊娠愿望,经常有幸接受与妊娠有关的良好祝愿和关切,将有助于烘托这种"节日"般的气氛,对改善妊娠心理也很有裨益。

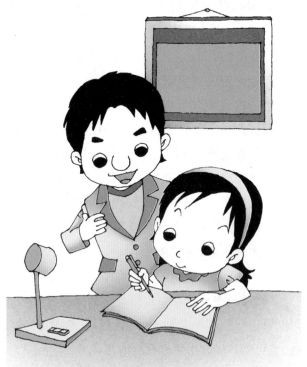

夫妻不妨双双安排一点带有纪念意味的举动,譬如在准备妊娠的时候合影留念,也可以更浪漫一点儿,夫妻分别执笔给未来的小公民写一封欢迎的信函并各自珍藏,并相约在适当时机展示,等等。这样做,不仅起到优化妊娠心理方面的作用,还将对孕妇顺利度过妊娠中的生理适应过程有明显的"支柱"作用。

妊娠，新婚夫妻生活中的理想坐标，是应有助于爱情伦理维系的完美，它应该是巩固爱情的纽带，而不应该是弱化夫妻情感的"导火线"。

对于妊娠的期望，无论夫妻哪一方都应给予充分重视，但它毕竟不是爱情生活的全部目的和全部意义。优生，并不意味着生育目的优于爱情生活其他一切方面的意义，常见有一些夫妻虽然未能达到适时妊娠的愿望，甚至终生未能妊娠，仍能和谐相处，生活幸福；有些夫妻却由于一时未能妊娠而各奔东西，对于后者，由于原因复杂，未必完全没有道理。但是，其中也确有一些本来感情基础尚好，也并非没有生育希望的夫妻，只是由于一时未能摆正妊娠在爱情生活中的位置，而造成婚姻破裂，并导致对人生采取消极态度，这是很不值得的。

生育，从家庭伦理角度来看，是一种爱的传递，它是以夫妻情感的发展为基础的。从期待妊娠到实现生育目的的过程，应该是发展夫妻挚爱，从而进一步激发对生活的热爱的过程。把握了这一点，同时也就获得了平衡妊娠心理强有力的支点，因此，可以说，这是搞好孕前心理准备的关键。

宜在心情舒畅时受孕

这并非毫无道理，众所周知，紧张焦虑可使女性推迟排卵甚至停止排卵，而且正常的性高潮对受孕有利，在性兴奋时，女性生殖器官会出现相应的变化去迎合精子的需求。

例如阴道内段膨胀，外段收窄，利于精液贮放停留，分泌液增多除为精子游动提供有利因素外，也使阴道酸碱度更适合精子的生存和活动。性行为期间的情绪显然影响着性高潮的发生和发展。

>> **准妈妈课堂**

夏季天气闷热，易情绪烦躁，休息不好，食欲较差，会影响胎儿正常生长发育。准备怀孕时就要保证营养均衡合理，最好多吃些蔬菜、水果和鱼肉，清淡饮食也能帮助你调理心情。

在夫妻感情融洽、家庭气氛和睦的情况下，受精卵就会安全舒坦地在子宫内发育成长，从而为孩子的聪明健康奠定了先天基础。

家庭不和睦，夫妻经常发生口角，以致过度紧张、悲伤、忧愁、恐惧、抑郁，精神长期受刺激,使大脑皮层的高级神经中枢活动受到障碍,性中枢也不能发挥其效能,这时便可引起内分泌、代谢等功能异常,生殖生理和性生理由此受到不良影响,女性还可导致癔症、神经官能症等。

宜在最适宜的年龄怀孕

女性的生育年龄以 23 ~ 30 岁最为适宜,男性最好在 25 ~ 32 岁。

如果女性过早或超过 35 岁才第一次怀孕生育,难产发生率会增大,新生儿容易发生窒息、损伤和死亡。随着女性年龄增大,卵子逐渐老化,容易发生畸变,先天性畸形儿和痴呆儿的发生率随之增高。

25 ~ 32 岁时,男性的身体、心理及智慧也都趋于完善,精子活跃率最高,性欲也比较旺盛。在此期间,夫妻双方生活经验丰富,有了比较稳定的经济收入,精力充沛,有利于养育好宝宝。如果过早地怀孕生育,胎儿会同仍在发育中的母亲争夺营养,对母亲健康和胎儿发育都不利。

>> **专家建议**

法国遗传学家摩里士 1989 年的研究成果表明,年龄在 30 ~ 35 岁的男人所生育的后代是最优秀的。男性精子素质在 30 岁时达高峰,然后能持续 5 年的高质量。女性的生育年龄以 23 ~ 30 岁最为适宜,男性最好在 25 ~ 32 岁。这期间,女性身体发育已完全成熟,卵巢功能最活跃,卵子质量高,这时怀胎生育,妊娠并发症少,分娩危险小,胎儿生长发育好,早产、畸形儿和痴呆儿的发生率最低。

宜知受孕规律

多数妇女排卵是在下次月经前 14 天左右。根据精子、卵子成活时间计算,在排卵前 2 ~ 3 天至排卵后 1 ~ 2 天为易受孕期,其余时间则为安全期。夫妻双方为了尽快达到怀孕的目的,在安全期应尽量减少房事,以便"养兵千日,用兵一时"。当易受孕期到来的时候,尽量不要错过房事,这样便极可能达到夫妻间的愿望。

在易受孕期,宫颈黏液增多,稀薄而透明。见到这种黏液,可考虑时值排卵期

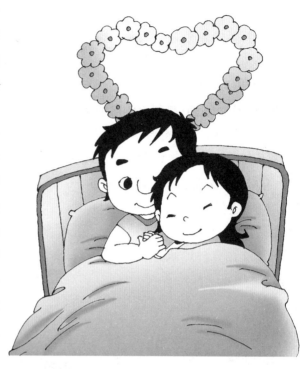

或排卵前期。结合基础体温测定,也可推测排卵期。妇女在排卵期时,体温可增高$0.3 \sim 0.5 ℃$,也就是说当你的基础体温是37℃时,那么排卵期的体温应该是37℃+0.3℃～37℃+0.5℃。体温升高应排除患病所致的体温升高因素。女性一般从18岁开始,卵巢机能和内分泌机能进入最活跃的阶段,并能持续30年左右。夫妻间只要感情融洽,生活规律,女方排卵一般都是有周期性的,那么就在这个周期性的排卵中,科学地受孕吧。

宜明确排卵期

刚刚排出的卵子最新鲜,活力最强,如果能立即受精就可避开外界环境的各种干扰,形成十分优良的受精卵,从而孕育身体健康、智商高孩子的概率最大。可怎样才能把握住这一"天赐良机"呢? 从以下自助良策中选出2～3种对自己较适宜的方法,然后对每一种结果综合地进行观察、分析,这样将会使测定排卵日的准确性大大提高。

1. 测定基础体温得知排卵日

操作方法为在每天临睡前,将体温表放在枕头下。从月经第1天开始,早上醒来后把体温表放在舌下5分钟,测量基础体温。基础体温是指人经过6～8小时的睡眠醒来后,未进行任何活动,包括不说话、不穿衣、不喝水、不排尿、不下床所测得的体温。图表可用坐标纸代替,横坐标表示日期,纵坐标表示每天所测得的体温。将每天测得的体温结果填好,并准确地记录在图表上,连成曲线,这样就形成了排卵前后体温由低到高的基础体温曲线,如果曲线呈双相型就意味着可能排卵,若是没有形成双相曲线则表明没有排卵。

对于月经较为规则的育龄女性,在月经周期的前半期,基础体温一般波动在36.2～36.6℃,排卵后转入后半期,基础体温升高,波动在36.6～37℃,表示已经排卵,升高的体温在月经来潮前1～2天或当天才下降,通常排卵日是月经周期中体温最低点,因为女性在排卵前体内的雌激素会逐渐增多,雌激素促使血管扩张,因而身体散热增加。由此导致基础体温逐渐下降,至排卵之日基础体温下降到最低点。排卵后由于黄体形成,并分泌出较多的孕激素,促使血管收缩,身体散热随之减少,基础体温重又逐渐升高,一般回升0.3～0.5℃,一直持续到下次月经来潮前。此后,周而复始地又进入下一个月经周期。

2. 通过月经周期来推算排卵日

也可采用月经周期的推算方法得知自己的排卵日。方法为从月经来潮的第一天算起,倒数14±2天就是排卵期。即你的月经周期为28天,如果这次月经来潮的第1天是在9月28日,那么10月的9～13日,则是你的排卵日,你可能会在这几天有小腹坠痛及乳房胀痛感。

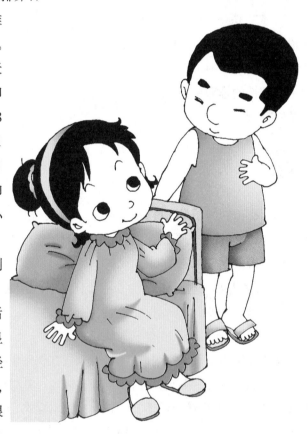

3. 从阴道黏液的变化判断排卵日

通常,在月经刚刚过后时阴道的分泌物很少,并显得浓浊、黏性大。到了月经期中间即排卵前的1～2天,由于血液中的雌激素含量很高,阴道会变得越来越湿润,分泌物随之增多,异常稀薄并很富于伸展性,像鸡蛋清一样清澈、透明,用手指尖触摸能拉很长的丝,出现这样的白带表示马上就要排卵了,一般持续3~5天。此后,受孕激素的影响使分泌物又会逐渐减少,变回浓浊、黏稠并不再呈丝状。

4. 用避孕优生镜检测唾液

每天清晨用舌尖将1滴唾液滴到镜片上,风干或在灯下烤干。如果看到"羊齿状"图像即为排卵日,因为只有在排卵期才会出现这样典型的图像,这种检测方法十分新颖,操作起来也简单方便。容易掌握,且测试结果准确、迅速,是育龄女性把握最佳受孕良机的好助手。

5. 用避孕试纸测定排卵日

可去药房购买测试排卵日的药物试剂。使用方法为于月经来潮的开始之日算起,从第12天开始测试(也可在第13天或第14天)。如果试剂变色,表明在24小时内可能会出现排卵。

6. 请医生帮你找出排卵日

做"一步法排卵检测"。在排卵前24小时,由于促黄体生成激素的浓度可在血液中达到最高值,所以可通过测试它在血液中的浓度大小来判定卵巢排卵的情况。如果测知促黄体生成激素的浓度增加到最大,表明卵巢马上就要排卵,因此是测试排卵的最佳指标之一。

>> 专家建议

那些在父母生理节奏处于高潮期受孕的孩子,往往身体健康、智力优良、先天素质好;反之,则体质、智力较差。

这一点是完全可以肯定的:在双方精力旺盛、思维敏捷、体力充沛的情况下受孕,肯定要比精疲力竭、萎靡不振时受孕理想得多。

不孕女性可采用B超监测卵泡的发育、排卵及子宫内膜的增生程度。方法为从末次月经的第1天算起,第9天开始即可通过B超检查,见到卵巢内有多个卵泡发育增大,直径为4~7毫米。随后隔天或每隔两天复查1次。等到最大的卵泡长到10毫米以上时就必须每天复查1次,通常卵泡长到16毫米左右便有排卵的可能。此时,子宫内膜也将达到最大限度的增生,此种现象表明卵巢就要排卵,可在医生的指导下安排同房时间。这种方法的优点是较为准确。

宜知生物钟对受孕有影响

现代科学研究证实,任何生物体,从器官系统到组织、细胞及细胞内染色体等都存在着许多种时间节律,即生物钟。人体生物钟中对人体的生理、心理影响最大的是"人体三节律",即智力、情绪、体力,它们从人出生时起便分别以 33 天、28 天、23 天为周期,呈正弦曲线样变化。

在人体生理节奏的低潮期,出现异常生殖细胞的可能性将大大增加,遗传上不健全的生殖细胞参与受精活动的机会也相应增加,因而产生劣质胚胎的机会也就随之增加;反之,当人体生理节奏处于高潮期时,体内细胞的各种功能和代谢处于最佳状态,由优质生殖细胞形成优质胚胎的机会就大大增加。

宜知癫痫患者要慎对结婚

癫痫俗称"羊癫风",是一种因脑部疾病引起意识丧失、肢体抽搐等症状的病变,有大发作与小发作之分。大发作时,患者突然意识丧失,全身抽搐,在惊厥开始时可能发出尖叫,会咬破舌头,呼吸停止几秒钟,口吐白沫,历经几分钟至半小时后才逐步清醒与恢复;小发作时仅见局部肢体的抽搐。发作时常有脑电图异常,其发作与脑中异常放电有关。诱发因素有高热、失眠、酗酒、惊吓、情绪激动、精神刺激、劳累等。在法律上没有禁止癫痫患者结婚,但应注意,性生活对癫痫发作有一定影响。如果夫妻性生活过于频繁、性交后十分疲乏,或夫妻感情不佳、性生活不和谐,可能会加重癫痫发作。只要夫妻性生活有规律、感情好、性生活的过程又十分和谐,则不会有不利影响。

当然,癫痫反复发作,必须服用大量的抗癫痫药物来治疗,如地西洋(安定)、苯妥英钠等。这些药物镇静作用很强,可抑制性功能,易引起阳痿、不射精及性冷淡等性障碍,此时就暂不宜结婚或应推迟结婚。

宜知不同季节受孕的注意事项

胎儿的生长发育有一定的规律性,从受孕到孕3月时,胎儿的大部分器官已基本形成,以后主要是继续生长和各种功能的发育。一般来说,怀孕前3个月往往是整个妊娠最关键的阶段。而一年中的四季又各有其特点,所以在不同季节受孕及度过早孕期,对胎儿的发育会有不同的影响。

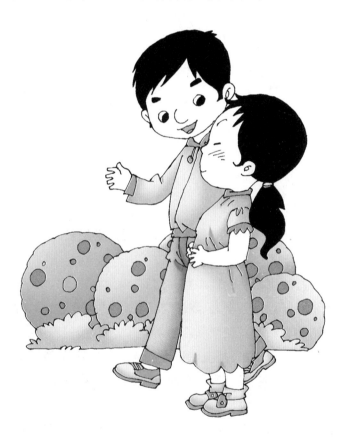

春秋季节的气温在我国大部分地区对人都很适宜,人们在户外活动的机会较多,日照时间较长,此时受孕能呼吸大量的新鲜空气,对胎儿的神经系统发育大有好处。但是,春秋季节往往是某些传染性疾病易发的季节。如在秋冬或冬春季交替时,温差变化较大,气候干燥,特别是北方的秋天,流感的发病率较高。虽然流感病毒能否直接威胁胎儿尚不清楚,但是流感所引起的发烧,特别是发生在早孕期,会使自然流产、死胎、畸形儿的发生率增加。所以,在春秋季节怀孕时要注意预防感冒,少去人口密集的商场、影剧院,并注意与感冒患者隔离,以减少患病机会。

夏天,食物丰富对营养有利,但是由于天气炎热,出汗较多,使人们常常大量食入冷饮、瓜果蔬菜,即使是鸡鸭鱼肉也愿意吃凉的。如果这些食物未洗干净或已变质,常使胃肠道感染性疾病的发生率增加,轻者腹泻、呕吐,重者会出现高热、脱水及电解质紊乱,需用抗菌素等药物治疗,而所有这些都会对胎儿产生不良影响。因此,在夏季怀孕时,要注意饮食卫生,特别是瓜果蔬菜要洗净,不要食入已变质的食物。

冬季由于天气寒冷,人们尽可能减少户外活动,大部分时间是在有暖气或炉子的房间度过。如果门窗紧闭,未能及时换气,再加上炉子里散发的一氧化碳气体,会使室内空气污浊,这不仅会使孕妇本人感到不适,对胎儿的生长发育,特别是对中枢神经系统也有不良影响。所以,孕妇在冬季既要预防一氧化碳中毒,还要在下午天气暖和时到户外做一些适宜的活动,多呼吸一些新鲜空气,以利于胎儿的发育。

> **>> 专家建议**
>
> 对准爸爸来说,精子的数量和质量是优生的关键因素,因而精子被称为优生之本。因此,凡是影响精子质量的因素,准爸爸应尽量排除;凡是有利于优生的条件,准爸爸应积极创造,为生一个健康宝宝做好孕前准备。

宜知丈夫要做的准备

生殖疾病需及时治疗。在男性生殖器官中,睾丸是制造精子的"工厂",附睾是储存精子的"仓库",输精管是"交通枢纽",精索动脉、静脉是后勤供应的"运输线",前列腺液是运送精子必需的"润滑剂"。

当这些关键部位发生了故障,优生必然受到影响。例如,双侧隐睾、睾丸先天发育不全者,就无法产生正常的精子。倘若睾丸、附睾、精囊发生了炎症、结核、肿瘤,造成睾丸萎缩,组织破坏,大多数精子就是废品。精索静脉曲张、前列腺炎、输精管部分缺损、尿道下裂、阳痿、早泄等疾患,都会使妻子不孕。还有梅毒、淋病等性病都会直接或间接地影响精子的生成、发育和活动能力,对生育造成一定危害。所以,准爸爸首先要及时治疗生殖器官疾病。

洗热水澡不可过频。男性睾丸的温度应比正常体温低 $1 \sim 1.5℃$。长时间洗热水澡会使睾丸温度升高,从而导致睾丸生精功能下降。

另外,男性大量饮酒、吸烟也会导致生精能力减退。

性爱要节制。性爱频繁,会使精液稀少,精子的数量和质量也相应地减少和降低。为了保证胎儿的正常孕育,准爸爸、准妈妈们一定要节制性爱,尤其是准爸爸,养精蓄锐更为重要。这一点,性欲旺盛的新婚夫妻尤其应该引起注意。

警惕药物和女性美容用品。很多药物对男性的精子质量和生殖功能会产生不良影响。现在的女性美容用品中都含有一定量的雌激素，它对女性有美容作用，但雌激素若通过皮肤进入男性体内，会干扰男性正常的内分泌，使男性的性功能减弱，影响精子的正常生长和成熟，长期下去，极有可能导致不育。因此，准爸爸们应谨慎用药，尽量远离女性美容用品。

宜做好充足的营养储备

在饮食方面，要多吃些新鲜蔬果及高纤维食物，少吃加工过的食物，这样有助于改善健康状况。另外，孕前饮食要为男女双方提供合格的精子和卵子服务，其次要为女方作好孕期营养储备。

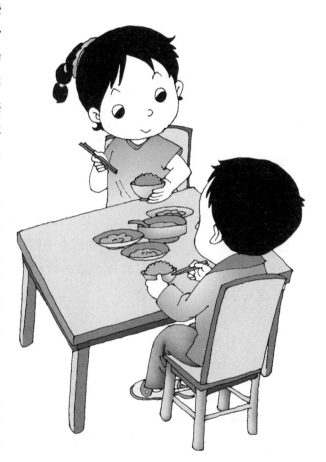

男女双方因为精子和卵子不合格而引起受孕失败的例子较为常见。在改善和排除不利因素对精子和卵子的影响时，适当地注意饮食、加强营养，也会改善精子和卵子的某些缺陷。

计划受孕前的食物不要太精细，食用五谷杂粮最好。加上花生、芝麻等含有丰富促进生育的微量元素锌和各种维生素，以及适量含动物蛋白质较多的猪肝、瘦肉及新鲜蔬菜等。

>> **温馨提示**

　　由于猪肝中有毒的血液是分散存留在数以万计的肝血窦中,因此,买回猪肝后要在自来水龙头下冲洗一下,然后置于盆内浸泡1~2小时消除残血。另外,各种水果会对男子精液的产生起到良好的促进作用。合理的饮食除能提供合格的精子、卵子外,还给准备受孕的妇女提供了在体内储存一定营养的机会。因为在孕早期,胚胎需要的营养还不是靠母亲每日饮食和胎盘输送到胎儿体内的,主要是从子宫内膜储存的营养中取得的。

宜补充蛋白质

　　蛋白质是人类生命的基础,是脑、肌肉、脏器最基本的营养素,占总热量的10%~20%,对有怀孕计划的夫妻,蛋白质的摄入量应增加。平时每天每千克体重1~1.5克,而现在得加至1.5~2克,故应多进食肉、鱼、蛋、奶、豆制品等。

宜补充钙

　　钙是骨骼与牙齿的重要组成成分,怀孕时需要量为平时的2倍。孕前未摄入足量的钙,易使胎儿发生佝偻病、缺钙抽搐。孕妇因失钙过多可患骨质软化症、抽搐。孕前开始补钙,对孕期有好处,且钙在体内贮藏时间长,所以应多进食鱼类、牛奶、绿色蔬菜等含钙丰富的食物。

宜补充维生素

　　维生素不仅是人体生长发育的必需,同样是使生殖功能正常的必需。小鼠实验表明,如果缺乏维生素可使小鼠不孕、死胎、畸形、生长发育缓慢。人体维生素缺乏时也有同样的情况:不易怀孕,怀孕了亦容易有缺陷,如骨骼发育不全、抵抗力弱、贫血、水肿、皮肤病、神经炎,还可产生流产、早产和死胎,或影响子宫收缩,导致难产。故在孕前就应有意识地补充维生素,多进食肉类、牛奶、蛋、肝、蔬菜、水果等。

宜补充铁

铁是血色素的重要成分。如果铁缺乏就会贫血。胎儿生长发育迅速,每天约吸收 5 毫克铁质,且孕期孕妇血容量较非孕时增加 30%,也就是平均增加 1500 毫升血液,如果缺铁,易致孕妇中晚期贫血。铁在体内可储存 4 个月之久,在孕前 3 个月即开始补铁很有好处。含铁多的食物有牛奶、猪肉、鸡蛋、大豆、海藻等,还可用铁锅做饭炒菜。

宜补充叶酸

叶酸不足可引起巨细胞性贫血,胎儿畸形发生率增加,甚至出现葡萄胎、神经器官缺陷等。孕育前半年应在医生指导下直接补充叶酸或多进食肝、绿叶蔬菜、谷物、豆类等,特别是已出生过畸形儿的妇女,孕前和孕早期补充叶酸,能有效地预防胎儿畸形的发生。

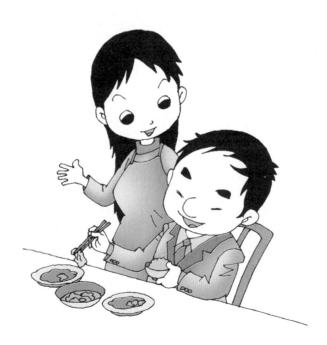

宜补充锌

锌是人体新陈代谢不可缺少的酶的重要组成部分。锌缺乏可影响生长发育，使得身材矮小，并影响生殖系统，女性不来月经，男性无精与少精。孕前应多吃含锌的元素，如鱼类、小米、大白菜、羊肉、鸡肉、牡蛎等。

男性在孕育下一代过程中的作用是精子的提供者，以后就不再担当重任。所以相对于孕妇来说，男性孕前的营养就更为重要。男性在孕育前半年即应补充一些有利于精子生长发育的营养元素，如锌、蛋白质、维生素 A 和其他某些矿物质如铜、钙等。

总的来说，在计划怀孕前 3 个月，夫妻双方都应尽量吃好吃饱，保证营养合理、平衡。营养状况好的具体指标是：夫妻双方体重均有一定增加，但不能过胖。

第二章

一定要了解的孕前禁忌

　　男女两性的结合将会孕育出小生命,而优良的婴儿来自优良的精子和卵子的结合,这就要求夫妻双方怀孕前的生理和心理必须处于健康状态,有一个适宜的环境和良好条件,要尽量避开一切不利于优生的因素。这一章中我们就一起来了解一下孕前的禁忌事宜。

忌环境污染

　　最常见的环境污染是工作环境的污染。据研究,丈夫长期在铅、镉、汞、麻醉气体、化学物质及有机溶剂的工作环境中,或者在噪声、振动、高温、射线、辐射、废气、废水、废渣排放较多的地方工作,其妻子自然流产的概率会增加;准妈妈直接接触这些毒害物质的危害会更严重。对那些在工作中不得不接触污染物的人,至少要在准备怀孕的 3 个月之前,转换工作环境,以确保下一代的健康。

> **>> 准妈妈课堂**
>
> 　　优生优育的宗旨在于使每一个个体都由优良的遗传基因组成。但即使是优良基因的个体,未必都有优良的表现,因为它还取决于周围环境的条件和影响,更何况,环境污染也容易导致生殖细胞(精子、卵子)基因的突变、畸变。对人类来说,环境实在是太重要了。

　　装修污染也是很可怕的。现代家庭装修得真是美轮美奂、富丽堂皇,但是,大家可知道这些豪华装修背后的污染?有些大理石等天然石材中含有氡、镭等放射性物质,如果采用了这些材料,相当于在家中安放了一台微型放疗机。尽管其辐射量很少,但日积月累几十年下来,其祸害可真不小。因此,一定要选用有辐射合格标志的天然石材。

　　苯是油漆、涂料和黏合剂的溶剂和稀释剂,它的慢性毒性作用严重影响骨髓造血功能,导致再生障碍性贫血和白血病。

甲醛是一种具有很强刺激性的可挥发性化学物质,能刺激人的眼睛、咽喉、呼吸道。它对细胞内的遗传物质有很强的损伤作用,它可引起基因突变、DNA断裂以及染色体畸变等,对精子和卵子有很强的致畸、致突变作用。它是一种挥发性的有机物,各类装修材料在不同程度上都含有甲醛。所以,在室内装修中可用甲苯、二甲苯或汽油代替苯作为溶剂或稀释液,不要购买含苯的涂料或黏胶剂。选择装饰板材时,一定要选用合格的材料,保证甲醛含量较低。房屋装修后,至少应让其通风3个月后再入住。

除了居室装修外,日常生活和饮食也要注意。有的塑料制品、塑料袋是由氯乙烯等有害物质做成的。所以,盛装食用油和饮用水最好不要用这些塑料制品。食品袋要以聚乙烯、聚丙烯制成的为宜。

在日常生活中,火灾、垃圾焚烧、除草剂、柴油机和汽车废气排放等,都会产生和释放二噁英。而二噁英的脂溶性极强,最容易积聚在动物的脂肪和乳汁中,鱼、家畜、家禽及蛋都易被污染。

另外,一些农药尽管杀虫性能很强,但是它们同二噁英类似,也会在农作物上蓄积。最令人讨厌的是,人一旦吃了含有这些毒物的食物就很难排除,蓄积到一定数量,就有损身体健康和生殖健康。

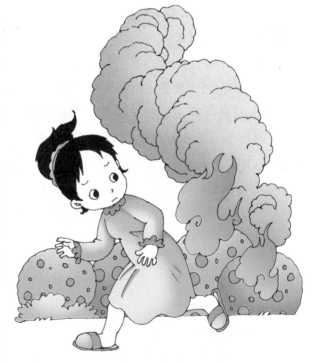

有些不法商贩用含甲醛的水溶液浸泡海鲜,因为鱿鱼、墨鱼、海参等海鲜泡在含甲醛的溶液中看上去外观光亮,所以要谨慎选择。

科学研究表明,纤维食物和叶绿素有助于消除体内蓄积的毒素,最有效的是米糠、菠菜和胡萝卜叶子。

化学毒物的污染就更可怕了！我们就简单地以水俣病这个典型的灾难作为例子吧。水俣病是世界上第一个明确的、因为环境污染诱发的先天畸形。

1953年日本南部的水俣市发现了一种奇怪的病,经过近10年的调查研究,才确定这种病是由于甲基汞中毒引起的。1974年日本官方公布得水俣病的近800人,其中死亡百余人,有人不能生育,有的怀孕了,但胎儿不是流产就是畸形、死胎,一些人更悲惨,她们生下了先天性水俣病的孩子。汞在工业上的用途十分广泛,在医院里,也有汞的踪迹,牙科治疗、血压计、消毒都离不开汞,实验室也使用汞制剂,可以说,废水、废气和废渣中大多含有汞。汞排放到水中,在微生物作用下,转化为甲基汞,水生生物自水中直接摄取汞污染的食物,将甲基汞摄入体内,小虾、小鱼吞食这种含汞的水生生物,经过食物链的作用,逐级传递进入人体。汞进入生活环境的机会很多,并且会在人体内蓄积。

现实生活中,要完全避免污染危害是不可能的,因为我们不是在真空中生存,有害有毒物质总是以水、空气、辐射这些方式与我们亲密接触。我们既要重视它,也不要过于担心,因为每个人都有抵抗力。

对年轻夫妻们来说,应做到以下几点:

(1)尽量避免进入环境质量较差的地方。

(2)居室装修要避免不良材质,装修后要通风3个月以上再入住。

(3)不吃含有农药、化学毒物、铅的食物,如没有安全保证的生鲜食品、蔬菜瓜果、腌制食品。另外,松花蛋、爆米花、冰棍、罐头食品等易受铅污染,也不能多吃。

(4)注意食品包装的选择,不使用再生塑料做成的包装袋,塑料袋的彩色面不能接触食品,不用锡合金做成的水壶、酒壶,不用着色的陶瓷锅具、面盆、碗碟烧煮或存放酸性食品。

(5)暂时离开有害的工作环境。从事对胎儿有害职业的夫妻,尤其是女性,一定要在怀孕前6个月暂时离职。因为,职业性或环境中的有毒物质会损伤精子或卵子,使它们的染色体发生畸变。因此,凡是从事毒理实验室的研究人员、医院的麻醉师、手术室的护士以及接触铅、汞、苯、镉、锰、砷、有机溶剂、高分子化合物的夫妻,或患有射线病、慢性职业中毒及近期内有过急性中毒等病史的女性,最好在怀孕前离开工作岗位;曾经有过2次不明原因自然流产的女性,在再次预备怀孕时,最好于怀孕前3个月离开工作岗位。目前,很多对精子或卵子有害的职业因素还不明了。从事喷洒农药、除草剂工作或远航归来的海员,由于睾丸中的精子受损,至少要在 70 天内避免让妻子怀孕,受损的精子大约经过 70 天才能从体内排除干净。

(6)最好不要养宠物。养猫可感染上弓形虫,因为弓形虫的繁殖离不开猫。猫感染了弓形虫后,先在猫的肠道繁殖卵囊,然后随猫的粪便排出,污染土壤、水、蔬菜。成熟的卵囊传染力可保持一年半之久。如果被人吃进体内,就可随血液扩散到全身,并侵入各种细胞内进行分裂繁殖。猫感染弓形虫后唾液中也有弓形虫,抱着猫逗玩亦可发生接触传染。

某些因素对健康,特别是对生殖健康有明显的影响,症状也很严重,比如核辐射、放射性物质等,国家已经有严格的限制,普通人不会接触到。而日常生活中大多数的污染,对人体伤害的表现不大明显,或者需通过长期不断地接触,各种有害因素累积起来,再加上个人体质的原因才能表现出来,这样的污染更常见,也难以完全杜绝。准爸爸、准妈妈们应尽可能地远离这些危险因子,让"可能的伤害"降到最低。

>> 准妈妈课堂

孕妇被弓形虫感染后,怀孕早期可发生流产、早产或畸胎,晚期则可致胎儿生长发育迟缓,或出现以侵害中枢神经和双眼为主的多发性异常,如脑积水、小头、小眼、无眼及精神发育障碍等。鉴于猫不仅是人体感染弓形虫病的主要途径,还能传播狂犬病、乙脑、支原体肺炎等疾病,所以准备怀孕时及怀孕期间最好不要养猫。

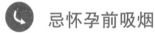

忌怀孕前吸烟

孕妇吸烟有害,其实妇女在怀孕前吸烟对怀孕也会造成影响,所以妇女在孕前应戒烟。专家认为,对妇女怀孕影响最大的首推香烟。香烟中的尼古丁有致血管收缩的作用。妇女子宫血管和胎盘血管收缩,不利于精子着床。

吸烟与不孕症有很大联系。香烟在燃烧过程中所产生的苯丙芘有致细胞突变的作用,对生殖细胞有损害;卵子和精子在遗传因子方面的突变,会导致胎儿畸形或智力低下。

妇女在怀孕 20 周以前应减少吸烟支数或停止吸烟,所生婴儿的出生重量可接近于非吸烟者的婴儿,但仍有先天性异常的危险,这是由于在怀孕早期阶段或者在怀孕前吸烟所引起的。

同时应小心,不吸烟的妇女如果经常与吸烟的人在一起,也会受到牵连。妻子和吸烟的丈夫在一起,她会吸入飘浮在空气中的焦油和尼古丁,同本人吸烟一样有危害。

所以,如果准备生育孩子,夫妻双方就应该在孕前戒烟,等怀孕后再戒烟就来不及了。

 ## 忌心肺功能受损的哮喘患者受孕

哮喘患者哮喘发作时,因呼吸困难会出现一系列缺氧症状,使得胎儿的供氧不足而影响其生长发育。尤其是患长期慢性哮喘的患者,心肺功能受到严重损害,不能承受妊娠负担,更不适合怀孕。

心肺功能正常,却患有哮喘的妇女,一般情况下可允许怀孕和分娩,不必终止妊娠。只要在分娩时采取适当的手术助产方法,缩短产程,就可保证安全分娩。

 ## 忌避孕中仍继续任娠

妇女口服避孕药避孕失败后或停止用药后短期内怀孕所生的孩子先天畸形发生率较一般情况高,其成熟度、体重、生长速度等各方面均差别明显。所以,如果口服避孕药期间避孕失败而怀孕或在停用避孕药不足 6 个月而怀孕,都不要抱侥幸心理继续妊娠,而应在怀孕早期做人工流产。

用金属节育环避孕时因用环或带环时间选择不当,都有可能造成节育环自行脱落和在宫腔内的位置改变以致带环怀孕。带环受孕后发生自然流产、早产、死胎、死产和胎儿发育异常的机会都比正常妊娠的机会大。因此,发现带环受孕应及早做人工流产。

外用避孕药膜具有强力杀灭精子的作用,使用其避孕方便可靠,但有时由于使用方法不当或错误,可能造成避孕失败。例如药膜未放入阴道深处以致溶解不全;或者放入药膜后,未能等到 10 分钟即性交,药膜未完全溶化使部分精子"漏网"。考虑到药物对受精卵生长发育可能产生影响,凡是使用外用避孕药膜后怀孕的,应及早进行人工流产,不要继续妊娠。

忌孕妇食用棉籽油

现在许多产棉区群众习惯食用棉籽油,这对怀孕极为不利,必须引起高度重视。有些妇女长期不孕或孕后死胎,可能就与长期食用棉籽油有联系。

黑棉籽油是一种粗制棉油,含有大量棉酚,为国家规定允许数的 10 ~ 90 倍不等。若妇女孕前长期食用棉籽油,其子宫内膜及内膜腺体就会逐渐萎缩,子宫变小,子宫内膜血液循环量逐年下降,不利于孕卵着床而导致不孕;即便孕卵已经着床,也会因营养物质缺乏,而使胚胎或胎儿不能继续生长发育而死亡,出现死胎现象。因此,生育年龄的妇女都应忌食棉籽油。

忌去掉避孕环短时间内受孕

有的妇女采用子宫内放置避孕环的措施进行避孕,当计划怀孕时,需要取掉避孕环。如果去掉避孕环后立即受孕,则不利于优生。

避孕环作为异物放在子宫内,通过干扰受精卵着床而达到避孕的目的。但是,无论放环时间有多长,作为异物的避孕环都会或多或少地对子宫内膜等组织有一定损害和影响,这对于胚胎或胎儿的生长发育不利,会给新生儿造成缺陷,其后果是很不好的。

因此带避孕环的妇女在计划怀孕时,应在取出环后经过一段时间再受孕,以便给子宫内膜一个恢复时间,以利优生。子宫内膜恢复期以多久为宜? 一般认为去掉避孕环后来过 2 ~ 3 次正常月经后再受孕为宜。

早产及流产过的妇女由于多种原因,机体一些器官的平衡被打破,出现功能紊乱,子宫等器官一时不能恢复正常,尤其是经过人工刮宫的妇女,如果早产或流产后就怀孕,由于子宫等的功能不健全,对胎儿十分不利,也不便于妇女身体特别是子宫的恢复。

为了使子宫等器官组织得到充分休息,恢复应有的功能,为下一次妊娠提供良好的条件,早产及流产的妇女最好过半年后再怀孕较为合适。

忌高血压患者盲目受孕

患有高血压的妇女是否应该怀孕,应由高血压的严重程度而定。

(1)对早期高血压的妇女而言,妊娠后有30%～40%在妊娠早期及中期血压降到正常,到妊娠7个月血压又逐渐升高。没有明显血管病变的早期高血压患者,只要在孕期认真检查监护,母婴的结局一般都是良好的,所以说可以怀孕。

(2)对眼底血管明显痉挛或硬化的高血压孕妇而言,妊娠晚期容易并发妊娠中毒症,这将加重血管痉挛,影响子宫血流量,胎盘绒毛缺血,使胎盘功能减退。胎儿因在宫内缺氧,发育停滞,出生后体重小于孕龄体重,严重时可导致死胎。另外,胎盘绒毛缺血严重时,可导致绒毛坏死、出血,引起胎盘早期剥离,这是一种严重并发症,直接威胁母婴生命。所以,患这种情况高血压的妇女不可怀孕。

患有高血压的妇女,计划怀孕时,要认真检查所患的高血压,请医生决定是否可以怀孕,切不可盲目怀孕。

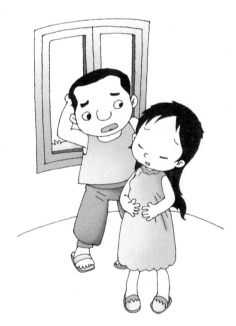

忌婚后仓促怀孕

有的年轻夫妻刚结婚,妻子就怀孕了,这不是很好,不能保证生一个健壮、聪明的好娃娃。

在结婚前后,夫妻双方都为婚事尽力操劳,休息不好、吃不好,精力消耗也很大,会觉得筋疲力尽。要想恢复双方的身体建康状况,却是需要在婚后一段相当长的时间内才能实现。如果婚后不久,身体还未恢复时就怀孕,对胎儿生长的先天条件将会产生不良影响,因为从科学上看,夫妻的身体和精神状况,会明显地影响精子和卵子的质量,并影响到精子和卵子结合后的胚胎、胎儿。婚后迫切怀孕对妇女本身也不好,操劳所造成的精力和身体消耗还未恢复,再很快怀孕,可谓火上浇油,身体会更坏。

有的新婚夫妻在洞房第一次过性生活时就受孕,这也是必须忌讳的。新婚夫妻在结婚仪式上迎送亲朋好友,忙了一天,身体和精神状况都没恢复到最佳状态,有的甚至达到了难以支持的程度,会感到十分困倦难忍。这时受孕对生殖细胞极为不利,易导致痴呆儿,因为这时人的精神处于最差时刻。在新婚宴席上,新郎新娘都要喝酒,甚至多喝几杯,我们知道,酒后受孕,对胎儿十分有害。还有一种说法,新婚夫妻初次性交,没有经验,精神紧张,很难达到性高潮,这也对胎儿无益。

忌心脏病患者受孕

孕妇不仅负担着自身的营养供应,还负担着新生命的营养供应。

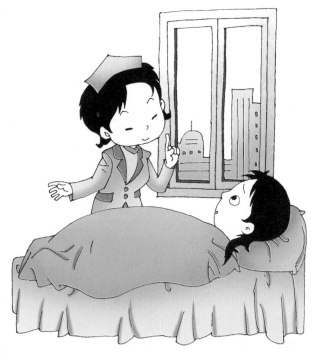

妊娠孕妇的全身血量比妊娠前增加 40% ~ 50%,在妊娠 32 ~ 34 周时达到高峰。每搏输出量增加 20% ~ 30%,在妊娠 22 ~ 28 周达到高峰。妊娠期间随着子宫增大,膈肌升高,心脏移动,增加了心脏负担。分娩时由于子宫收缩,产妇屏气用力,腹压加大及产后子宫迅速收缩,使大量血液进入血液循环,都会增加心脏负担。以上情况在健康妇女身上不成问题,但对患心脏病的妇女则非同小可,严重时可导致产妇死亡。

但并不是所有患心脏病的妇女都不能怀孕,凡有以下情况的妇女不要怀孕:

(1)从事一般体力活动明显受限。稍动即感到心慌气短。在安静休息时也心慌、气短,睡觉时躺不平,必须垫高枕头或半卧位,肝脏肿大和下肢浮肿。

(2)有心力衰竭者。

(3)严重二尖瓣狭窄,经常气短、咯血者。

(4)有风湿性心脏病,如关节肿痛、发热、血沉快等。

(5)心脏明显增大。

(6)同时并有其他全身性疾病,如肾炎、肺结核等。

> **>> 专家建议**
>
> 　　如果患有上文所提到的心脏病而发现已经怀孕,可去医院施行治疗性的人工流产,以免妊娠晚期发生心衰而危及孕妇和胎儿生命。

 ## 忌肺结核患者受孕

通常,患有肺结核的妇女,最好先不结婚,待病医治好后再结婚,这是因为肺结核极易传染。如果患者已经结婚又患有活动性肺结核或婚后染上了肺结核,应采取有效的避孕措施,直至彻底治愈并基本稳定后再怀孕。

如果患肺结核的妇女未治愈即已怀孕,或怀孕不久而患上肺结核,应当进行人工流产,终止妊娠。这是因为,肺结核患者怀孕后,由于妊娠反应影响营养摄入,对结核痊愈不利,因而导致的缺乏营养也会影响胎儿的生长发育。此外,肺结核患者需要服用异烟肼(雷米封)或注射链霉素1~1.5年,这些药物长期使用会导致胎儿畸形或死胎,如链霉素可造成胎儿先天性耳聋。还有,为检查肺结核的病情变化而定期进行的 X 射线透视或摄片可能使胎儿发生畸形。

综上所述,为保证产妇的健康和优生,患活动性肺结核的妇女是不宜怀孕的。只有在结核经过治疗,吸收已经好转,基本稳定,而且不需要用抗结核药物治疗后,才可以考虑怀孕。怀孕后要注意营养和及早进行产前检查,以便在医生的监护及治疗下平安地度过孕期,保证母婴健康。

 ## 忌糖尿病患者怀孕

自采用胰岛素治疗糖尿病以来,糖尿病患者的不孕症显著减少,患糖尿病孕妇的死亡已极少见。但患糖尿病孕妇的胎儿死亡率仍很高,巨大儿、畸胎率也比一般正常人高 3 倍,达6%~10%。而且糖尿病患者妊娠后其临床过程复杂,处理不当会危及母婴生命。

一些已有明显肾脏病变或严重视网膜病变的糖尿病患者,其因妊娠后畸胎率可高达20%,而且妊娠又会加重肾脏病变和血管病变,对母婴均不利,故不宜妊娠。心、肾功能和眼底均正常,血压不高,或病变较轻的糖尿病患者,可以妊娠,但必须在产科和内科医生共同密切观察及治疗下进行。如使病情得到控制,并能及时治疗产科并发症,则妊娠分娩可以得到满意的结果。

忌肾炎患者受孕

患急性或慢性肾炎的妇女在病情得到完全控制之前不适宜怀孕。正常妊娠的妇女,血循环量逐渐增加,到妊娠晚期比非孕期增加1/3以上。随着血循环量增加,肾血流量及肾小球滤过率均明显增加。如孕妇在孕前已患有肾炎,孕后肾脏负担加重,会导致肾小球病变加重、肾功能衰竭。慢性肾炎患者,在妊娠后半期还容易并发妊娠中毒症,更会加重对肾脏的损害,影响胎盘功能,使胎儿宫内缺氧,因而胎儿很难成活。所以,患有肾炎的妇女如怀孕对母婴均不利。

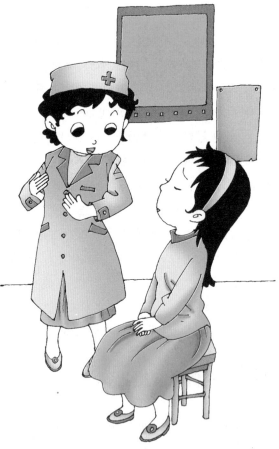

患有肾炎的妇女,在什么情况下可以妊娠或不宜妊娠,可视具体情况而定。曾患过肾炎,经治疗已经基本痊愈,如尿化验蛋白微量或偶有(+)、肾功能恢复正常、血压正常者,在妊娠期注意监护,则可以妊娠。如患慢性肾炎伴有高血压或尿蛋白达(++)以上者,妊娠后其胎儿及新生儿死亡率高,而且会并发妊娠中毒症,加重对肾功能的损害,则应禁忌妊娠。

妊娠前曾患肾炎的妇女,应特别注意保健。在妊娠期间应增加卧床时间,注意休息,多食富含蛋白质和维生素的食品。孕期中要有医护人员监护,以便及时发现妊娠中毒症,并采取控制措施。

🕐 忌妇女长期服药和 X 射线照射后不久急于怀孕

有些妇女身体有病,需要长时间服用某些药物。有些药物,如激素、某些抗生素、止吐药、抗癌药、治疗精神病药物等,都不同程度地对生殖细胞有影响。卵子从初期卵细胞到成熟卵子约需 14 天,在此期间卵子最易受药物的影响。因此,长期服药后忌急于怀孕。通常,妇女在停服药物 20 天后受孕,就不会影响下一代。当然有些药物影响的时间可能更长些,最好在准备怀孕时请医生指导,然后确定怀孕时间。

妇女在怀孕前一段时间内也不要受 X 射线照射。如果在怀孕前 4 周内受 X 射线照射,也会发生问题。医用 X 射线的照射虽少,但它却能杀伤人体内的生殖细胞。因此,接受 X 射线透视的妇女,尤其是腹部透视者,过 4 周后怀孕较为安全。据调查表明,在 1000 个儿童中发现的三色色盲,他们的母亲腹部大都曾接受过 X 射线照射。因此,妇女平时应少用 X 射线照射,怀孕前 4 周内必须禁忌照射 X 射线。

🕐 忌患类风湿性关节炎妇女怀孕

患有类风湿性关节炎的妇女,在类风湿活动期不宜怀孕。若怀孕不仅会加重病情,而且治疗类风湿的某些药物对胎儿会造成不良影响,导致畸形。有些患者日常生活不能自理,需要他人协助,如果怀孕后,会使生活更加不便。当然,如果患者康复是可以怀孕的。怀孕时间应根据个人的具体情况和治疗医生的意见而定。

忌刚停用避孕药后就怀孕

有的妇女停了避孕药就开始怀孕,这不好。专家认为,平时服避孕药的妇女如果想怀孕,最好在停服避孕药6个月后怀孕才好。原因如下:

(1)口服避孕药为激素类避孕药,其作用比天然性激素强若干倍。如1号短效避孕药含炔雌醇与炔诺酮,前者的生理效能是人体内产生的雌激素乙烯雌酚的10~20倍;后者的生理效能是人体内产生的孕激素黄体酮的4~8倍。如果刚停了避孕药就怀孕,将会造成下一代的某些缺陷。

(2)口服避孕药的吸收代谢时间较长。口服避孕药

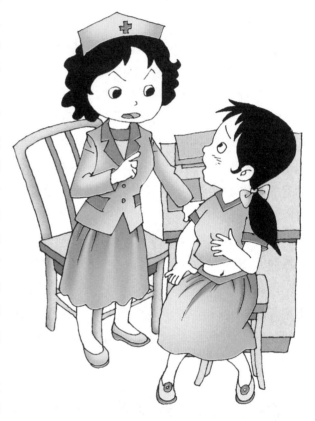

经肠道进入体内,在肝脏代谢储存,体内残留的避孕药在停药后需经6个月才能完全排出体外。停药后的6个月内,尽管体内药物浓度已不能产生避孕作用,但对胎儿仍有不良影响。

因此,在停服避孕药后6个月内怀孕,有产生畸形儿的可能。正确的方法是在计划怀孕时间以前6个月停止服用避孕药,待体内存留的避孕药完全排出体外后再怀孕。此间可采取男用避孕套的方法过性生活。

忌淋病患者盲目受孕

淋病是性病的一种。女性患淋病后淋菌可侵犯各生殖器官,先进入子宫颈和子宫腔,最后到达输卵管。输卵管受感染后,必然累及附近的盆腔腹膜和卵巢,终可形成盆腔炎。

输卵管作为精子和卵子的交通要道,是女性生殖系统的重要器官。卵子常在输卵管远端的壶腹部与精子会合后受精,随后,受精卵仍通过输卵管运行到子宫腔。但是,输卵管是一根很细的管道,最细的部分只有头发般粗,如果输卵管发炎引起完全性阻塞会导致不孕。如果是一部分阻塞,精子勉强还能通过并与卵子会合,但渐渐增大的受精卵,可能会在阻塞处滞留,形成输卵管妊娠,即宫外孕。当胚胎长到一定程度,输卵管就会破裂,引起腹腔内出血,或称宫外孕出血,对孕妇生命会造成威胁。

倘若孕妇在怀孕期间感染淋菌性阴道炎淋病,虽不会造成不孕,但当分娩婴儿通过产道时可被感染,发生淋菌性眼结膜炎,又称"脓漏眼",如不及时治疗或治疗不当,可致失明,终生残废。

忌梅毒患者妊娠

梅毒由梅毒螺旋体引起,可通过性交传播。梅毒是一种全身性疾病,病情大致可分为三期:第一期的主要表现是硬下疳,于性交后 10 ~ 90 天在外阴部、阴道、子宫颈、肛门、口唇或乳头出现溃疡,溃疡出现后 2 ~ 6 周,可摸到全身淋巴结肿大;第二期的主要表现为,全身出现玫瑰色皮疹,通常在下疳症状消失后约 6 周左右出现;第三期的主要表现是梅毒瘤,主动脉瘤及脊髓病变引起的神经症状。

对孕妇而言,梅毒可引起出生先天性梅毒儿或死胎。先天性梅毒儿即使活着出生,由于内脏常有多种病变,如肺炎,肝、脾、胰肿大,骨髓炎,中枢神经病变等,亦容易夭折,外表上最多见的是手掌和脚掌水泡。如在梅毒早期怀孕,胎儿受到的危害就更严重,往往出现死胎。

因此,为了下一代健康,妇女患有梅毒,切忌妊娠;如果丈夫患有梅毒也可能很快传染给女方,女方也必须忌妊娠。

>> 孕事早知道

有的妇女上一胎生了畸形儿,就很担心下一胎是不是还会生畸形儿。这要根据产生畸形儿的原因而定。

(1)如果引起上一胎畸形的因素仍然存在,如染色体异常、有家庭性遗传病史、近亲结婚、父母年岁过大等,那么下一胎生畸形儿的可能性就会大一些。在这种情况下是否再生育,最好先请教遗传科医生,以免再孕时再次出现畸形儿。

(2)如果引起上一胎畸变的因素如感染、药物、环境等因素改变,已经不存在了,那么下胎生畸形儿的可能性就小了,可以放心再孕。

忌孕前感染病毒

每个准备做妈妈的人都希望在孕育宝宝的 10 个月里平平安安,不受疾病的打扰。加强锻炼、增强机体抵抗力是根本的解决之道。但针对某些传染疾病,最直接、最有效的办法就是注射疫苗。

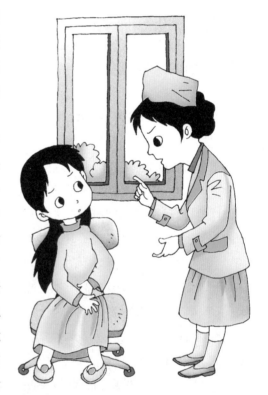

目前,我国还没有专为准备怀孕阶段的女性设计的免疫计划。但是专家建议有两种疫苗最好能注射:一是风疹疫苗;另一个是乙肝疫苗。孕妈妈一旦感染上这两种疾病,病毒会垂直传播给胎儿,造成严重的后果。

许多先天性畸形都是由于风疹病毒感染所致。如果想在孕期避免感染风疹病毒,目前最可靠的方法就是接种风疹疫苗。它不仅对儿童有很好的保护作用,对孕妈妈及育龄女性也十分有效,但切不可在怀孕之后才进行接种。

　　因为,在怀孕期间注射风疹疫苗,其中的病毒就会直接毒害胎儿,反而使胎儿成为受害者。从未接种过风疹疫苗的育龄女性,应该在怀孕之前接种。但必须注意在注射疫苗后3个月内不能怀孕,以免疫苗中的风疹病毒对胎儿造成不良影响。

风疹疫苗

　　风疹病毒可以通过呼吸道传播。有25%的在早孕期感染风疹的女性会出现先兆流产、流产、胎死宫内等严重后果,也可能会造成婴儿先天性畸形、先天性耳聋等不幸。因此,如果在妊娠初期感染上风疹病毒,医生很可能会建议你做人工流产。最好的预防办法就是在怀孕前注射风疹疫苗。

　　注射时间:至少应在受孕前3个月注射。因为注射后大约需要3个月的时间,人体内才会产生抗体。

　　效果:疫苗注射有效率在98%左右,可以达到终身免疫。

> >> 特别提示:
>
> 　　(1)在注射风疹疫苗和乙肝疫苗之前都须进行检查,确认被注射人没有感染风疹和乙肝病毒。
>
> 　　(2)疫苗毕竟是病原或降低活性的病毒,并不是打得越多越好。坚持锻炼,增强体质才是防病、抗病的根本。

乙肝疫苗

　　我国是乙型肝炎高发地区,被乙肝病毒感染的人群高达10%。母婴垂直传播是乙型肝炎的主要传播途径之一。一旦传染给孩子,他们中85%~90%的人会发展成慢性乙肝病毒携带者、其中25%在成年后会转化成肝硬化或肝癌。因此还是及早预防为好。

　　注射时间:按照"0、1、6"的程序注射。即从第一针算起,此后1个月时注射第二针,在6个月的时候注射第三针。加上注射后产生抗体需要的时间,至少应在受孕前9个月进行注射。

　　效果:免疫率可达95%以上。免疫有效期在7年以上,如果有必要,可在注射疫苗五六年后加强注射1次。

其他疫苗

　　还有一些疫苗可根据自己的需求,向医生咨询,做出选择:

(1)甲肝疫苗:甲肝病毒可以通过水源、饮食传播。而妊娠期因为内分泌的改变和营养需求量的增加,肝脏负担加重,抵抗病毒的能力减弱,极易感染。因此专家建议高危人群(经常出差或经常在外面吃饭者)应该在孕前注射疫苗防病、抗病。

注射时间:至少应在受孕前3个月注射。

效果:免疫时效可达20～30年。

(2)水痘疫苗:早孕期感染水痘可导致胎儿先天性水痘或新生儿水痘,如果怀孕晚期感染水痘可能导致孕妇患严重肺炎甚至致命。

注射时间:至少应在受孕前3个月注射。

(3)流感疫苗:属于短效疫苗,抗病时间只能维持1年左右,且只能预防几种流感病毒,适宜于儿童、老人或抵抗力相对较弱的人群,对于孕期的防病、抗病意义不大。因此专家建议可根据自己的身体状况自行选择。

>> **专家建议**

风疹疫苗注射有效后可达到终身免疫;乙肝疫苗免疫有效期在5～9年,可在注射疫苗后5～6年时加强注射一次;甲肝疫苗在接种疫苗后3年可进行加强免疫;水痘疫苗免疫效果可达10年以上;而流感疫苗属短效疫苗,抗病时间只能维持1年左右。

注射时间:北方地区每年的10月底或11月初,南方地区每年11月底或12月初。在注射流感疫苗3个月以后再怀孕。

效果:免疫时效1年左右。

(4)狂犬疫苗:属于事后注射疫苗,也就是在被动物咬伤后再注射。在早孕期尽量避免注射狂犬疫苗。只有在被动物咬伤极为严重的情况下,在征求妇产科医生的意见后,才能考虑注射。

注射时间:被动物咬伤后立即注射第1针,而后第3天、第7天、第14天、第30天各注射1针。

忌在不当的季节怀孕

受孕最好季节应是夏末秋初的7～9月份。此时正值秋高气爽,各种蔬菜水果源源上市,且新鲜充足。便于孕妇休息好,营养丰富,维生素摄入量多,有利于胎儿发育。

7～9月份受孕,经过10月怀胎,孩子在来年的4～6月份出生,正是春末夏初,风和日暖,气候适宜,有利于对新生儿的护理。这个季节衣着日趋单薄,婴儿洗澡不易受凉,住室可以开窗换气,减少污染,有利于母婴健康。孩子满月后又可抱出室外进行日光浴、空气浴,可预防佝偻病的发生。母亲多吃些蔬菜、水果和新鲜的鸡、鱼、肉、蛋,营养丰富,便于供给孩子丰富的奶水。同时,由于气候适当和营养丰富,产妇的伤口也易愈合。当盛夏来临,母亲和孩子的抵抗力都已增强,容易顺利度过酷暑,到了严冬时节,孩子已经半岁,对健康过冬十分有利。

最好不要选择10月和11月受孕。此时正值秋末冬初,气候转冷、干燥,病毒感染性疾病较多,容易使孕妇患病而导致胎儿畸形。冬天蔬菜品种较少,且不够新鲜,其他营养供给也跟不上。孩子出生时间正好在次年七八月份,大热天"坐月子",既不利于母亲的身体康复,也不利于婴儿的喂养,甚至使母婴并发其他疾病。

🌙 忌忽视怀孕的最佳时间

妇女的受孕时间,要选在排卵期,即月经来潮后第14天左右最好。如果错过这几天,就不会受孕。

正常生育期的妇女,每个月在一侧卵巢中有1个卵细胞成熟并排出。卵子排出后几分钟,就可到达输卵管的壶腹部,并停留在那里可达两天之久,但是它的存活力只有12小时,如果此时段没有精子来会合,卵子就会死亡。

正常的男子一次射精的精子数每毫升精液中有6000万个以上。一般认为,精子寿命为48小时,性交后5~20分钟精子就可到达宫颈管内口,但只有一个精子能与卵子结合,其余精子都先后死去。因此,即使夫妻双方具备健康的精子和卵子,以及通畅无阻的输卵管,还必须清楚了解女性的排卵规律,仔细观察和记录自己的月经周期中的生理变化,掌握排卵前后的生理现象,使精子与卵子会合的时间是双方都在成活期内。

> **>> 温馨提示**
>
> 美国一项研究认为,受孕最佳的季节是即春末3~4月或秋初9~10月怀孕较为理想。调查发现,春秋季受孕而生的孩子优秀率比盛夏受孕出生的高60%。春末(3~4月份)怀孕,正是春暖花开的季节,此时气候温和适宜,孕妇的饮食起居易于调适,日照也较充足。

怎样预算排卵期呢?在正常的月经周期(28天)中,月经来潮第12~16天是排卵期,在这段时间性交可受孕。

还可以用测量体温的方法推算排卵期。准备怀孕的妇女,在每天清晨起床前,

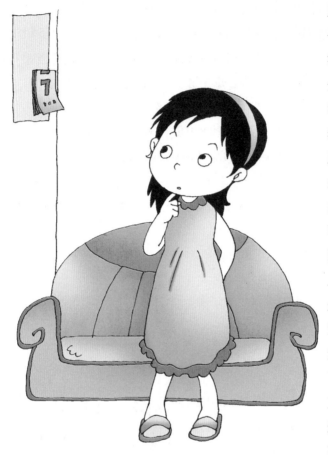

用同一支体温表,于同一时间,勿起床,空腹测量口腔或肛门温度3分钟(注意身体不要活动,保持静止状态)。然后将每天测定的温度记录在专记温度的坐标纸上。随着时间的转变,根据记录,就可以在曲线图上观察到静息的体温随时间上升或下降,这种温差是细微的。如果有一天,发现体温有显著上升,这就说明是排卵了。比如以前曲线一直保持在36.5℃,排卵这一天可能比以前要高0.3~0.5℃。这样

持续10~14天后,如果不怀孕,温度重新恢复到以前的水平(36.5℃),这一天便是新的月经来潮之日。如果已怀孕,温度将持续保持在36.8~37℃。

了解了排卵期的时间,就可清楚哪天性交容易受孕。受孕期可以是排卵的那一天或者排卵前两三天。为什么排卵前几天可受孕?因为精子的寿命为48小时(或2~3天),而卵子如果排出后没有及时受精,则在24小时后死亡。

忌孕前用洗涤剂

环境中的有害因素会干扰男性的生育能力,如接触农药、除草剂,易出现精子畸形,因此应忌食受污染的蔬菜、水果。据有关部门测定,目前市场上销售的洗涤剂之类物质中含 AS 或 LAS 的浓度为20%左右,是用于小白鼠实验的2%浓度的

10 倍。因此,人们必须对引起不孕的凶手——洗涤剂之类化学物质有足够的认识。对夫妻双方都查不出明显不孕症病因的患者,女方应在月经周期的后半期尽量少用或不用此类物质,以免受精卵遭破坏引起不孕。

日本学者曾经对孕卵发育障碍与环境因素的影响进行动物试验:

用含有 2% 的酒精硫酸(AS)或直链烷基磺酸盐(LAS)涂抹在已孕的小白鼠背部,每日 2 次,连涂 3 天,在妊娠第 3 天取出孕卵检查,发现多数孕卵在输卵管内已极度变形或死亡。而未涂过 AS 或 LAS 剂的孕鼠,其孕卵已全部进入子宫且发育正常。

> **>> 准妈妈课堂**
>
> 　不少药品要通过生殖器官来解毒与排泄,它们对精子的活动、卵子的成熟和受精卵的发育、成长也有一定影响。

由此揭示,含有 AS 或 LAS 之类的化学物质,可通过哺乳动物的皮肤吸收到达输卵管。当孕妇体内此成分累积到一定浓度时,可使刚刚受精的卵细胞变形,最后导致孕卵死亡。

忌孕前用安眠药

有的青年人结婚后,由于操劳和生活不习惯等,常常出现失眠、乏力、头晕、目眩等症状,甚至出现精神上的疾病而影响正常的婚后生活;也有的男青年患有早泄,性生活不理想。于是有的新婚夫妻就采用安眠药调节各种症状,这种做法对怀孕是十分有害的。

安眠药对男女双方的生理功能和生殖功能均有损害。如地西洋(安定)、甲氨二氮(利眠宁)、丙咪嗪等,都可作用于脑,影响垂体促性腺激素的分泌。男性服用安眠药可使睾酮生成减少,导致阳痿、遗精及性欲减退等,从而影响生育能力。女性服用安眠药则可影响下丘脑机能,引起性激素浓度的改变,表现为月经期间无排卵高峰出现,造成月经紊乱或闭经,并引起机能障碍,从而影响受孕能力,造成暂时性不孕。

为了避免影响夫妻双方的生育能力,新婚夫妻或准备怀孕的夫妻千万不要服用安眠药。一旦发生失眠现象,最好采取适当休息、加强锻炼、增加营养、调节生活规律等方法解决,从根本上增强体质,不可依赖安眠药维持。

忌服避孕药后受孕

如果口服避孕药期间避孕失败而怀孕或在停用避孕药不足 6 个月而怀孕,都不要抱侥幸心理继续妊娠,要在怀孕早期做人工流产。

妇女口服避孕药避孕失败后所生的孩子和停止服药后短期内怀孕所生的孩子,其先天畸形发生率较一般情况有所增高,即便不是畸形,其成熟度、体重、生长速度等各方面,都有明显差别。

所以,如果口服避孕药期间避孕失败而怀孕或在停用避孕药不足 6 个月而怀孕,都不要抱侥幸心理继续妊娠,要在怀孕早期做人工流产。

忌在过晚的年龄生育

医学上把 35 岁以上的孕妇定义为高龄孕妇。高龄妇女妊娠,会有一系列的问题,要担一定风险,其中最突出的问题是先天痴呆儿和某些先天畸形儿的发生率较高。

有关怀孕的时间虽然是夫妻之间的私人问题,不过如果从家庭计划的立场来看,怀孕、分娩、生产及养儿育女等过程,对一个妇女来说,20 ~ 30 岁生育是最理想的时间,而且如果是第一胎,最迟也不要超过 30 岁。

近年来由于上班的女性激增,头胎生产的女性产龄有渐趋升高的现象,然而对生育来说,这不是一个可喜的现象。

当然,即使是高龄生产,经正常分娩而生出健康宝宝的例子也很多,而且随着医学技术的

>> 温馨提示

妇女生育过早不仅对身心健康不利,影响学习、工作和身体健康,而且还会有更危险的事发生。早孕会提高产妇死亡率。年龄在 20 ~ 29 岁的产妇死亡率为 4.5‰,而年龄在 20 岁以下的产妇死亡率高达 8.6‰。早孕的妇女婴儿死亡率也比较高。

进步,生产时所发生的危险已经降低很多了。多数的产妇在生产结束之后也能很好地哺育婴儿。

以最常见的先天愚型(伸舌样痴呆)为例,国外统计表明:35 岁以下的孕妇中发生率为 1/800 以下,35 ~ 39 岁孕妇中发生率为 1/250,40 ~ 44 岁孕妇中发生率为

1/100,45 岁以上孕妇中发生率为 1/50。

这是因为高龄孕妇的卵子容易发生"老化"现象。育龄妇女年龄越大,卵巢中的卵子越容易衰老;卵子在卵巢中贮存的时间越久,接受感染、放射线等有害因素的机会就越多,这些都会增加染色体突变的机会,给胎儿带来畸形。另外,高龄妇女妊娠期患各种合并症机会也会增加,如高血压、糖尿病等,不仅影响胎儿体质,对母亲健康也不利。分娩时,由于高龄妇女的骨盆、韧带及会阴肌肉弹性降低,会使产程延长,难产、手术的机会增多,新生儿患合并症的机会也会增多。

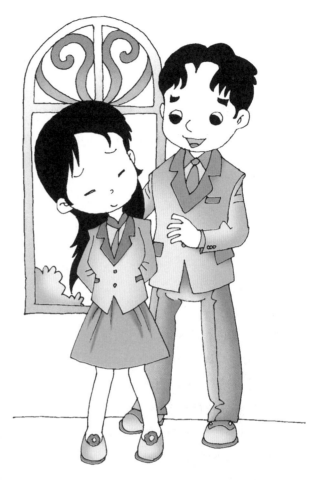

因此对于宝宝及母亲而言,为了选择在最有利的条件下怀孕,母亲的年龄应在 24～28 岁。因为妇女到了这段年龄身体发育成熟,并正处在生育旺盛期,对妊娠、分娩期间的心理变化和精神刺激均能很好地调节与适应,各方面已具备了做母亲的条件,能胜任哺育与教育下一代的任务,其所生的小孩既健康又聪明。

忌在身体疲惫时怀孕

现代生活是美好的,它是人类社会不断发展与高度文明的具体显现。与之相对应,生活在现代社会里的人应该都十分优秀,它依赖于进步的现代人用计划生育与优生优育的措施来实现。然而,值得人们注意的是,现代生活通过疲劳却在悄悄地也是严重地阻碍着优生。它通过降低人类精子质量来影响。

北欧男性科研会研究指出："现代生活方式大大恶化了男子的生殖能力,与20世纪60年代时相比,男子精子的质量已大大降低。"瑞典卡洛林医院斯梯凡·阿尔维教授也指出:"男子的睾丸对外界刺激非常敏感,对劳累的反应尤其强烈。"他们进行的动物实验证明,劳累完全有可能破坏精子的功能。他们系统地比较了20世纪60年代、70年代与80年代的精子功能,得出的结论是"精子质量随现代生活方式之日趋疲劳而在日趋恶化"。能引起疲劳的现代生活因素很多,比较明确的有如下14种:

(1)连续的加班、熬夜。

(2)长途旅行。

(3)常赴舞会并频下舞场。

(4)沉迷于夜生活。

(5)过度的体力劳动。

(6)剧烈的体育运动。

(7)远途而紧张的旅行结婚。

(8)操办或参加旧式婚嫁礼仪。

(9)摆宴席招待较多的客人。

(10)陪坐久久不散的宴席。

(11)激烈地争吵或生气。

(12)过于集中并持久的脑力劳动。

(13)久卧病床。

(14)频繁地性交。

因此,要想优生,上述诸项可引致疲劳的现代生活方式要有一定节制,尤其是那些与男子密切相关的生活活动。假若你正值结婚喜日,那么应酬完所有宾客,又被闹罢了洞房,直到深夜才得安寝,或假若你们旅行结婚第一天奔波到远方下榻安歇,又假若你们夫妻参加新婚舞会后又去夜总会周旋

>> **孕事早知道**

怀孕对女性来说是一个重要时期,在这一阶段中,夫妻应节制性生活而不能纵欲,尤其怀孕初期和最后2个月,更应特别注意,否则容易引起流产或早产。

了很久,那么,当日当夜,你的精子质量一定很低,此时性交并妊娠,对后代必有严重影响。

 ## 忌在蜜月旅行中受孕

旅行结婚虽然是一件愉快而有意义的事,但是,从优生学观点来看,如果新娘在旅途中受孕则不利于优生。

原因是旅游途中生活无规律,食宿无保证,身体疲惫困倦,新婚后较频繁的性生活,因受客观条件限制不易保持性器官的清洁卫生,易使新娘患尿道炎、膀胱炎、肾盂、肾炎甚至女性生殖器官的感染等。

现在旅游结婚比较普遍,如果婚后急于怀孕,必然形成蜜月旅游怀

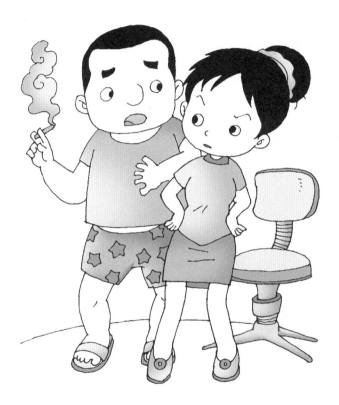

孕。我们知道,在旅游时,生活无规律,心情紧张,精神及体力都很疲劳,机体抵抗力也会下降,这些都会影响精子和卵子质量。旅游中,从一地到另一地,各地气候差别很大,天气也会有各种变化,很容易受凉感冒,加之疲劳、人群混杂、污染广泛等因素,会引发各种疾病,特别是风疹等病毒感染,是胎儿畸形的重要诱因。旅游中不一定具有良好的洗漱、沐浴设备,这就不易保持会阴部和性器官的清洁卫生,泌尿生殖系统感染也十分寻常,这对怀孕也不大理想。旅游中吃住卫生条件得不到保证,有时会发生呼吸道或消化道感染,常需应用各种抗菌药物,无论感染还是所用药物,都对胎儿不利。所以,新婚夫妻不要在旅游中怀孕,否则为以后胎儿埋

下了不幸的祸根,可导致流产、死胎或胎儿畸形。美国有学者对 200 例蜜月旅游受孕的夫妻调查发现,先兆流产率达 20%,胎儿畸形达 10%,均大大超过常规情况。

如果新郎(或新娘)在旅途中大量吸烟、饮酒,与此同时女方受孕,则香烟中的尼古丁及酒中的乙醇等有害物质,可直接或间接地使发育中的精子和卵子受到不同程度的损害。

一系列不良因素对刚发育的胚胎刺激损害,就能造成胎儿畸形,也可导致流产、早产及死胎。

所以,蜜月旅行时应采取有效的避孕措施。若旅途中发现新娘怀孕,应及时返回家中,以免出现不良后果。

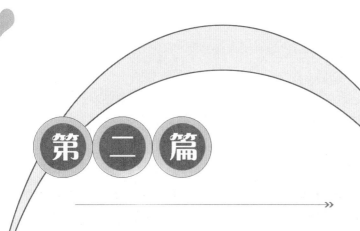

孕期日常生活宜忌

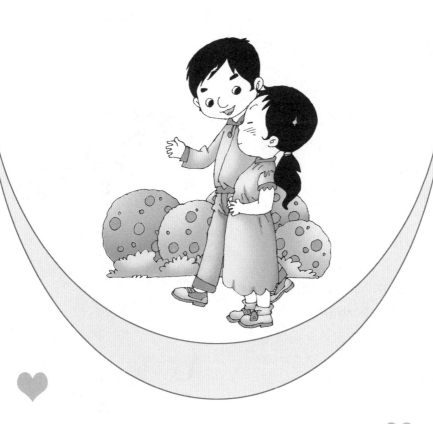

第一章

孕期日常生活宜知

有关数据显示,近20年我国不孕不育率翻了两番,由原先的3%攀升至如今的10%左右。其中一个重要的原因就是忽略日常生活中的种种行为。对于准妈妈来说,必须注意衣食住行才能生出健康聪明的宝宝。

宜清楚每个月的自身变化

（1）妊娠一月时母体的变化。在这个月的前半个月还没有受孕,怀孕是在中旬前后。由于妊娠早期并没有明显的自觉症状,一般不易察觉出来,因此,早孕常常被年轻的父母所忽视。有的新婚夫妻,外出旅游,游山逛水,既不采取避孕措施,也不懂得妊娠的基本卫生保健知识,途中稍感不适,就乱服药物,直到月经过期不至,仍不在乎,及待一两个月后方才察觉。这是很危险的,原因是此时为胎儿最易受到外界环境因素的影响、遭到危害的时期。

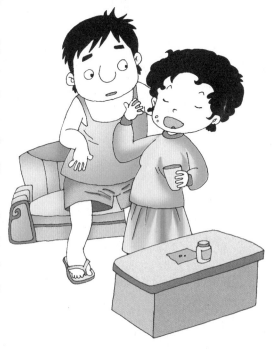

《怀孕·分娩·育儿百科全书》

认为,在妊娠一个月时,一般人没有怀孕察觉,但也因人而异,有的人出现类似感冒症状:浑身乏力,发烧或发冷;也有的人出现嗜睡等症状,子宫的大小还看不出变化,和没怀孕时相同,只有鸡蛋大小。

(2)妊娠二月时母体的变化。《怀孕·分娩·育儿百科全书》认为此时的孕妇会有下列变化,即生理上:疲倦和昏昏欲睡、尿频、恶心,有的还会呕吐,或唾液分泌过多,便秘,对食物有特殊好恶,乳房发生显著的变化,如丰满、沉重、触痛、有刺痛感,乳晕变黑,乳晕内的汗腺变得很明显,像鹅皮上的疙瘩突起;流向乳房的血液量增加,皮下出现淡蓝色血管密布,偶尔会头痛,可能是荷尔蒙的反应关系(与服用避孕药时的头痛相类似)。偶尔会晕眩或昏倒,胸部和腰部的衣服紧绷,肚子似乎变大了,极可能是肠膨胀的关系,而不是子宫扩大。

以上都为妊娠二月时的生理变化,其显著的特点是有了妊娠反应,一般人已经明显感到自己怀孕,要做妈妈了。

>> **温馨提示**

妊娠到第四个月底,胎儿可有10厘米,现在由胎盘供给营养,正在发展反射动作,如吸吮和吞咽,躯干的成长速度超过头部。这被认为此时的母体可有下列生理上的问题:疲倦;尿频情形有所改善,恶心和呕吐的现象减轻或结束;便秘;胃灼热和消化不良,胀气和浮肿;乳房继续膨胀,但触痛和肿胀感减轻;偶尔头痛或晕眩,尤其是突然变换姿势时;鼻塞和偶尔流鼻血;耳塞;刷牙时牙龈会出血;食欲增加;脚和足踝轻微浮肿,有时手和脸也有浮肿现象;腿部静脉曲张;痔疮;有稍许的白带。

(3)妊娠三月时母体的变化。由于胎儿的逐渐成长,子宫逐渐增大,膀胱明显受压,母亲常出现小便频发,腰部有沉重感。乳房更加膨胀,在乳晕、乳头上开始有色素沉着,颜色发黑,从阴道流出的乳白色分泌物增多。此外,易发生便秘和腹泻,这也是其特征之一。

妊娠反应的各种不适达到了顶点,到第10、11周则慢慢减轻,随后就会消失。到妊娠12周时,孕妇体重的增加2~3千克。据统计,70%~80%的流产都发生在第12周左右,经过16周以后,胎盘已经发育完善,很难从子宫壁剥离,流产的机会自然减少,这就意味着孕妇已获得了"临时准生证"。

由于妊娠三月早孕反应最为严重,最易流产,故本月妊娠保健的重点应在这两个方面。

(4)妊娠四月时母体的变化。正常体温开始下降,慢慢能看出下腹部的隆起,子宫明显增大,如同婴儿的头部,在下腹部很容易摸到。此时,每次产前检查都要测量子宫底,测量从耻骨中央到下腹部的隆起处止(这就是子宫底)的长度,依据这个长度来判断子宫的大小。到15周末时,子宫的高度应是5~12厘米。

(5)妊娠五月时母体的变化。子宫随着幼儿的形成,已经慢慢变大了,大腹部的隆起开始明显,这时的子宫底的高度是15~18厘米。

早孕反应结束,身心都进入安定期,因食欲旺盛,体重开始增加,又因心脏被子宫挤到上面去了,饭后有时会感到胃里的东西不易消化;还有,此时胎儿最容易吸收母体的营养,也是母体最容易患贫血的时期。

(6)妊娠六月时母体的变化。孕妇的体重明显增加,其肚子已经变得很大,乳房也显著增大、隆起,接近了典型孕妇的体型,此时是孕妇身体特易感到疲劳的阶段。由于长大的子宫压迫各个部位,使下半身的血液循环不通,因而特易疲劳,而且疲劳很难解除。

子宫底可高达与脐水平,感觉到的胎儿心音和胎动更加明显,有时自己在腹部都可以摸到胎儿的位置。虽然初产的人对胎动不易察觉,但在此阶段,几乎所有的孕妇都会感到胎动。

(7)妊娠七月时母体的变化。母体子宫底的高度提高到肚脐以上,不仅下腹部,连上腹部也大起来,肚子感到十分沉重,腹部因为过度膨隆可出现少许的"妊娠纹",变大的子宫压迫盆腔静脉,使下肢静脉曲张更加严重,而且便秘和长痔疮的人也变多了。

美国《怀孕知识百科》认为,妊娠七月时孕妇可出现下列症状:

生理上——胎动更为强烈与频繁;白带量明显增多;下腹疼痛;便秘胃灼热和消化不良,胀气和饱胀感;偶尔头痛、晕眩或昏倒;鼻塞和偶尔流鼻血、耳塞;刷牙时,牙龈会出血;腿抽筋;腰酸背痛;腿部静脉曲张;腹部瘙痒;喘不过气来;睡不安稳;子宫作希克斯收缩,一般是无痛的;行动笨拙,因此要当心跌倒;初乳,由膨胀的乳房挤出或溢出。

情绪上——对宝宝、阵痛和分娩的忧惧日益增加;或依旧心不在焉;对宝宝有种种想象与幻想;对怀孕不耐感增加,开始焦躁不安,期望妊娠赶快结束。

(8)妊娠八月时母体的变化。子宫底高28~30厘米,上升到心窝部的下面一点,因而会压迫心脏和背,引起心跳、气喘,或者感觉胃胀,没有食欲。孕妇还会感到身体变重,行走不便,经常感到腰酸肢痛;在仰卧时,会因子宫的压迫而感觉不舒服。

"妊娠纹"增多了,有的孕妇脸上开始出现"妊娠斑",有一些人还可出现皮肤黄褐斑或雀斑,多在颜面部位,如耳部、口周、额头等处的皮肤。

在思想情绪上,对妊娠期行将结束感到兴奋。

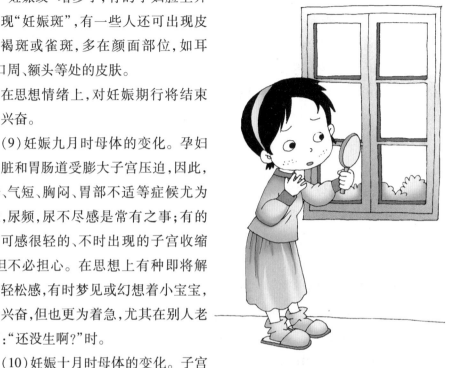

(9)妊娠九月时母体的变化。孕妇的心脏和胃肠道受膨大子宫压迫,因此,心悸、气短、胸闷、胃部不适等症候尤为清楚,尿频,尿不尽感是常有之事;有的孕妇可感很轻的、不时出现的子宫收缩感,但不必担心。在思想上有种即将解脱的轻松感,有时梦见或幻想着小宝宝,尤为兴奋,但也更为着急,尤其在别人老是问:"还没生啊?"时。

(10)妊娠十月时母体的变化。子宫底高已达到30～35厘米,由于胎儿的下坠,感到腹部的隆起慢慢靠下了。因为下降的子宫压迫膀胱,会很快出现尿频,而且阴道分泌物的量也增加。但上腹憋闷的症状明显缓解,胃部的压迫减轻,饭量有所增加。此时,子宫出现收缩的情况,如果每日反复出现数次,就是临产的预兆,当子宫收缩时,把手放在肚子上,会感到肚子发硬。

宜重视孕早期检查

从确诊怀孕起,孕妇应每半月(至少每月)到医院做1次检查,以便医生随时掌握情况,及时地对孕妇进行必要的健康指导。

怀孕早期检查一般在停经后40天进行。通过第一次孕期检查以明确以下问题:

(1)怀孕对母体有无危险,孕妇能否继续怀孕。

(2)胎儿有无先天畸形,是否需要中止妊娠。

(3)孕妇生殖器官是否正常,对今后分娩有无影响。

(4)胎儿发育情况是否良好,是否需要采取措施。

(5)孕妇有无妇科疾病,以便及时发现与治疗,避免给胎儿带来危害。

(6)化验血液、尿液,看有无贫血或其他问题。

(7)肝功检查,如有肝炎应中止妊娠。

🕐 宜孕期注意休息

孕妇比正常人身体负担重,容易疲劳。疲劳对孕妇本身健康和胎儿都不利,所以,孕妇应注意休息,要注意以下事项:

即使在工作中并不感到疲劳,也要稍稍休息,哪怕是休息 5 分钟或 10 分钟也好。条件允许的话,要到室外或阳台上呼吸新鲜空气,活动一下躯体。

长时间在椅子上坐着工作的人要不时地改变姿势,伸伸四肢,以解除疲劳。或者在脚下垫一个小台子,抬高脚的位置,防止浮肿。

妊娠早期,孕妇总想上厕所,不要因正在工作就忍着不去厕所,这对身体不好,应该是感到有尿意就去厕所。

随着胎儿的成长,母体的血液循环负担加重,因此,孕妇突然站起、向高处伸手取放东西时,会感觉眼花或脑缺血,容易摔倒,所以要注意一切行动都应采取慢动作。

冬季办公室或卧室暖气过热,空气不新鲜,会使人感到不舒服,要时常打开窗户换换空气。在卧室晚睡前、早起后都应开窗开门,交换室内的空气。

🕐 宜孕妇每天睡午觉

俗语说:睡觉的孩子容易长大。这个原理也可以用在胎儿身上。腹中的胎儿也会睡觉,如果母亲的睡眠姿势与胎儿的姿势不对,恐怕睡眠的质量就会受影响了。午睡时间过长或者过短对胎儿的发育都是有影响的。

怀孕以后,为了给胎儿创造一个良好的环境,一定要保证充足的睡眠时间。孕妇的睡眠时间应比正常人多一些,每晚最少8~9小时,每日午间最少也要保证1~2小时的睡眠,但时间不宜过长。妊娠早期,孕妇的身体变化不大,此期胎儿在子宫内发育仍居住在母体盆腔内,外力直接压迫都不会很重,不必过分强调孕妇的睡眠姿势,可随意选择舒适的睡眠体位,如仰卧位、侧卧位均可。

午睡时,要脱下鞋子,把双脚架在一个坐垫上,抬高双腿,然后全身放松。特别是感到消化不良或血液循环不好时,可以多变换睡姿,不要害怕压坏或影响胎儿。

怀孕时期,母亲如果能睡得很熟,睡眠时脑部的脑下垂体会分泌出生长激素。这不是为了帮助母亲成长,而是为了胎儿成长而分泌的,是胎儿成长不可或缺的物质。此外,这种激素还具有帮助母亲迅速消除身心疲劳的效果。许多母亲怀孕前常抱怨无法好好睡眠,但怀孕后反而变得比较容易入眠,就是因为释出了所需的激素,使其身体内部自然而然地发生了变化。

> **>> 温馨提示**
>
> 午睡时间长短可因人而异,因时而异,半个小时到一个小时,甚至再长一点均可,总之以休息良好为目的。平常劳累时,也可以躺下休息一会儿。

宜孕妇轻松着装

现在有些青年妇女喜欢穿紧身的衣服,以显示体形美,甚至在怀孕以后,还不愿穿对身体有利的宽大舒适的衣服。其实这是不对的。

夏季孕妈妈在选购衣服时应选择宽松的上衣:宽松下垂的T恤、圆领长袖运动衫以及无袖套领衫,上衣要保证宽大且长。妇女怀孕以后,由于胎儿在母体内不断发育成长,会使得母体逐渐变得腹圆腰粗,行动不便。同时为了适应哺乳的需要,孕妇乳房也逐渐丰满。此外,孕妇本身和胎儿所需氧气增多,呼吸通气量也会增加,胸部起伏量增大,孕妇的胸围也会增大。如果再穿原

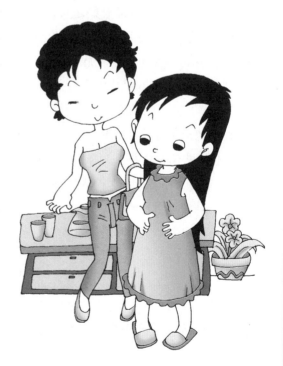

来的衣服,特别是紧身的衣服,就会影响呼吸和血液循环,甚至会引起下肢静脉曲张和限制胎儿的活动。

怀孕后的妇女应穿轻便柔软、宽大舒适的衣服,内衣、内裤不要太紧,裤带也要松紧适度,这样才有利于孕妇的身体健康,也有利于胎儿的生长发育。

一般来说,孕妇夏季容易出汗,宜穿吸汗、肥大不贴身的衣服,如穿不束腰的连衣裙,或胸部有褶和下摆宽大的短衣服,裤子的腰部要肥大,也可穿背带裤。冬天要穿厚实、保暖、宽松的衣服,如羽绒服或棉织的衣服,既防寒又轻便。现在市场上有很多孕妇服出售,怀孕的妇女可自由选择。

> >> 准妈妈课堂
>
> 内衣一定要选择一副大小合适的含棉质的支撑式的乳罩。孕期乳房的变化很大,婴儿出生或断奶后,乳房很容易下垂。因此需要能起托付作用的乳罩,背带要宽点,乳罩窝要深些。

🕐 宜知孕妇选择内衣的知识

从孕早期开始,乳腺即开始增大,孕妇常感觉乳房发胀。同时乳头也逐渐增大,并有勃起性。因为乳腺腺体及脂肪组织增大,可摸到乳房中有一些硬结。在孕期,孕妇要注意保护好乳房,科学地选用合适的乳罩。

戴乳罩并不单是为了美观,主要是因为乳罩有支托、稳定、保护乳房的作用,孕期乳房增大、下垂,必须戴乳罩,以防止乳房过度摆动和继续下垂。

要选择大小合适的乳罩,既不要松松垮垮,过于宽大,也不要像个紧胸背心,使乳房像两个"受气包"被紧压在胸壁上,以致乳房血液循环发生障

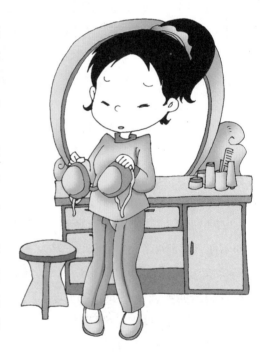

碍,影响乳房的增大。过紧的乳罩不给乳头留有一个容身之地,会造成乳头内陷。这不但影响哺乳,还特别容易发生乳腺导管炎。有人了解过乳腺专科门诊患者戴乳罩的情况,发现有 2/3 以上的人戴着不合适的乳罩。

在妊娠期乳房不断增大,所以要按乳房大小及时更换乳罩。选购乳罩前要量好尺寸。可先用皮尺通过两个乳头处量最大胸围,然后再量两侧乳房下面反折线处的最小胸围,市售的乳罩号码是最小胸围数。还要用最大胸围减去最小胸围,除以 2,求出乳房的近似高度。挑选乳罩时,不仅要号码合适,还要量一下乳罩锥形隆起的高度是否与自己乳房的近似高度相适应,圆锥能否容纳乳房。不是所有市售乳罩的设计都很科学,也不是按号购买的乳罩都能够合适,事实上很多乳罩都起不到上托、稳定和保护乳房的作用。

孕期、哺乳期所戴的乳罩,应该是纯棉的,不要选用化纤制品。这一则是孕期易出汗,化纤制品透气性以及吸湿性均差;二则是化学纤维可进入乳腺导管,在哺乳时又会被孩子吸吮进体内,影响健康。

宜注意口腔卫生

有一句古老的谚语:怀了一个孩子,掉了一颗牙齿。妊娠期间,孕妇往往会忽略口腔卫生,从而使牙齿遭到损坏。其实,只要孕妇像平时一样注意口腔卫生,牙齿一定能保养得很好。

宜知孕妇怎样摆脱消极情绪

对于所有人来说,保持心情愉快都是非常重要的,心理健康与身体健康是紧密相关的。健康、乐观的心理状态能够促进身体健康。忧郁、苦恼、烦闷等不良情绪可能导致内分泌失调、食欲下降等,会严重影响身体健康。对于孕妇来说,良好的心情可使腹中的宝宝更好地成长,免受一些疾病的侵袭。

作为未来的母亲,你必须拥有平稳、乐观、温和的心境,只有这样,才能使胎儿身心健康地发展。但是,生活的道路上并不总是充满阳光,妊娠反应的不适、孕体的疲劳、对分娩的恐惧、对孩子健康的忧虑以及工作中的矛盾、生活中的烦恼等因素,常常左右着你的情绪,使你忧虑不安,甚至变得爱发脾气,易于冲动。显然,这对于孕妇和胎儿来说都是十分不利的。

怎样才能摆脱消极情绪呢？你不妨试试以下几种方法。

（1）告诫法。在你的孕期生活中，要经常这样告诫自己：不要生气，不要着急，宝宝正在看着呢。

（2）转移法。有时，消除烦恼的最好办法就是离开那种使你不愉快的情境。可以通过一些你所喜欢的活动，如听音乐、看画册、郊游等，使你的情绪由焦虑转向欢乐。

（3）释放法。这是相当有效的情绪调剂方法。你可通过写日记、给好朋友写信，或向可靠的朋友叙说自己的处境和感情的方式，使你的烦恼烟消云散，得到令人满意的"释放"。

（4）社交法。闭门索居只会使你郁郁寡欢。因此，你应广交朋友，将自己置身于乐观向上的人群中，充分享受友情的欢乐，从而使你的情绪得到积极的感染，从中得到满足和快慰。

（5）协调法。每天抽30分钟到住所附近草木茂盛的宁静小路上散散步、做做体操，心情会变得非常舒畅，尤其是美妙的鸟叫声更能帮助你消除紧张情绪，使你深受感染而自得其乐。

（6）美容法。你不妨经常改变一下自己的形象，如变一下发型，换一件衣服，点缀一下周围的环境等，使自己保持良好的心境。

总的来说，你首先要稳定情绪，尽量营造一个良好的心态。你可以听听自己喜爱的乐曲，翻翻自己喜爱的书籍，猜测一下未来宝宝的模样，构思一下他的名字，等等；同时，你还应注意，不要过多地食用肉、鱼、巧克力、甜食等。因为，过量地食用这些食物可使你体液酸性化，血液中儿茶酚胺水平增高，从而出现烦躁不安、爱发脾气、容易伤感等消极情绪。

🕐 宜细嚼慢咽吃饭

妇女在怀孕后，胃肠、胆囊等消化器官所有肌肉的蠕动减慢，消化腺的分泌也有所改变，导致孕妇消化功能减退。特别是在怀孕初期，由于孕期反应较强，食欲不振，食量相对减少，这就更需要在吃东西时引起注意，尽可能地多咀嚼，做到细嚼慢咽，使唾液与食物充分混合，同时也有效地刺激消化器官，促使其进一步活跃，从而把更多的营养素吸收到体内,这对孕妇的健康和胎儿的生长发育都是有利的。还有人认为,孕妇的咀嚼与胎儿的牙齿发育有密切的关系。日本医学博士松平帮夫发表文章说:"胎儿到了3周,牙齿就发育了,而且决定胎儿一生牙齿的质量,这时要给胎儿进行咀嚼练习,胎儿牙齿的质量与母亲咀嚼节奏和咀嚼练习的关系很大。"并且断言:"大脑发达与咀嚼有很大关系。"这些说法是有一定道理的。因此,如果你吃饭时习惯于"速战速决",那么,为了你和孩子的健康,最好从现在开始改一改这个习惯。

宜知孕期睡眠不好怎么办

常常听到妊娠期妇女抱怨睡眠不好,有的甚至通宵失眠。随之而来的是心情烦躁、疲乏无力、精力不集中等,严重地影响了正常的工作、生活以及孕妇和胎儿的身心健康。

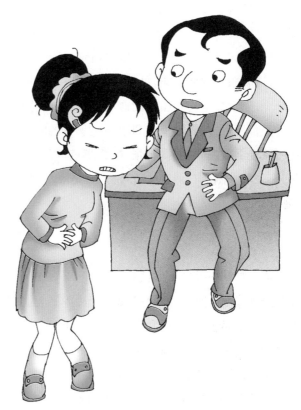

我们知道,睡眠是一种生理现象,可以消除疲劳、补偿损耗、恢复体力,使机体获得充足的能量。孕妇由于担负着双重任务,机体损耗大,容易疲劳,这就更需要充足的睡眠来保证孕体的健康。

那么,怎样保证孕期睡眠的深度和时间呢?首先,必须养成有规律的睡眠习惯,"日出而作,日落而息",久而久之,习惯成自然。其次,睡前不要看书,也不要饮用带有刺激性的饮料(如咖啡、浓茶),做到心境安宁,没有杂念。再次,睡觉前最好先上个厕所,排空膀胱,并用温水洗脚。同时,要保持室内安静和空气新鲜,卧具要整洁、舒适。此外,还可进行一些自我按摩,如用双手食指推擦前额 30 次,或用拇指背侧推擦太阳穴 30 次等方法,均可帮助你解除失眠的烦恼。

宜知孕妇的正确睡姿

妇女怀孕后,子宫体积明显增大,占据了腹腔的大部分空间,小肠、大肠都被推向上方,而下腹部的乙状结肠,由于其位置固定且位于下腹左侧,因此妊娠子宫会发生不同程度的右旋。仰卧位时,由于增大的子宫压迫脊柱前方的下腔静脉,使下肢和盆腔的血液回流受阻,

>> 准妈妈课堂

可以说,睡眠是孕妇的天然补药。一般说,孕妇每天起码应保证 8 个小时的睡眠时间,并且要注意睡眠质量,睡得越深沉越好。

可发生低血压,称为"仰卧位低血压综合征",对胎儿的发育是不利的。同时,由于盆腔静脉压升高,胎盘内静脉压也相应升高,当超过一定压力时,可发生血管破裂、出血,造成胎盘早期剥离,可危及孕妇和胎儿的生命。右侧卧位时,不会压迫下腔静脉,可以增加子宫和胎盘的血流量,增加营养物质和氧气的供应,有助于维持胎儿的正常发育;左侧卧位有利于纠正子宫的右旋,解除子宫对右侧输尿管的压迫,还可减轻下肢浮肿、静脉曲张,防止痔疮的发生。因此,孕妇应尽量减少仰卧位时间,多采取左侧或右侧卧位,特别是多采取左侧卧位。

宜散步保健

散步是孕妇最适宜的活动。据报道,散步可以提高神经系统和心、肺的功能,促进新陈代谢。有节律而平静的步行,可使腿肌、腹壁肌、胸廓肌、心肌加强活动。由于血管的容量扩大,肝和脾所储存的血液便进入了血管。动脉血的大量增加和血液循环的加快,对身体细胞的营养,特别是对心肌的营养有良好的作用。同时,在散步中,肺的通气量增加,呼吸变得深沉。鉴于孕妇的生理特点,我们不得不承认,散步是增强孕妇及胎儿体质的有效方法。

宜谨慎用药

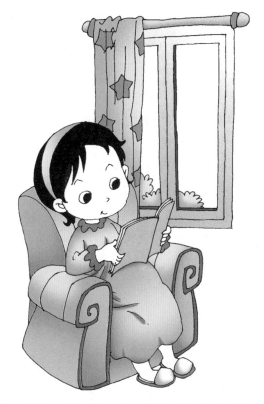

过去人们曾认为,母亲的胎盘能保护成长中的胎儿不受母体内有害因素的影响。事实上母亲消化吸收的所有东西都能在一定程度上以某种方式进入她子宫内的新生命。药物能像氧、二氧化碳、氯化钠、水一样能透过胎盘。可怕的是,胎儿肝脏因发育不全,几乎没有什么解毒功能,药物可经胎盘和胎儿脐静脉进入下腔静脉以及肝脏、心脏,进而分布全身。胎儿架不住致畸药物的猛烈袭击,往往会造成严重的后果。

原则上,孕妇绝对不能自己随意用药,就是一些常用的感冒药和泻药也会引起子宫收缩,刺激肠道,导致流产和早产。镇静剂、安眠药等会导致畸形儿,是绝对不能服用的。

具体忌、慎用的西药类有主要作用于中枢神经系统、植物神经系统、心血管系统、血液系统、消化系统、泌尿及生殖系统、影响生长代谢等及体液调节、抗微生物、抗寄生虫、抗恶性肿瘤等药物。中草药类有解热药、清热药、剩水渗湿药、祛风湿药、理血药、理气药、消导药、泻下药、收涩药、化痰止咳平喘药、芳香开窍药、驱虫杀虫药、补益药等。中成药有消热泻火剂、祛暑剂、祛湿剂、祛风湿剂、漫里回阳剂、活血调经剂、泻下剂、开窍通关剂、治风剂等。

近年来,即使是那些对孕妇来说可能是有益的综合维生素药剂,也要经过医生同意,确定无弊方能使用。可以说,怀孕期服用任何药物对孕妇、对胎儿都会有不同程度的影响。所以要慎重用药。

预防接种药物在怀孕中也要注意。由于预防针药多是由细菌、病毒经灭活减毒后制成的,毒性虽大大降低了,但对脆弱的胎儿可能造成严重后果。

有些怀孕妇女，因为对药物造成堕胎和引起胎儿畸形产生恐惧心理，有了病也不敢服药，或对医生开给的药也疑虑重重，甚至拒服药物，听其自然，结果导致有病得不到早治，最终影响孕妇和胎儿的健康。

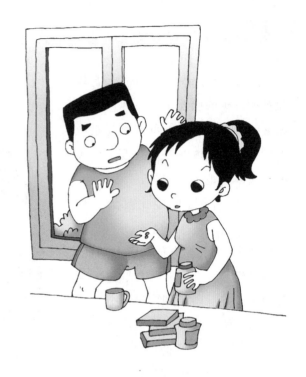

另一方面，孕妇不要大服补药，或对药物百般信任、非药不行或自行用药。民间只知人参、桂圆能够保胎，殊不知阴虚火旺、肝旺胎动者服人参、桂圆犹如抱薪救火，有害无益。只要与医生合作，在医生的指导下服药，对于妊娠期间因服药而引起堕胎或胎儿畸形是可以避免的。

🕐 宜行走、坐、站立姿势正确

随着妊娠周数的增加，孕妇的腹部逐渐向前突出，身体的重心发生变化，骨盆韧带出现生理性松弛，容易形成腰椎前倾，给背部肌肉增加了负担，易引起疲劳或发生腰痛。

此时，若孕妇行走、坐、站立采取正确的姿势，可以减轻这些症状。

（1）行走。挺直身躯，背直，抬头，保持全身平衡。稳步前进不可弯腰，不用脚尖走路。

（2）坐。坐位要舒适妥帖，整个臀部要接触坐椅，后背笔直靠椅背，膝关节成直角，大腿成水平状，勿坐在椅子的一边或一角。坐椅子时，臀部先坐在椅子的前缘，然后慢慢后移，将背部靠在椅背上。

（3）站立。两腿平行，两脚稍微分开，重心落在两脚之中。若站立时间较长，则两脚一前一后站立,隔几分钟后变换前后位置,使重心落在伸出的前腿上,以减轻疲劳。

宜居住环境舒适

孕妇的居住条件应注意以下几个方面:

(1)整洁通风。不要求豪华漂亮,但要求较好的通风,室内应整齐清洁,舒适安静。

(2)适宜的温度。室温最好在 20～22℃。温度太高(25℃以上),会使人感到精神不振,头晕脑涨,全身不适;温度太低,会影响人的正常工作和生活。

调节温度的方法。夏天室温高,可开窗通风,亦可使用电风扇,但不宜使用空调或对着电风扇直吹,以免生病。冬天宜以暖气调节室温,若以煤炉取暖,应防止发生一氧化碳中毒,因一氧化碳中毒而造成的缺氧对母婴有害,所以即使在冬天,也不要忘记定时开窗使空气流通。

> **>> 温馨提示**
>
> 以前有一种较严重的孕期并发症,叫骨质软化病。主要表现为孕妇贫血消瘦、动作缓慢、身体疲惫、腰酸腿痛、手脚抽搐,常可使胎儿营养缺乏,患先天性佝偻病,孕妇还会难产,连累胎儿受损和死亡。这就是孕妇体内缺乏钙、磷及代谢发生障碍的恶果。所以在孕期就要注意从膳食和阳光中补充维生素 D,以帮助体内的钙、磷得以正常的吸收。

(3)适宜的湿度。最好的空气湿度为50%。若相对湿度太低,会使人产生口干舌燥、喉痛、流鼻血等不良反应。

调节的方法是在火炉上放水壶、暖气上放水槽、室内摆水盆或地上喷洒水等。若湿度太高,则室内潮湿,衣服、被褥发潮,可以引起消化功能失调,食欲降低,肢体关节酸痛、水肿等。调节办法是移去室内潮湿的东西及沸腾的开水,或打开门窗通风换气,以散发潮湿的空气。

宜享受阳光

太阳中有三种光线,一是红外线,一是可见光线,再就是紫外线。紫外线照到人体的皮肤上,可穿透皮肤表面,作用于皮下的脱氢胆固醇,使它发生一系列的变化,成为具有抗佝偻病、帮助体内钙质吸收的维生素 D_3。所以说,除了服用脂肪含量较多的乳、蛋和鱼肝油外,勤晒太阳,也可以吸收这些宝贵的营养。要注意的是,千万不要隔着玻璃晒太阳,那样只能获得热量,所需的紫外线全被挡在玻璃外面了。为了充分利用阳光,孕妇参加一些户外劳动和进行适当的运动也是十分必要的。

太阳光中的紫外线,除了能防治佝偻病外,还具有杀菌和消毒作用。阳光在室内照射 30 分钟以上,能达到空气消毒的效果。所以,经常开窗让室内受到阳光照射,可以提高孕妇的抵抗力,预防感染性疾病,有益于胎儿发育。

宜知孕妇冬季烤火防煤气中毒

入冬以后,不少家庭使用煤炉取暖。煤在燃烧中能产生热量,但是,产生的煤气却是一种有毒物质,对于妊娠有害。研究表明:按照居住条件而论,孕妇居住在平房大杂院内,孩子出生缺陷发生率较高,与居住在楼房者差异显著。研究表明,冬季用煤取暖者比用暖气者的出生缺陷要高。

煤气的化学名称叫做一氧化碳。当室内空气中一氧化碳的浓度达到 0.1% 以上时,很容易在人体内与血红蛋白结合成碳氧血红蛋白。碳氧血红蛋白在血液和组织中存在时,能够阻碍氧与血红蛋白的结合与解离,使组织因为严重缺氧而中毒。

>> 专家建议

日本医学专家赤坂俊英的研究表明:烤火过久易致皮肤癌。因此,烤火必须做到在身体暖和后就远离取暖炉。

煤气中毒后会出现头晕、心悸、恶心,皮肤及黏膜呈樱桃红色,严重者发生昏迷、脑水肿等危及生命的症状。即使抢救过来,重要脏器受损可留下后遗症。

宜用腹带

妇女怀孕后,腹部自然会逐渐增大。腹带可以支撑腹部,安定胎儿,同时还有预防腹部受凉的好处。另有人说,腹带还有助于防止水肿,但是这是没有科学根据的。腹带是为了保护腹部采用底裤,穿在腹带内层的底裤也应选用可以完全包裹腹部的孕妇专用底裤。腹带主要有以下几点作用:

(1)如果孕妇身材较矮或腹肌过于松弛,增大的腹部往往坠向前下方形成"悬垂腹",导致身体的重心明显地向前移,造成活动不便并增加劳累感。束以腹带,支托下垂的腹部,会使孕妇感到轻松、灵便。

(2)胎位不正已经纠正后,使用腹带,可防止胎儿转动。

(3)使用腹带绝不是为了美观,束系的松紧要适度,太松则起不到支托的作用,太紧又可妨碍呼吸与消化功能;如果孕妇腹肌较强,腹部无明显下垂,则不一定要用腹带。

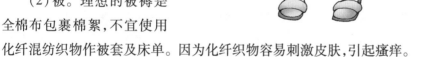

宜知床上用品选择的讲究

停经后有些孕妇会嗜睡,这是早孕反应的表现之一,也是妊娠早期的生理需要。睡眠可使处于负代谢状态而消瘦的母体得到保护,从而少得病,对感冒防治效果更佳。为了给孕妇创造一个良好的休息环境,选择床上用品应该讲究以下三点:

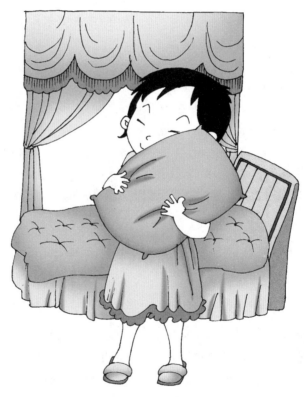

(1)枕。以9厘米(平肩)高为宜。枕头过高迫使颈部前屈而压迫颈动脉。颈动脉是大脑供血的通路,受阻时会使大脑血流量降低而引起脑缺氧。

(2)被。理想的被褥是全棉布包裹棉絮,不宜使用化纤混纺织物作被套及床单。因为化纤织物容易刺激皮肤,引起瘙痒。

(3)帐。蚊帐的作用不只是避蚊防风,还可吸附空间飘落的尘埃,以过滤空气。使用蚊帐有利于安然入眠,并使睡眠加深。

宜睡硬床

在睡眠中,人们的睡姿是经常变动的,辗转反侧可达20余次,这样有助于大脑皮质抑制扩散,提高睡眠的效果。由于胎儿的不断增大,孕妇腹部隆起,翻身不方便。若睡软床身体深陷其中,更加不易翻身。这样的睡眠不但不利消除疲劳,还会给孕妇增加疲劳。

孕期的妇女脊柱腰部前屈较未孕妇女更大,若睡弹簧软床仰卧时,其脊柱呈弧形;向内侧弯曲,使已经前曲的腰椎小关节的摩擦增加。长期睡软床,造成脊柱位置失常,压迫神经,增加了腰肌的负担,不但不利于生理功能的发挥,而且不易消除疲劳,孕妇常常感到腰痛。

>> 专家建议

　　孕妇不论向哪侧卧,都会压迫附近的器官和组织,甚至引起一些疾病。如右侧卧位,孕妇会因右输尿管被压,而增加患肾盂肾炎的机会;左侧卧位,孕妇心脏受压。

　　为避免这些不利母胎健康的因素,应左、右侧卧位交替进行最佳,睡弹簧床恐怕很难做到,所以孕妇最宜睡硬板床,再铺上厚棉垫就可以了。

宜谨慎地做孕妇实用体操

孕妇体操的好处很多:能够防止由于体重增加和重心变化引起的腰腿疼痛;能够松弛腰部和骨盆肌肉,为分娩时胎儿顺利通过产道做好准备;还可以增强自信心,在分娩时能够镇定自若地与医生配合,使宝宝平安降生。

做操时动作要轻,要柔和,运动量以不感疲劳为宜,每日都应坚持;如果出现流产先兆时,应当咨询医生后再决定是否坚持。做操之前应排尽大小便。坐在椅子上或床边,腿与地面呈垂直状,两脚并拢放在地面上。

宜知孕妇应如何着装

孕妇的衣着应选棉布类衣料比较好,因为棉布轻软透气,吸湿性能好。

孕妇衣着的式样应宽松肥大,不宜紧身,更不能把腰带束得过紧,否则会影响胎儿发育,使胎儿骨骼变形。孕妇选择孕妇装时可根据个人的喜好,选择那种穿在身上能够很美地体现胸部线条,使鼓起的肚子不太明显的服装。服装的立体轮廓最好呈上小下大的 A 字形。此外,容易穿脱也是重要条件之一。为此,选择上下身分开的套装比较方便,短裤与披风等也要选择容易穿脱的。

>> **专家建议**

孕妇服重要的是干净、宽松,冬天保暖,夏天凉爽,款式和尺寸都要从保护身体的目的出发。妊娠 4 个月之前,应尽量穿一些颜色明快的衣服。5 个月后,平时的衣服已经不能穿了。但这时离分娩还有好几个月的时间,所以应根据季节来准备衣服。外出的衣服要准备能穿 5~7 个月,其他的衣服每样一件,平时穿的 2~3 件,共计 4~5 件衣服。

由于体型所限,孕妇打扮要以简单朴素为原则,颜色以能使人精神振奋、明快的为好。大红、大绿或花色繁多的图案会让孕妇看上去更加臃肿,从而影响情绪。

在冬天选择孕妇装时不要太厚重,那样会使肚子及身材看起来相当笨重。最好选择质料轻柔,又具有保暖性的针织服装或羊毛衫为主。夏天天气炎热,应以透气、吸汗又方便洗涤的棉、麻质服装为主。最好做一条孕妇裙,将来拆了也可给小孩做小被褥等,可谓一举两得。孕妇装的选用要考虑季节的变化,还必须随着肚子的大小进行适当地调节。

孕妇新买的贴身内衣最好先洗一下再穿。选用透气性和吸湿性都良好的内裤,材质最好选用纯棉的,大小要合适,不要用松紧带勒紧肚子和大腿根,要随时调整松紧。胸罩也不要穿太紧的,太紧会压迫乳头,影响母乳的分泌。

孕妇最好选择后跟为 2~3 厘米高的坡跟鞋或平底软布帮的鞋。一定要注意大小合适,鞋底选用有防滑纹的,以防摔倒。孕妇不宜穿高跟鞋,因为穿高跟鞋易致身体前倾,压迫腹部,影响胎儿发育。并且,穿高跟鞋会使孕妇重心不稳,容易跌倒,有流产的危险。有的孕妇到怀孕晚期会有足部浮肿的现象,这时要换一双大一点的鞋子,让脚感觉舒适些。

工作装

怀孕初期上班的孕妇,选择衣服既要宽松、但也不能过于随便。先可以翻出以前自己一些较肥大的衣服来穿,可能会恰到好处;如果想时髦一点的孕妇,宽大的披肩和直筒裙可以引起他人的注意,可以选择丈夫的衬衣,甚至西服,会令人眼前一亮。衣料的质地也需引起重视,普通衣裤难以伸缩,最好是选择含莱卡的服装,其具有一定的弹性,能够与你腹中的胎儿一起"长大"。

生活装

工作之余的生活装还是穿着运动装行动起来比较方便;裤袜不宜穿着,它会影响胎儿的发育;袜口不能收得过紧,这样会阻碍足部的血液循环,导致浮肿。可以选择一些色彩绚丽的手织线袜,既能暖足,又适合散步度假。如果外出,如参加聚会,穿上较为贴身的裙服,配上一块美丽的头巾,一定会使你靓丽起来。要穿高跟鞋也可以,但一定不宜时间太长,以不超过 4 小时为好,另外,鞋跟也不宜太高。

此外,因为孕妇装穿着的时间并不长,只有 4~6 个月,所以在选择衣物时,最简单的选择就是一条合体的黑色细毛长裤,它既能在正式场合穿着,又适宜休闲穿着,而且保暖性能好;还有浅色的针织长裙配上同样花色的高领毛衣也是很好的组合;选择上衣越长越好。最好不要穿连衫裤。由于胎儿压迫膀胱壁,加上流质食物摄入量的增加,怀孕期间如厕的频率也会比平常高一两倍。频繁地解开和扣紧众多纽扣会给行动带来不便。

孕妇冬季着装

棉质保暖内衣。一般在天气比较不冷的时候,可以选择以棉质为主的保暖内

> **>> 温馨提示**
>
> 孕妇在选择裙子(背带裤)时应选用质地、造型、款式正适合的,它可从视觉效果上修饰你日渐臃肿的体型。化纤面料容易引起孕妇过敏,最好的选择是纯棉和亚麻含量较高的线衣。裤腰应随着身体的变化而收放。穿的鞋跟不能过高,鞋尖避免过细,以不挤脚、行动方便为宜。否则,会引起静脉曲张等疾病;对系带皮鞋需要忍痛割爱,因为弯腰系鞋带会带来诸多不便,最佳的选择是宽松的运动鞋。

衣(可搭配同款保暖裤),棉质的轻柔触感,不仅舒适,而且保暖效果好。另外,采用透气条纹织法,透气排湿,对代谢十分旺盛的准妈妈而言,才不至于因为皮肤散热量增加而形成皮肤的负担。

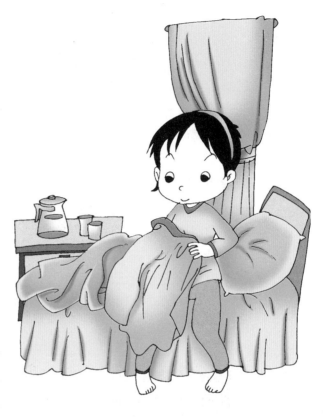

羊毛保暖内衣。羊毛保暖内衣的最大特色是具有良好的御寒效果,极佳的延展性使得纯度高的羊毛衣即便是薄薄一件也能非常保暖。而羊毛因具有卷曲特性,使其含气量高,当天气较为暖和时更可以发挥材质的特性,能排出多余的热气以保持恒温,非常适合温差大及忽冷忽热的亚热带冬季。

外套方面。外套的选择就要注意不让腹部和腰腿受寒,衣着要轻而暖,可以选择轻便柔软的羽绒服。

冬天气候寒冷,保暖用品非常必要,尤其是直接露在外面的头部更需要一条柔软美观的围巾。它不仅防风护肤,还可以对普通的职业服装进行点缀,起到画龙点睛的作用。

在肩上系一条风情浓郁的围巾,会把暗色调的职业装一下调动起来,让人感到十分光艳。相反鲜艳的上衣如果搭配一条素色的围巾,可以压住刺眼的亮光,既衬托出明眸皓齿,又可以显得庄重大方。

但是围巾大多是用羊毛、兔毛以及化纤原料等纺织而成,这些织物的细小纤维被吸入人体后,会产生过敏反应,严重的会引起过敏性鼻炎、肺炎、支气管哮喘等。因此在系围巾时应注意不要一物两用,既当围巾又当口罩。

由于孕妈妈在 10 个月内体型变化较大,而且通常现在孕妇装只穿 1 次,所以最好选择可调节性的衣裤,这样就不一定要准备很多孕妇装,节省开支。但是应该注意的是,不要用围巾把嘴巴、鼻子裹得太严,把围巾充当口罩御寒,这样做是不妥当的。因为围巾长期围在脸上时,嘴巴的部位会经常处于潮湿状态,这样致病的微生物、细菌和尘埃等有害物质就会在上面繁衍生息,如果被孕妇吸进呼吸道后会对身体造成危害。

宜孕期保持美容

孕妇在怀孕期间也应该注意自己的形象。

1. 要注意体形美

妇女在妊娠时,一般应使自己的体重增加 12.5 千克。若增加过少,可能影响胎儿的生长发育。但是,在妊娠期内体重多增加 1 千克,就意味着您在分娩后必将付出更大的努力才能恢复孕前的体重。所以,孕妇要密切注意自己体重的情况,不要过分超重。

平时,要注意走路姿势,不要过分后仰,因为这种姿势不雅观,并且会由于过分挺胸而背痛。舒适的鞋子和结实的肌肉,可使您具有良好的姿势。为了具有结实的肌肉,在孕期不要使您的肌肉停止活动,应坚持步行和做操。这两项运动对妊娠不但没有危险,反而有利,日后也能使您较容易地恢复以前的曲线。

2. 不要忽视发型美

由于妊娠无损于头发,反而可使原先暗淡无光的头发稍显柔软发亮,皮脂溢出也有所减轻,甚至消失。所以,只要把头发梳理整齐,保持适宜的发型即可。

发型在女性整体形象中,占有重要的位置。选择发型不仅要与脸型、体形、年龄、服饰等因素结合起来,而且还要遵循美观、大方、整洁、方便生活的原则,这样,才能给人以良好的感觉。

宜少看电视

电视具有放射线影响,孕妇最好少看电视,看电视也应距电视屏幕 2 米以外,以防影响胎儿。如果孕妇下腹部接受的放射线过多,除了易引起胎儿死亡、流产外,还会造成胎儿无头症、无脑儿,以及脏器畸形、心脏及泌尿道和眼畸形等。如果居室过于狭小,最安全的办法是不看电视。即使要看,也不要看得太久,时间不宜长,避免看刺激性的电视节目,以防疲劳、精神紧张,从而影响正常的睡眠、休息和身体健康。

宜知妊娠期穿戴

背带裤是不错的选择,近来穿裤装的孕妇有越来越多的趋势。背带裤除了有行动方便的好处外,自然大方也是受欢迎的原因。夏天以纯棉质料较为适宜,搭配 T 恤更能显露孕妇明快清新的气质。

孕妇穿着背带裤时要避免腰部和腹部被束缚,最好选择腰部有松紧带、可调整大小的背带裤。

普通尺码的背带裤,通常至怀孕五六个月以后就得更换为大尺寸的样式,才不会产生腹部束缚感。

上衣也应穿比平时大一号的尺寸。

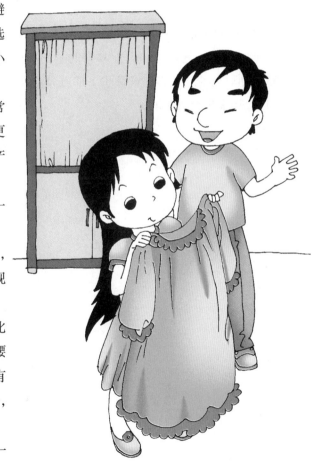

男装也是可考虑的选择,有时可利用先生的衬衫,展现不同风格。

孕妇临盆前的胸围会比怀孕前增加 10 厘米左右,腰围则会增加 30 厘米左右,有些腰围可伸缩或调整的裙子,孕妇到生产前都还可以穿。

选购孕妇装时,可尝试一

些平常未尝试的样式,享受新鲜的乐趣。

选孕妇装要以穿脱方便为首要原则。除了好穿好脱之外,设计也是选购要素之一。

孕妇装款式基本上可分为以下四种:

(1)伞装样式。妇女怀孕时不只肚子变大,胸部也会变大,穿此类款式孕妇装,可将突出的部位巧妙地掩盖住,身材高大的孕妇尤其适合穿。

(2)层百褶裙。在胸部和腰部打上细小皱褶,展现孕妇的古典风味。可挑选几块自己喜欢的料子,利用不同花色和布料表现出不同的味道。

(3)筒百褶裙。怀孕5个月前可穿此种孕妇装,可以巧妙藏住肚子,甚至看不出怀孕的样子。

不过,怀孕5个月以上时,由于褶子会被撑开,影响整体的美观,不适合再继续穿着。如果下摆做宽大设计,不会影响到褶子,就可穿到生产为止。

(4)肩打褶裙。这是孕妇们最常穿的孕妇装款式,由于腋下保留5厘米的宽度,手臂活动更自由。从肩部或领子下即开始打褶,即使到怀孕8个月后,仍不会束缚住日益膨胀变大的胸部。

第二章

孕期日常生活禁忌

对于准妈妈来说你的一举一动都会影响未来宝宝的健康,那么日常生活中能够影响未来宝宝的那些禁忌事宜你又了解多少呢? 这一章中我们就来一起了解一下吧。

 忌恐惧心理

有的孕妇初次怀孕,对孕后会发生的一切都是陌生的,于是对将要发生的事有一种担心和恐惧的心理。孕妇担心孩子会不会有缺陷,担心自己过去接触过有毒物质会不会对胎儿产生不良影响,患过病的妇女担心自己服过的药会影响到胎儿的发育,特别是有高血压、心脏病的孕妇担心怀孕会加重自身的病情同时影响到胎儿的健康成长。高龄的孕妇则担心会生个畸形儿,同时又担心分娩时会难产。诸如此类的担心,常使孕妇处于不良的心理状态中。

由于担心、恐惧、忧虑都会使肾上腺素的分泌增加,如果长期担惊受怕,精神持续处于高度紧张之中,通过神经内分泌机制的调节,肾脏会分泌大量肾上腺素。因体内肾上腺素堆积过多,会直接影响到胎儿的生长发育。

如果孕妇有了担心和恐惧的心理,要及时消除。这主要得依靠科学手段分析症结,及时解决。有遗传病史的高龄孕妇要随时查看胎儿的发育情况,便于及时发现问题尽快处理。如果孕妇患有高血压、心脏病等疾病,则应按时到医院就诊,随时听取医生的建议,以保证孕妇和胎儿的健康。对于一些不必要的担心,孕妇通过咨询,就可达到放心。

忌烦躁心理

怀孕初期，多数孕妇会有程度不同的妊娠反应，如恶心、呕吐、厌食等，同时还会有气闷和腹胀、腰痛等不适感觉。妊娠反应大多会持续一段时间，这往往会弄得孕妇心情恶劣，烦闷不堪。而对于那些没有思想准备就怀孕的妇女，心情会更加恶劣，甚至会对怀孕产生不良心理。如果是刚刚建立的小家庭，经济还不宽裕就怀孕了，会让妻子倍感恼火，以致对丈夫产生埋怨心理，向丈夫发一些无名之火，弄得丈夫莫名其妙。

妻子应正确认识妊娠反应，保持心情舒畅，情绪稳定，保持心理平衡。平日多想一些愉快的事，多看一些轻松、幽默的书籍，多看一些喜剧片和动画片，这样会缓解一些心理上的烦乱情绪。妊娠的呕吐多是由神经系统紊乱、精神过度紧张造成的。每天到环境幽雅的地方散散步，和喜欢的人谈谈天，精神上的放松，使孕妇体内循环畅通，从而减轻妊娠的不良反应，减轻孕妇的烦躁心理。

妻子妊娠反应时，丈夫要多方面对妻子体贴和照料，既要在精神上给予多多安抚和宽慰，又要在物质上多下功夫。丈夫要多为妻子准备一些适口、清淡、易于消化的食物。还要尽量说些风趣的话，讲些幽默的故事和笑话，使妻子心情开朗。丈夫在这个时候可不能计较妻子的"无名之火"。要多陪妻子散步，让她多呼吸点新鲜空气，这样对胎儿大有益处。丈夫的一片爱心，是妻子消除烦躁心理的一剂良药。爱，能战胜一切困难。

忌依赖心理

有的人怀孕后，感情会变得脆弱，在精神上和心理上都离不开丈夫，对丈夫有一种依赖感，妻子希望丈夫能时时在身边，和自己一样分享快乐、分担忧患。怀孕是女性生理上和心理上一次巨大衍变时期，这种衍变时常造成妻子心理上的不平衡，丈夫在身边，有一种稳定作用，丈夫的爱是妻子精神上的镇静剂。妻子在孕期希望丈夫能以自己为中心，时时关心自己、处处照料自己，这种依赖心理既有生理上的需要，也有感情上的需要，还有一份额外的担心，担心自己形体的变化，会改变自己在丈夫心目中的形象。

>> **温馨提示**

丈夫应当尽量多陪妻子做一些开心的事，和妻子一起读书，欣赏音乐，和妻子到户外重温一下恋爱时的甜蜜，这样既可以增进夫妻之间的感情，也会使妻子心里充满爱意和甜蜜，妻子的这种情感会随时传递给腹内的胎儿，使胎儿在一片爱心中茁壮成长。

这时，丈夫可别怜惜那几句温暖的话，丈夫的贴心话不仅仅是说给妻子听，也是把父爱倾注于胎儿，使胎儿也受到爱的鼓励。在妻子妊娠期间，丈夫多为妻子考虑，多关心妻子，多表白自己的爱心，是不可少的。

作为妻子自身，则别变得太娇气，这种娇气可不会给胎儿留下什么好的印象。有了身孕，并不等于什么都不能做了，丈夫对自己必要的关注是应该的，但丈夫有自己的事业和工作，有自己的生活内容。妻子则要体谅丈夫，不要对丈夫有过分的依赖，相反，在很多事情上妻子要学会自强自立，学会在心理上进行自我调理和自我平衡。孕妇的这种坚强与毅力会直接影响到胎儿的生长发育，在胎儿的心理上埋下自尊自强的种子，为胎儿出生后的良好品质打下坚实的基础。

忌忧郁心理

有的孕妇怀孕后，情绪会变得异常低落，总感到烦闷，神情沮丧，打不起精神。如果忧郁情绪持续一段时间，会造成孕妇失眠、厌食、性机能减退和植物神经紊乱。

有忧郁心境的人往往缺乏活力，神情处于懒散状态。忧郁心理又会使孕妇心情压抑,体内血液中调节情绪和大脑各种功能的物质含量偏低,直接影响到胎儿的正常发育。受母亲的影响,这样的孩子出生后好委屈,长时间啼哭;长大后,又会表现为缺乏自信心,感情脆弱,郁郁寡欢。由此可见,忧郁不利于胎教,不利于胎儿的发育和成长。为此,有了忧郁心理的人,一定要积极调整自己的心态。

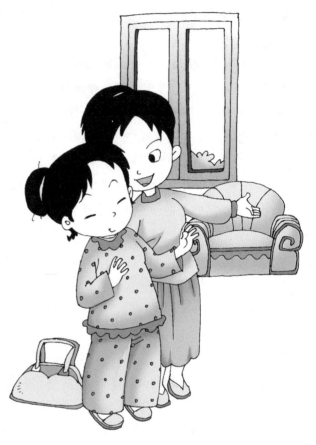

积极的人生观是克服忧郁心理的基础。同时孕妇要努力跳出个人小圈子,多到户外呼吸新鲜空气,多参加社会活动,外出游玩。随着精神的放松,心情也会随之变得开朗起来,平日里多在生活中寻找乐趣,多做一些适当的文体活动,如下棋、唱歌、欣赏优美轻松的音乐,这些活动都十分有助于调节人的情感。多和乐观开朗的人接触,多与人交流思想,敞开胸怀,开阔视野,有助于消除内心忧郁的症结。

丈夫此时可别被妻子的情绪所感染,相反要多体谅和理解妻子。妻子情绪上的变化很大程度是由心理上的变化引起的,妻子委屈地哭,绝不是你们之间的感情出了什么问题。面对情绪低落的妻子,丈夫要尽量表现出宽容和理解,引导妻子控制自己的情绪,多为孩子着想,因为低落的情绪对胎儿的发育实在没有什么好处。丈夫要启发妻子对孩子的一片爱心,转移妻子对烦恼事情上的注意力。

忌暴躁心理

有的妇女怀孕后,性格很坏,爱发脾气,易动怒,喜欢和丈夫或他人找茬吵架,弄得与丈夫、与他人关系紧张。孕妇发怒,这不仅有害于自身的健康,而且会殃及胎儿。孕妇发怒时,血液中的激素和有害化学物质浓度会剧增,并通过"胎盘屏障"进入羊膜,使胎儿直接受害。发怒还会导致孕妇体内血液中的白细胞减少,从而降低机体的免疫能力,使后代的抗病能力减弱。如果母亲在胎儿口腔顶和上颌骨形成的第7～10周时经常发怒,会造成胎儿唇腭裂。因此,孕妇发怒,贻害无穷。

为了孩子,孕妇一定要息怒。十月怀胎,是一段漫长的过程,期间难免遇到让自己气恼的事。当遇到令人气愤的事情,先不必急躁,一则发火是解决不了问题的;再则,发火伤害自身,危及胎儿。为此,发火之前,还是先克制一下,转移话题或做点别的事情,分散分散注意力,都会使气闷的心理得到缓解。看看电影、听听音乐、散散步、做做操,都会使精神放松,头脑冷静。能否保证遇事不怒,这与一个人的思想觉悟、品德修养密切相关。在孕期的妇女尤其要加强自身的修养,以自身的优秀品质来影响腹中的胎儿,进而提高胎儿日后心理素质。

> **>> 准妈妈课堂**
>
> 发怒是由强烈的刺激引起的一种紧张情绪。丈夫要尽量避免让妻子受到这种强烈刺激,多创造缓解孕妇紧张情绪的外部环境,引导妻子学会自我放松和自我平衡。同时,丈夫要多开动脑筋,丰富妻子的业余生活,提高妻子的处世能力。

对丈夫来说,如果您的妻子怀孕后爱发脾气,好找茬和您吵架,丈夫则不能拉开架式和妻子吵。为了后代,丈夫应当先克制自己,然后劝妻子克制。丈夫要多给妻子摆事实、讲道理,疏通妻子心中的郁闷。对于发怒的害处,尤其对胎儿的害处,丈夫要多加提醒,每一位妻子都会爱护腹中胎儿,放弃发火的。

忌羞怯心理

孕妇到了4～5个月,妊娠反应已消失,孕期的身体处于最佳状态,而且还会更显得容光焕发。这个时候孕妇的腹部在逐渐隆起,别人已经能明显看出您怀孕了。此时,个别的孕妇有一种羞怯感,不愿见熟人,特别是遇到要好的朋友,会感到很难为情。有的孕妇不喜欢自己的腰宽体胖，为脸上出现的"蝴蝶斑"而恼火。其实，这很不必要。

苗条有苗条的美，宽松有宽松的美，孕妇也自有一种孕体美，这种美绝不是任何人可以随时就能具有的。至于孕斑，多数人在分娩后会自然消失，不必治疗，也用不着难为情。

怀孕不是丑事，不必害羞。参加集体活动，参加好友聚会，可以告诉同伴自己的情况，这样同伴会在多方面给予你关心和照料，对于不适于孕妇参加的活动项目，大家自会给你开绿灯，不会让你为难。总之，你会发现，怀孕使你变得比任何人都重要，大家都会给予你一份额外的关怀和爱，你的胎儿也处于这种浓浓的友爱之中。

对丈夫而言，如果你的妻子恰恰是那种羞于到公共场所，不愿拜访别人的人，那么你可以时常邀请几位至朋近友到家中小聚。热烈的气氛，开心的畅谈，有利于孕妇情绪的调节，也十分有利于胎儿的发育。

忌备物心理

到了妊娠中期，孕妇的身体、情绪都很好，除了做正常的工作和家务外，孕妇开始积极准备孩子的东西，为孩子编织毛衣毛裤，购买鞋帽衣衫，缝制童被童垫等，杂乱的事很多，孕妇总是希望尽可能多地为孩子准备，准备得齐全一些。有的孕妇甚至连孩子两周岁用的东西都准备出来，弄得整日忙个不停，得不到良好休息。其实这样做大可不必，为新生儿做点必要的准备是应该的，可好多事情完全可由丈夫或他人代劳，到时候，亲朋好友也会为孩子赠送一些必需品，所以，用不着在这方面太劳神。

妊娠晚期，孩子快降生了，孕妇可能希望重新布置一下房间。过去的房间是为两个人准备的，如今要多了一个人，孕妇希望在房间中安排一个舒适的位置给宝宝。房间换成新的样式，新的格调，难免要移动一些大件物品。孕妇要按自己的心愿办，光自己动手就不行了。负重太大，用力过猛，都可能造成严重的后果。

>> 孕事早知道

　　孕妇在孕期除应休息好以外，还应当尽量多做一些对胎儿有益的事情，少做一些对胎儿有害的事情。比如，给孩子编织毛织品而长时间坐着，会压迫胎儿，使血液循环不畅，影响到胎儿供氧。为孩子买东西，经常到商场，那里人多拥挤，空气流通不好，病源多，容易被感染，易被碰着因此应当尽量少去商场。很多事情，丈夫完全做得来，如买童床、童车、奶瓶之类的事情，丈夫也会做得很好。对于丈夫做不好的，丈夫可以陪妻子同往，以免发生意外。

 ## 忌热切心理

　　有的孕妇实施胎教，期望过高，心太切，结果物极必反，收不到好的效果。比如有的孕妇在进行语言胎教时，长时间将耳机放在腹部，造成胎儿烦躁。胎儿生下来以后，变得十分神经质，以致对语言有一种反感和敌视态度。听音乐时，也不能没完没了地听，连孕妇本人都感到疲惫不堪，那胎儿的感觉也绝对不会好。正如某些父母望子成龙的心情一样，想把胎儿培育得更出色一些，这种心情是可以理解的，但任何事情都有个度，一旦过度其结果就会适得其反，不仅达不到预定的目的，而且会导致不良结果。同样，胎教

>> 温馨提示

　　丈夫对胎教的参与，不仅仅限于辅助妻子，还可以直接对胎儿进行胎教。丈夫贴在妻子的腹部对胎儿讲话，胎儿是完全能听得到的。所以，丈夫除了通过对妻子的爱心来影响胎儿外，还可以直接与胎儿建立联系。孩子在胎儿期就会感受到父爱，会促进日后与父亲建立起亲密关系。

的每项内容都会使胎儿受益，如果不能适度地对胎儿实施，恐怕胎儿不但不能获益，还会受害。因此，孕妇对胎儿进行胎教，不能热情过度，心也不能太急切。

　　生育一个健康聪明的孩子，是每一位家长的心愿。胎教正是帮助孕妇实现这一心愿。为了正确实施胎教，使胎儿真正受益，孕妇必须认真学习胎教内容，准确掌握胎教的正确方法。在实施胎教过程中，严格按胎教的方法去做，不要认为什么方法比规定的多做一些，就会更有效。孕妇生活要有规律，这既是胎教的一项内容，也是对每位孕妇起码的要求。每项胎教内容，需按一定规律去做方能成功。如抚摸胎教，一两天不足以和胎儿建立起联系，需坚持长久地、有规律地去做，才能使胎儿领会到其中的含义，并积极地去响应。母亲和胎儿相互配合，相互协作，乐趣

无穷。在这种乐趣中,胎儿的发育得到激励,胎儿的心智发展得到激励,孕妇的信心和持之以恒,是胎教的成功保证。

妻子对胎儿进行胎教,丈夫不能袖手旁观,应积极参与。当妻子过分热衷于此事,丈夫可以适时制止,在时间上为妻子把握好,并随时提醒胎儿的感觉。如果发现胎儿烦躁,应立即让妻子停止胎教。孩子是在睡眠中长大的,胎儿需要更长时间的睡眠和休息。如果一味刺激胎儿,使胎儿得不到很好的休息,则会影响到胎儿的生长发育。

🕐 忌怀疑心理

胎儿的每一点每一滴的变化,孕妇不能目睹,也就很难知道自己所做的一切对胎儿到底起多大作用。于是,做过一段时间之后,那些没有耐性的孕妇,其热情就降低,也有半途而废者,这样胎教自然不会成功。在日常生活中,信心不足的人很多,这些人是很难把事情做成功的。信心不足同样是胎教的大敌。凡事总抱怀疑心理的人,多是那种信心不足类型的人。

孕妇要树立持之以恒的信心,要做的事,就坚持到底。知道自己是没有耐性的人,一定要在做事情之前,告诫自己坚持始终。如果怕坚持不下来,可请丈夫帮忙,让丈夫时时提醒自己,鼓励自己。

胎教的过程,也是孕妇自身性情磨炼,修养提高的过程。胎教是一门"命""性"双修的课程,"命"是指人的机体活动,"性"是指人的品性,即一个人的性格品质,道德修养。胎教提倡孕妇首先自身修身养性,然后才能对胎儿施以积极的影响。换句话说,胎教的过程,同时也是孕妇在不断克服自身缺点和不足的过程。

妻子如果是三分钟热度的人,丈夫就要在胎教过程中发挥重大的作用。首先,鼓励妻子适时地进行胎教,同时激发妻子进行胎教的热情。其次,丈夫要积极参与胎教,每天与妻子一道进行胎教,用自身的信心和持之以恒的精神带动妻子把胎教进行到底。最后,丈夫要帮助妻子克服掉一些不良的习惯和毛病。

🕐 忌焦急心理

随着妊娠天数一天天增加,尤其到了妊娠后期,孕妇开始盼望孩子早日降生。越往后,孕妇的这种心理越是强烈,临到预产期,有的孕妇会变得急不可待。是的,熬过了漫长的孕期,急于看孩子是什么样的,这种心理可以理解,但不可取。要知道,新生儿所具有的一切功能,产前的胎儿已完全具备。一条脐带,连接了母子两颗心,无论是在情感上,还是在品性上,母亲都会影响着胎儿心智的发育。母亲着急,心境不好,也会影响到胎儿在最后一段时间里生活不宁,这实在要不得。

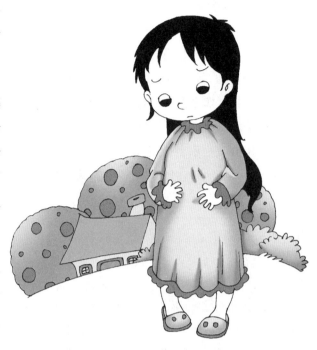

　　十月怀胎,一朝分娩。分娩是早晚的事,孩子到时候自会降临,所以,根本不必为最后的几天急切。孕妇要安心度过最后几日。要知道,孕期马上就要终止,孕妇所能享受的孕育生涯也只有几日之遥,要好好珍惜才对。

　　在孕期的最后一段日子里,教一教胎儿出生后该做的事,给胎儿讲一讲他所能看到的这个大千世界。然后告诉胎儿,父母会爱他,保护他,会给他以安全和保障,父母亲在热切地等待他的安全降生。给胎儿以信心,教胎儿愉快地降生,这同时也是在增强孕妇自身的分娩信心,增加分娩的愉快心理。

　　妻子着急分娩,丈夫又何尝不是。但丈夫还是要藏起自己的急迫心理,做好妻子的工作,陪妻子愉快地度过分娩前的时光。分娩前,妻子行动不便,对妻子要多方照料,体贴入微。每日与妻子共同完成胎教的内容,这已到了胎教的最后一课,也是很重要的一课,夫妻一定把胎教坚持到底。此外,丈夫还需要每日陪妻子活动、散步,这有利于宫缩,但不可让妻子太疲劳。

忌紧张心理

临产前,孕妇不仅容易焦急,还很紧张。人称分娩乃女性过生死大关,这种说法,对过去很合适,因为过去卫生条件差,医疗设备落后,造成分娩时的死亡率很高。现在不同了,如今产妇分娩,发生意外事故的极少,先进的医疗水平,完善的医疗设备,完全可以保证母子平安。所以,孕妇不必紧张,更不必担心,只是要到医院分娩,不要相信一些不科学的偏方,更不可迷信。对于那些有妊娠后期合并症的人,最好提早入院,医生会针对孕妇的情况,采取必要的医疗措施,以保证安全分娩。

>>准妈妈课堂

分娩前期,孕妇不可多思多虑,对于您的"高血压怎么办?""心率过速怎么办?"医生自会处理,对于您"能否顺利分娩?"的问题,更用不着去多虑,还没有发生的事,想它又有什么意义呢?况且您并不一定会难产啊,没必要让还没有发生的事,徒然地增添一些精神紧张。孕妇应该做的,倒是临产前吃好、睡好,养足精神,同时保持坦然的心理,平稳的情绪,冷静的头脑,以必胜的信心迎接生产的来临。

孕早期四忌

妇女怀孕的头三个月,称为妊娠早期,是胚胎组织分化、发育的重要时期,也是最容易受内外环境影响的时期。因此,为了避免胎儿的畸形,母亲在妊娠早期要做到四忌。

1. 忌滥用药

确定怀孕后,要尽可能少用药或不用药。患某些疾病必须用药时,也要在医生指导下应用。尤其是避免用激素、磺胺、四环素类药物,因为这些药会对胎儿造成损害,对于作用不甚明确的药物更要禁用,就连沿用多年的保胎针黄体酮也要慎用。临床研究表明,早期流产中有60%是由于胚胎发育不良引起的,而发育不良的胚胎迟早要夭折,没有必要一味保胎。过多地用孕激素保胎治疗,或是徒劳无功,或是胎儿有性器官发育畸形的危险。

2. 忌接触有害物质

有毒物质、放射性物质等都会影响胚胎发育,应避免接触它们,从事苯、避孕药、抗癌药、农药生产和放射性同位素、放射线等工作的女性应注意。此外,孕早期的女性应尽量避免放射线检查。

3. 忌感染

孕早期要特别注意预防病毒性感染,如风疹、流感等,因为病毒有致畸作用。另外,某些发热性传染病易使胎儿死亡。

4. 忌烟、酒

烟、酒对胎儿整个发育过程都不利,而对早期胚胎的危害更为严重。烟草的有害成分可使胚胎发育迟缓,引起畸形、流产。夫妻酒后性交受孕的胎儿,发育一般要慢于正常胎儿。孕妇饮酒过多,可使"胎儿醉酒",发生"胎儿酒精中毒综合征"。

忌孕妇睡眠不好

失眠或睡眠质量不好是孕妇的一大困扰,若用药物来治疗睡眠品质,是最危险的,而且并非完全有效,还会伤害到肚里的胎儿,所以孕妇们一定要小心。

那么要如何才能让孕妇有个好睡眠呢?我们在此提供一些方法,可以让孕妇睡得较安稳哦!

1. 一些有助睡眠的饮食

(1)热牛奶:睡前喝一杯温热的牛奶,是广为人知的入睡良方。经过专家研究,牛奶中所含的特别氨基酸会增加脑中化学物质 Serotonin 的浓度,让人眼皮产生沉重的感觉,另外也有些研究指出牛奶会产生 Somnambulant,也有催眠作用。

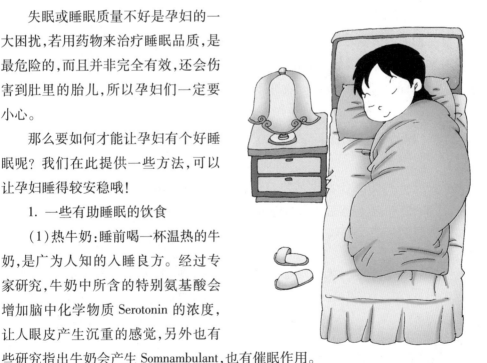

(2)面包:有些医学研究人员也建议,高糖分食物有助于睡眠品质,所以可以

准备些小面包、吐司。不过要注意的是,这比较不适合常有胃痛情况或消化不良及糖尿病的人。

(3)营养饼干:如果您是因为噩梦、头痛睡不着,或是每每睡醒就全身大汗,那通常是因为血糖过低,尤其孕妇肚子里还有另一个生命需要从您这里吸取养分。您可以在睡前适量补充一些食物,例如煮蛋、营养饼干、花生酱配吐司等,稍加维持您的血糖浓度。

2. 睡前一小时洗个温水澡

洗个温水澡可以暖和身体、促进血液循环、缓和肌肉紧张、松弛神经,又能消除疲劳,这都是诱发睡意的因素。但孕妇要记得不可以泡澡,水温不能过高(只比体温稍高一些即可),洗 15 ~ 20 分钟便会觉得通体舒畅。但需要注意的是,因为洗完澡后会有一段时间体温较高,将使人难以入睡,所以要在睡前一小时洗澡,才能让您有个好睡眠!

3. 改善卧室环境

减少视觉、听觉刺激,可以帮助睡眠,所以关掉卧室电灯(或用小夜灯)、睡前不看电视、加装遮阳隔音窗帘,都能制造出轻松的睡眠气氛,让您一觉到天亮。

4. 孕妇内衣"大"有学问

怀孕期间母亲体内荷尔蒙急剧变化,导致怀孕母亲体型明显改变。最显著的变化是胸部和腹部随着胎儿成长而增大。所以内衣的选择便要着重选择有弹性及承托力良好,而且质料柔软的内衣,以减轻脊骨、腹部及胸部的负担。

🌙 忌孕妇坐浴

即使肚子大大的,洗澡也是孕妇每天不可少的"功课"之一。专家建议孕妇,夏天洗澡有三注意,即水温不宜过高或过低、洗澡时间不宜过长、最好不要坐浴。

>> **温馨提示**

孕妇妊娠后期应绝对禁止坐浴,以防引起早产。在正常情况下,妇女阴道保持一定的酸度,以防止病菌的繁殖。如果孕妇坐浴,浴后的脏水有可能进入阴道,而阴道的防病力减弱,就容易引起宫颈炎、附件炎,甚至发生宫内或外阴感染而引起早产。更不要到公共浴池去洗澡。

妇产科医师称孕妇在怀孕早期也就是怀孕的前 3 个月里，孕妇洗澡时室温不宜过高，温度以皮肤不感到凉为宜。水温最好温热，和体温差不多或者比体温略高，一般来说水温应在 38℃以下。因为如果水温或室温过高，很可能因为缺氧导致胎儿发育不良。而在孕后期更不能洗很烫的热水澡，洗澡的时间也不宜太长，否则很容易出现缺氧、窒息的情况，还可能导致胎儿宫内缺氧，严重的甚至会胎死腹中。专家还提醒，有的女性为了皮肤保健在淋浴时会冷热水交替进行，这种方法对孕妇来说很容易影响子宫和胎儿，孕妇不宜采取这种淋浴方法。

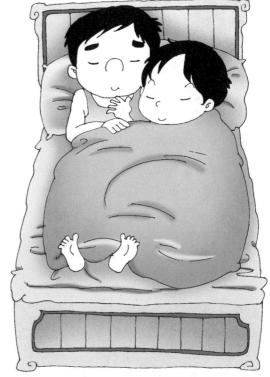

专家还提醒孕妇最好不要坐浴，避免热水浸没腹部，最好采取立位淋浴，如果感到累或不舒服时可以稍坐休息一下。专家指出，孕妇怀孕后内分泌变化比较大，阴道内具有灭菌作用的酸性分泌物减少，体内的自然防御机能降低，此时如果坐浴感染的机会增加，因为水中的细菌、病毒极易进入阴道、子宫，导致阴道炎、输卵管炎或引起尿路感染等。另外，坐浴还容易引起窒息，对胎儿也不好。

孕妇洗澡的时间也不宜过长。孕妇淋浴时容易出现头晕、眼花、乏力、胸闷等症状，这是由于浴室内空气逐渐减少、温度较高、氧气供应相对不足所致，加之热水的刺激会引起全身体表的毛细血管扩张，使孕妇脑部的供血不足。同时胎儿也会出现缺氧、胎心率加快，严重者还可使胎儿神经系统的发育受到不良影响。因此专家建议孕妇洗澡的时间最好控制在 10 ~ 20 分钟。

忌性生活频繁

妇女怀孕后,夫妻双方必须节制性生活。因为孕期性生活是导致流产、早产、早期破水和产褥感染的重要原因之一。

在妊娠期的不同阶段,性生活应遵循以下原则:

1. 禁止性生活期

从妊娠开始到妊娠3个月末,胎盘正处在发育阶段,特别是胎盘和母体宫壁的连接还不紧密,性生活可使子宫受到震动,很容易造成流产。

性交时因孕妇盆腔充血,子宫收缩,也会造成流产。因此,这3个月内应禁止性生活。

> 忌情绪不好进行性生活:夫妻间的性生活应该在双方高兴、精神愉快并有强烈的性欲要求的情况下进行。绝不宜只一方有性的欲望和性冲动,而另一方心情忧郁情况下进行性交。这样不仅得不到性生活的和谐,还会使情绪不好的一方对此反感,如此反复发生,便会导致女子的性冷淡或男子的阳痿。

2. 减少性生活期

妊娠4~9个月孕妇比较安定,可每周性交一次,但要注意性交时间不宜过长,并注意不要直接强烈刺激女性的性器官,动作要轻柔一些。

倘若这个阶段性生活过频,用力较大,或时间过长,就会压迫腹部,使胎膜早破,胎儿因得不到营养和氧气,就会很快死亡,导致流产。即使胎膜不破,未流产,也可能使子宫感染,重者可致胎儿死亡,轻者胎儿身体和智力发育也会受到影响。

3. 绝对禁止性生活期

妊娠晚期,特别是临产的1个月,即妊娠9个月后,胎儿开始向产道方向下降,孕妇子宫逐渐张开,倘若这个时期性交,羊水感染的可能性较大,有可能发生羊水外溢(即破水)。同时,孕晚期子宫比较敏感,受到外界直接刺激,有突发子宫加强收缩而诱发早产的可能。所以,在孕晚期必须绝对禁止性生活。

有习惯性流产和早产病史的妇女或高龄初产妇,或结婚多年才怀孕的妇女,为安全起见,整个妊娠期都应禁止性生活。

忌孕妇久坐不活动

妇女妊娠时,下肢和外阴部静脉曲张是常见的现象。静脉曲张往往随着妊娠月份的增加而逐渐加重,越是妊娠晚期,静脉曲张越厉害,经产妇比初产妇更为常见且严重。这是因为,妊娠时子宫和卵巢的血容量增加,以致下肢静脉回流受到影响;增大的子宫压迫盆腔内静脉,阻碍下肢静脉的血液回流,使静脉曲张更为严重。

静脉曲张是可以减轻和预防的。

孕妇在妊娠期要休息好。有些孕妇因工作或习惯经常久坐或久站,就易出现下肢静脉曲张,因此只要孕妇注意平时不要久坐或久站,也不要负重,就可避免下肢静脉曲张。

> **>> 准妈妈课堂**
>
> 孕妇可以多做呼吸练习,这可以帮助孕妇放松和保持安静,也有助于在分娩过程中配合宫缩,因此孕妇最好经常进行这种练习。
>
> 浅呼吸:孕妇最好坐在地板上,双腿在身前交叉,腰背挺直,用口呼气吸气。深呼吸:双腿在身前交叉,以舒适的姿势坐在地板上,腰背挺直,用鼻孔深吸气,缓慢呼出,重复练习。

有的孕妇已经出现下肢或外阴部静脉曲张,如自觉下肢酸痛或肿胀,容易疲倦,小腿隐痛,踝部和足背有水肿出现,行动不便时,更要注意休息,严重时需要卧床休息,用弹力绷带缠缚下肢,以防曲张的静脉结节破裂出血。

一般在分娩后静脉曲张会自行消退。

忌孕妇日光浴

怀孕时适当地晒晒太阳,有益于孕妇对钙的吸收。但不论是否怀孕,大多数专家都不建议将皮肤晒得黝黑。皮肤变成黑色是因为皮肤在强烈的日光照射下在进行自我保护,避免紫外线辐射带来的伤害。长期暴露于紫外线辐射不但会加剧皮肤的老化,还会增加患黑色素瘤(皮肤癌)的危险。

许多女性都发现,怀孕时皮肤变得更加敏感,更容易受到日晒的伤害,在这种情况下,要尽可能使用防晒霜并避免日晒。在怀孕时,体内刺激黑色素细胞的激素含量要比平时高,使色素更容易沉着。假如脸上已经出现黄褐斑,就表示你的皮肤已经对日晒有了强烈的反应,需要多加注意了。如果此时再进行日光浴,黄褐斑会更多。另外,长时间躺在太阳下,不但会令体温增高,还容易发生脱水,这两种情况都不利于孕妇和胎儿。不过大可不必因为你曾在阳光下享受了一个美好的下午而惊慌失措,只要体温没有过度升高即可。

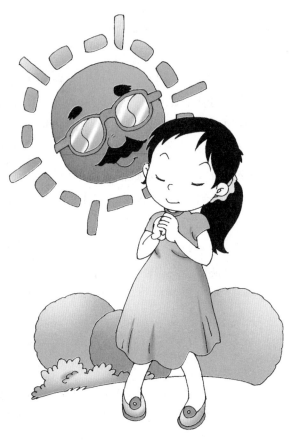

日光浴可使孕妇脸上的色素斑点加深或增多,出现妊娠蝴蝶斑或使之加重,还可能发生日光性皮炎(又称日晒伤或晒斑)。尤其是初夏季节,人们的皮肤尚无足量黑色素起保护作用时更易发生。此外,由于日光对血管的作用,还会加重孕妇的静脉曲张。

另外,有一些初步的研究认为:紫外线辐射与叶酸不足之间有着某种关联——强烈的日晒会破坏叶酸。在怀孕最初的几周里,叶酸有助于保护胎儿,避免神经中枢缺陷,如脊柱裂等。因此,建议在进一步的研究结果出来以前,准妈妈应该尽量避免长时间暴露在强烈的紫外线照射下。

🌙 忌与宠物接触

有的人爱好养小猫、小狗、小鸟等宠物,因为爱它们就不认为脏,总把它们抱在怀中,与之亲昵,脸挨脸甚至嘴对嘴地喂食,也不去理会它们是否带病菌或会传染疾病,殊不知这些宠物常可致病。有一种叫弓形虫的微生物原虫寄生在猫的体内,可通过猫的身体和排泄物传染给孕妇。在妊娠早期感染,可以通过胎盘感染胎儿。

如果感染发生在妊娠晚期,对胎儿大脑损害最为严重,能阻碍胎儿大脑的发育,结果造成脑积水或小头畸形。尤其是怀孕后开始饲养宠物,孕妇身体抵抗力低,最易受感染。为了优生,不能与心爱的宠物接触,也不要到饲养宠物的人家或动物园去。孕妇若要饲养宠物,最好找医生做些必要的检查,并听从医生的指导。

忌怀孕时物理因素伤害胎儿

根据人及动物对物理因素的致畸效应,目前已证实有致畸作用的物理因素包括放射线、超声波、噪声,以及高热、严重缺氧(高原)和损伤等。

放射线

孕妇如果接受射线治疗,特别是时间长、剂量大时,会使早期胚胎受到射线损伤。妊娠早期应避免接受大剂量 X 射线或同位素治疗。如果在怀孕 12 周内接受大剂量的放射治疗,有可能发生流产、死胎、小头、小眼、脑水肿等畸形;在怀孕 12 周后,胎儿的各器官虽已形成,但是仍在迅速发育之中,孕妇仍须禁止接受大剂量 X 射线放射治疗。如果孕妇胸部需要进行 X 射线检查,最好也要推迟到怀孕 6～7 个月时。同时,孕妇要避免接受长时间胃肠造影、钡灌肠等检查。

超声波

超声波诊断已被广泛地应用于妇产科,孕妇自受孕开始到分娩少则进行2～3 次,多则进行5～6 次超声波诊断。因此,超声波是否会导致胎儿畸形也越来越受到人们的普遍关注。目前,大量的调查研究结果显示,超声波对胎儿是安全的,尤其在妊娠晚期。但是,能否对孕妇进行超声波检查,在医学界尚有争议,建议孕妇减少超声波检查次数。

噪声

凡是干扰人们休息、学习和工作的声音以及使人厌烦的声音统称为噪声。噪声对孕妇有不同程度的不利影响,纺织厂女工在怀孕早期每天接触噪声将会加重早孕反应,还可能产生低体重甚至先天畸形胎儿。因此,孕妇自己在孕早期应采取自卫措施,少到或不到充满噪声的场所。

高热

高热的致畸作用是指妊娠时母体因各种原因导致体温升高所造成的胎儿先天缺陷。如孕期感染引起体温升高、中暑等。

忌接触有害化学物质

有害化学物质有甲基汞、多氯联苯（致油症儿）、铅（致流产、不孕、神经损害、神经发育障碍）、硒（致骨骼畸形）、甲基对硫磷（致死胎、畸形儿）、酒精（致胎儿酒精中毒症）、一氧化碳、香烟产生的烟雾（致低体重儿、流产、发育迟缓、智力差）等。

在生产油漆、橡胶、染料、农药的单位工作的妇女以及从事喷漆和喷洒农药的妇女，怀孕早期应避免接触苯、甲苯、二甲苯等挥发性有机溶剂。这类化学物质对早期胎儿有致畸的作用，尤其容易造成后代神经管缺陷、唇腭裂等先天出生缺陷。怀孕早期孕妇要避免待在刚装修过的房屋内，也是同样的原因。

此外，哺乳期的妇女也应避免接触这类化学物质，因为乳母在喂奶时体内的化学致畸因子也可能通过乳汁进入新生儿体内。

铅广泛存在于汽车尾气、土壤、水和一些生活用品（例如炊具、水壶、陶瓷用品、化妆品等）中，铅可影响胎儿大脑的正常发育，因为胎儿大脑对铅的敏感性比成年人要高得多。因此怀孕早期，孕妇应少到繁华人多的地方，要加强营养，补充铁、钙、维生素 C 和维生素 E 等多种营养素，这样对胎儿有一定的保护作用。

忌孕妇洗澡时水温太高

浸泡热水浴对怀孕 3 个月以内的妇女会带来危害，这种危害会直接影响胎儿的发育，严重的会造成畸形儿、低体重儿或低能儿。

近年经过实验证明，若在 43℃ 或超过 43℃ 的热水中浸泡 15 分钟以上，可使人体温达到或超过 38℃。这种高热环境可影响胚胎的发育。

> **>> 温馨提示**
>
> 孕期热水浴时间不宜过长。热水指温度为 40～45℃ 的水。孕妇在热水中浸泡会引发流产或胎儿畸形。孕期不宜用电热毯，因为电热毯产生的电场可危害胎儿，增加流产或畸形的发生率。

由于此类实验不能用于人,国内有关专家把怀孕第 8 天的小鼠的胸、腹部均浸泡在 43~43.5℃ 水浴箱中 9 分钟,隔 6 小时再重复一次。结果 15% 胎鼠发生中枢神经系统畸形,95.4% 发生骨骼畸形,死胎及吸收胎(即相当于人类流产)率也增加。这说明胚胎组织受到高温作用后容易受损而死亡,组织发育停止造成畸形。

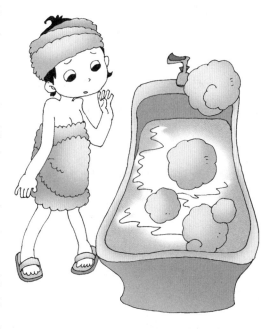

那么,为什么在同样热水浴的条件下,有的孕妇受害而生出一个畸形儿,有的孕妇则不受影响呢? 这是因为每个人对有害因子的敏感性不完全一样,有的人比较耐热,体温不容易上升;而有的人在外界温度还不是很高时,体温已随之很快上升。另外,即使耐热程度相同,虽然是同样的水温,但洗澡时间长短不一,怀孕时间也不尽相同,所以受害的程度当然会有差别。

有鉴于此,孕妇在早孕期,应避免洗热水澡,尤其不要洗盆浴,洗澡时间也不宜太长。

此外,应尽量避免剧烈运动或高温作业,避免感冒或其他感染性疾病发生。一旦发热,最好用物理方法降温,如用酒精、冰水擦身。非用药不可时,应在医生指导下,选用无致畸作用的药物。

忌孕妇打麻将

打麻将本是一种娱乐,但如果通宵达旦地打,那就会影响健康,特别是对孕妇危害更大。

(1)孕妇的情绪对胎儿发育有很大影响,打麻将时,孕妇往往处于大喜大悲、患得患失、惊恐担忧的不良心境,植物神经高度紧张,儿茶酚胺及皮质激素分泌增加。这会引起血管收缩,导致胎盘供应胎儿的血液不足而影响胎儿生长发育。

（2）打麻将时的环境大多烟雾弥漫、充满澡声，即使孕妇自己不吸烟，被动吸烟同样对孕妇及胎儿不利。

（3）打麻将时，长时间地坐着，压迫下肢静脉，会出现或加重下肢水肿甚至出现小腿抽筋。

（4）长时间无休止地打麻将，睡眠和营养不足，对母亲和胎儿都十分不利。一副麻将，大家你摸我抓，易传染疾病。由此可见，孕妇打麻将有百害而无一利，应坚决戒除。

忌丈夫不关心怀孕的妻子

妻子怀孕时，丈夫应在身心两方面对妻子表示关心。这时的妻子最需要丈夫的支持、理解、帮助和关心。因此丈夫应做好以下几方面的工作：

（1）合理安排好妻子的生活。丈夫要关心体贴怀孕的妻子，拿出更多的时间陪伴妻子，同时丈夫要注意自己的情绪，不能对妻子冷淡、发脾气，更不能大吵大闹，甚至殴打妻子。

（2）关心妻子身体上的不适感觉。妻子怀孕时可能产生妊娠反应、腰酸背痛等不适感觉。丈夫应多询问，多关心，而不能嫌妻子事多，更不能不管不问，甚至冷嘲热讽。

从妊娠中期开始，丈夫就要帮助妻子做好胎儿发育和变化

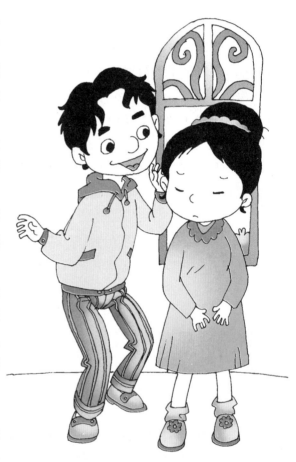

的监测工作,如有异常情况,好及时帮助妻子处理。

(3)调节好妻子的情绪。丈夫可与妻子适当地开开玩笑,讲一些幽默风趣的话使妻子的感情更加丰富。特别是有些妇女怀孕期间会产生低落、压抑、恐惧等情绪,丈夫如能做些开导工作,关心、支持妻子,会缓解妻子的压抑情绪。

(4)激发妻子的爱子之心。丈夫多与妻子谈谈胎儿的情况,描绘胎儿在宫内的情景,激发妻子的想象力,增进母子的感情。夫妻可同时学习一些有关妊娠、育儿的知识,既增加了夫妻感情,对胎儿及新生儿的成长也是有益的。

(5)与胎儿对话。胎儿在宫内时对低音特别敏感,做丈夫的如能经常抚摸妻子的腹部并与胎儿对话,如表示关心、讲个故事等,可使父亲与胎儿建立深厚的感情。

总之,妊娠是夫妻双方共同的责任,丈夫不能认为妻子怀孕了,他就已经尽了做丈夫的责任,而正相反,他是刚开始负起做丈夫的责任。

 ## 忌孕妇不及时解除疲劳

作为孕妇,你是否感觉到自己一直想要睡觉。在怀孕的第 1~3 个月,疲劳永远甩不掉。

你应当这样做:

(1)如果你摄取的热量或基本营养不足,你的饮食可能是致使你疲劳的原因。在怀孕的第 1~3 个月,保健医生应检查你血液中铁的含量,有时缺铁性贫血可导致疲劳,这在怀孕期间是常见的,起因于人体对矿物质需求量的增加。孕前和孕期摄取足量的铁可防止贫血。

(2)适当地运动。尽管你可能感到你没有精力做运动,但以后你会很高兴去做了。如果你看见生的食物或者闻到烹调的味道会反胃,那就利用丈夫做饭的时间去散步或购物。

 ## 忌孕妇去拥挤的场所

在人多嘈杂、热闹拥挤的公共场所,存在许多对孕妇及胎儿不利的因素。因此,孕妇应尽量减少去公共场所的机会和次数。公共场所中不利于母婴的因素有下面几类。

空气混浊，氧气含量低

许多公共场所，如电影院、戏院、车站、码头等人多拥挤，空气混浊，抽烟者多，烟雾缭绕，二氧化碳多而氧气少。长时间处于这种环境中，孕妇就会缺氧，导致胎儿宫内缺氧。另外，孕妇吸入的混浊空气中、烟气中的一氧化碳及其他有害成分（如尼古丁）可造成孕妇和胎儿被动吸烟，影响胎儿正常发育。因此，不到万不得已，尽可能不去这类公共场所。

易染上疾病

孕妇的抵抗力差，而在这类公共场所中各种致病微生物的密度远远高于其他地区，尤其在传染病流行期间，孕妇很容易染上病毒或细菌性疾病（据对公共场所空气中有害病菌的检测发现，其有害病菌量是非公共场所空气中病菌量的10～100倍）。这些病毒和细菌对于成人来说可能影响不大，但对抵抗力相对较弱的孕妇，则可能发生疾病，而对处于生长发育过程中生命力较弱的胎儿来说，可能是危险的。

噪声对胎儿的不良影响

许多公共场所有高音喇叭，各种车辆的轰鸣声和人的嘈杂声，这些噪声对胎儿是很不利的。噪声会使孕妇的神经系统受到强烈的刺激，并破坏心脏及血管系统的正常功能，使人体中去甲肾上腺素的分泌增多，从而使孕妇子宫平滑肌收缩，造成胎儿血液循环受阻，胎盘供血不足，引起胎儿发育不良，同时这也是造成流产或早产的原因之一。有人还特别指出，孕妇最好不要到飞机场去，因为飞机起飞和降落时的噪声对胎儿有明显的损害。

易造成损伤和意外

公共场所人多、杂乱,秩序往往不好,容易发生拥挤、骚乱、冲撞等。孕妇因行动不便,遇到突发事件时不能及时有效地保护自己或迅速脱离现场,常常被绊倒、摔倒或被冲撞,轻者孕妇受点轻伤、精神高度紧张,影响胎儿,重则不仅孕妇本人受损害,而且胎儿可能发生流产、早产,甚至死亡。因此,有身孕的妇女,切不可凑热闹,去人多嘈杂的公共场所。

> **>> 专家建议**
>
> 人多拥挤的场合容易发生意外,如在广场看节目,就有可能挤倒人,孕妇由于身体不便,最容易出现问题。人多拥挤的地方空气污浊,会给孕妇带来胸闷、憋气的感觉,胎儿的供氧也会受到影响。

忌孕妇乘车不适当

孕妇应该在日常生活中多多照顾自己,不要逞强。在远距离外出时,必须选择适当的交通工具,并了解乘坐车、船、飞机知识,以免发生意外。

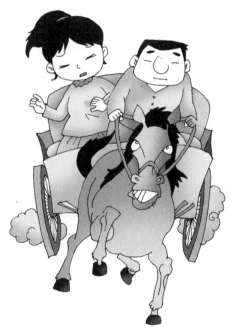

(1)马车。孕妇应尽量不坐马车。因为马车无舒适座位,车板也硬,且容易颠簸。马车容易发生惊车,一旦跑起来,在不平的路上颠簸,对孕妇十分危险。如果发生翻车事故,后果更不堪设想。

(2)自行车。现在自行车较普遍,且自行车比较轻便,一般不易出问题,但有时也会摔跤,必须十分小心。在孕初3个月和临产前3个月最好不骑自行车。其他月份如果骑自行车,一定要骑女车不骑男车,并注意不要到人多的路上去骑,以免发生意外。

(3)汽车。乘坐汽车时,为了避免疲劳和发生腰疼,可用一个垫子垫在腰部,并要在行进 200 ~ 300 千米的路程之后，下车走动 5 ~ 10 分钟，活动一下僵硬的双腿和腰。乘汽车时一定要防止急刹车时腹部撞到汽车的某些部位，一定要系好安全带。

（4）拖拉机。拖拉机颠簸剧烈、噪声大，对胎儿十分不利，孕妇不宜坐。

（5）火车。乘火车对孕妇比较安全，缺点是易使人感到疲倦和背疼，所以最好选择卧铺，宜于休息。

（6）飞机。对于长途旅行，乘飞机是最好的选择，因为它行进快，是耗费体力最少的交通工具。但是，从妊娠 7 个月开始，就不宜再乘飞机了，因为飞机的超声波振动有引发早产的危险。

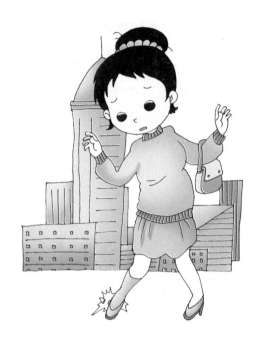

（7）轮船。乘船旅行意味着远途旅行，除要防晕船外，还要注意与船上的医生联系好，如遇到紧急情况，可及时采取措施。

忌孕妇穿高跟鞋

大多女性喜欢穿高跟鞋，因为高跟鞋能增加身高，弥补个子矮的缺点，就是身体不矮的人，穿上高跟鞋也会显得身体更苗条。同时，穿高跟鞋还可以使人挺胸收腹，显得精神。此外，高度适宜的高跟鞋（2 ~ 3 厘米为宜），鞋底的造型也正好符合正常人的足弓，这样可使脚掌受力均匀，无论是站立，还是行走都不会感到很累。有平底足的人穿高跟鞋还有矫形作用。

但是妇女怀孕后，身体情况有了变化，肚子

>> 孕事早知道

孕妇最好穿软底布鞋、运动鞋，这些鞋有良好的柔韧性和易弯曲性，还有一定的弹性，可随脚的形状进行变化，所以穿着舒适，行走轻巧，可减轻孕妇的身体负担，并可防止摔倒等不安全的因素发生。

一天天增大,体重增加,身体的重心前移,站立或行走时腰背部肌肉和双脚的负担加重,如果穿高跟鞋,就会使身体支立不稳,由于身体加重,脚的负担加重,走路或站立,都会使脚感到吃力。因此,孕妇不宜再穿高跟鞋。另外,因孕妇的下肢静脉回流常常受到一定影响,站立过久或行走较远时,双脚常有不同程度的浮肿,此时穿高跟鞋由于鞋底、鞋帮较硬,不利于下肢血液循环。

 ## 忌孕后期不注意维持自己的职业形象

女性在怀孕期间工作会受到一定程度的影响,在怀孕后期会出现怀孕疲劳、心不在焉、做白日梦等情况,这时你也许期待自己能够精力充沛地工作。如果同事问及你的情况并给你提供帮助,你可以与那些已经有了孩子的女同事交流一下自己的感受,大家可能会给你最好的鼓励和帮助。

怀孕时你的体态虽说变化很明显,但毕竟这是你自己的事,如果你想继续做一个职业女性,不要太多地去抱怨或与同事谈论你的怀孕。在你个人的工作区,你可以尽情感受怀孕的感觉,做白日梦、触摸你隆起的腹部等,但在公共场合,特别是会议期间应避免做这些事情。

另外,怀孕后期更应该注意自己的着装,穿上一身得体的孕妇装会把你的形象衬托得更利落。这时还应注意皮肤的变化,由于孕期体内激素水平的变化,怀孕后会出现妊娠斑,这时要注意多吃富含维生素 C 的食物,多准备一些苹果、草莓等水果,随时补充。现在还要保证充足的睡眠,以确保皮肤得到充分的休息。

你应该树立这样的新观念,在怀孕期,心理与身体健康是怀孕的基础。因此,虽然怀孕是一件艰苦的事情,但更是一个创造幸福美丽的过程,希望每一个准妈妈都心情愉快地度过这个时期。

 ## 孕期请保"重"

怀孕期间体重增加量达到多少为好? 首先需要确认怀孕之前你的体型。体质指数(Body Mass Index,BMI),是目前国际最常用来度量标准体型的指数,它利用身高和体重之间的比例去衡量一个人是否过瘦或过胖。

BMI 指数 = 体重(千克)/身高^2(米)

输入你的身高、体重后进行计算可以算出孕前你的 BMI 值。BMI<18 者属于偏瘦型,18<BMI<24 为标准型,BMI>24 以上属于过重体型,BMI>27 即属于肥胖型。

妊娠期体重增长范围:

孕前 BMI<18 者:体重增加范围 12.5 ~ 18 千克;

孕前 18<BMI<24 者:体重增加范围 11.5 ~ 16 千克;

孕前 BMI>24 者:体重增加范围 7 ~ 11.5 千克。

总体来说,孕期体重平均增长应该在 12.5 千克左右。第 7 个月是体重增加最快的时期。妊娠前半期体重增加占增加占总量的 1/3;后半期增加总量的 2/3。即孕 1 ~ 12 周,增加 2 ~ 3 千克;孕 13 ~ 28 周增加 4 ~ 5 千克;孕 29 ~ 40 周增加 5 ~ 5.5 千克。

1. 妊娠期体重增加失常要警惕

妊娠前 3 个月中体重增加不够,那么要看你是否患有失眠和厌食,如果其他一切正常,那么就不必为体重增加不足而担心。可以在一天中多吃几餐,尤其要多食健康食品,如多吃荞麦,多喝牛奶、新鲜果汁等。

整个孕期增重少于 9 千克,出生低体重儿的发生率将增加 50%,新生儿的死亡率也相对增加。

2. 孕妇体重增加过多

孕妇体重增加过多会造成许多危险的并发症,如慢性高血压、先兆子痫、妊娠糖尿病、肾盂肾炎、血栓症、过期妊娠及胎儿过大和难产等。当然剖腹产的比率也会相对增高,而手术及麻醉的困难度、麻醉后的并发症及手术后伤口的复原等都是问题,尤其是高血压、糖尿病在生产前后所引起的心脏衰竭,更可威胁到产妇及胎儿的生命。

>> 准妈妈课堂

体重增长偏高者应注意适当锻炼身体,晚饭适当减少,并减少主食,增加蔬菜和水果的摄入量,因为瓜果中能量少,含有多种维生素。瓜果中的纤维素还能缓解或消除便秘现象,这对于减少体内吸收热量很有利。那种怀孕后猛吃好东西的做法不可取。因主食热量大,容易使人发胖。同时应注意产前检查,看是否怀上了双胞胎。

🕐 忌孕妇卧室内噪声

妊娠期间不可忽视家电等噪声的危害。医学研究表明:某些声波对于成年人无损伤,但对胎儿稚嫩的生命却有重大的伤害,甚至可以导致畸形。所以,妊娠期

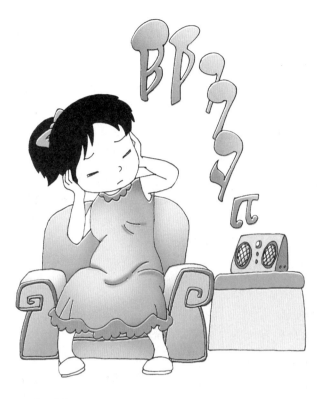

间应格外注意孕妇卧室内环境的宁静，避免一切不良刺激。

据测定：电视机、收录机所产生的噪声可达60～80分贝，洗衣机为42～70分贝，电冰箱为34～50分贝，高声说话为60分贝。按照卫生标准规定：住宅区的噪声白天不能超过50分贝，夜间应低于45分贝。如果超过此规定，轻者可以引起头晕、头痛、失眠、多梦、记忆力减退，重者可导致耳聋、眼痛、色觉和视野异常及视力下降。同时，恶性噪声被视为是致死性"瘟疫"，更是严重损害胎儿致畸的祸因。

值得强调的是，电冰箱不能放在孕妇的卧室内，因为除噪声之外，电冰箱工作时放出的电磁辐射会损害人体的白细胞，降低免疫功能。其制冷剂氟里昂是一种化学污染源，属于致畸物质。所以，家庭里应严格控制各种家电的音量及开机时间，不要在家中大声喧哗或用钉锤敲打。

忌孕妇居室摆放花草

孕妇和婴儿的卧室里不宜摆放花草。因为有些花草会引起孕妇和胎儿的不良反应，如万年青、五彩球、洋绣球、仙人掌、报春花等易引起接触过敏，如果孕妇和婴儿的皮肤接触它们，或将其汁液弄到皮肤上，就会发生急性皮肤过敏反应，出现疼痒、皮肤黏膜水肿等症状。还有一些具有浓郁香气的花草，如茉莉、水仙、木兰、丁香等，会引起孕妇嗅觉不灵，食欲不振，甚至出现头痛、恶心、呕吐等症状。

孕妇和婴儿的卧室最好不要摆放花草，尤其是芳香馥郁的盆花。

忌厕所卫生环境差

厕所是日常生活之必需，是孕妇家庭卫生的度量尺。同时，它又是家庭文明程度的一个窗口。

广大农村常用的是敞开式的厕所，这种厕所是一个严重的环境污染源。据测定：粪便在缸中发酵，可以产生大量的甲烷、二氧化碳、硫化氢、氨气等有毒物质。甲烷在空气中浓度达到30%时会使人窒息。二氧化碳在空气中浓度达 0.05% 时使人感到不适，达到 0.2% 时使人头晕、耳鸣、血压升高等。

为了美化生活，保证健康，使孕妇有一个良好的环境，无论是敞开式厕所或抽水马桶式厕所，均应保持清洁卫生，经常换气，消除异味，争取做到卫生舒适。有条件的家庭，可

>> 准妈妈课堂

　　妇女平时大多喜欢穿三角内裤，因为其舒适而贴身，还可显示女性的体型美。但是怀孕后，孕妇腹部逐渐变大，再继续穿三角内裤就不合适了。为避免腹部着凉，最好选用能把腹部全部遮住的孕妇专用短裤。此外，妇女妊娠期容易出汗，阴道分泌物增多，穿三角紧内裤不利透气和吸湿，容易发生妇科炎症，所以最好换成肥大的短裤。孕妇内裤的裤腰和裤腿不要用松紧带勒紧，最好用布带子宽松地系上裤腰，并根据腹部的变化随时调整松紧。

在厕所内的四壁用瓷砖铺砌；加置绿化点缀，放置一些羊齿类植物。因为羊齿类植物喜欢湿气，是理想的装饰花草。天花板上挂吊常春藤、抽叶藤或者吊篮等植物。墙角放一盒清凉油，这样，厕所会显得更加清洁与宁静。

忌凭借药物抑制孕吐

怀孕初期，大部分的孕妇都会有明显的早孕反应，时间长短随着个人体质而不同。即使是同一孕妇，也会因为不同的怀孕次数而表现出不同的症状。目前市面上尚无发售有效抑制孕吐的药剂。孕妇不宜擅自利用药物抑制孕吐。

产生孕吐状况的时候，就是最易流产的时刻，也是胎儿器官形成的重要时期，在此期间的胎儿若是受到 X 射线的照射、某种药物的刺激，或是受到病原体的感染，都会产生畸形。

抑制孕吐的镇吐剂或镇静剂中，尤以抗组胺最具药效，因此经常用来治疗孕吐，但是服用此种药剂会使胎儿畸形。

孕妇如果服用镇静剂、安眠药等，都会严重地危害胎儿发育，这就是不宜凭借药物来抑制孕吐的原因。

在此时期，孕妇应保持身心平衡，注意饮食，多吃些清淡和有助于缓解呕吐的食物，必要时可接受医师的指导。倘若一日孕吐数次，身体显得相当虚弱，就应住院进行治疗，每天可接受多量的葡萄糖、盐水、氨基酸液等点滴注射，以迅速减轻症状，保持良好平静的心态，一般 1～2 周即可出院。

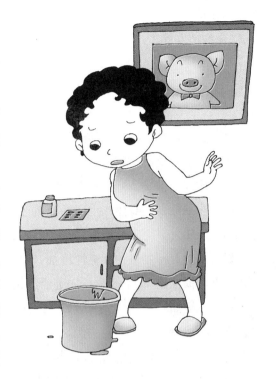

忌孕妇过度肥胖

有些妇女怀孕后食欲特别好，消化能力特别好，而现在生活水平又较高，所以是三天一只鸡，两天一只鸭，体重猛增，那么孕妇是不是越胖越好呢？

妇女怀孕后体重增加是自然现象。孕期体重增加一般无规律，但常与怀孕前体重有关，一个体重100千克的肥胖妇女比体重50千克的妇女妊娠期体重增加要多得多。一般来说，妇女妊娠过程中，体重增加10～12千克，妊娠晚期体重增加较妊娠早期明显。如果孕妇体重过度增加，容易诱发糖尿病、高血压以及高脂血症，同时营养过度、脂肪堆积，胎儿往往也长得过大，容易造成难产。如果产妇体重过高，将不利于产后体形恢复。

还有另外一种情况，若在妊娠晚期体重急剧增加，则可能不是由于脂肪堆积，而是出现妊娠水肿。如果水肿同时伴有血压升高，则可能存在严重的病理情况——妊娠高血压综合征，应高度警惕，及时诊断和治疗。如果表面无明显水肿，但每周体重增加超过 0.5 千克以上，则很可能是出现了隐性水肿，必须及早进行诊疗，以免病情发展。

 ## 忌孕妇拔牙

大量临床资料表明，在妊娠最初的 2 个月内拔牙可能引起流产；妊娠 8 个月以后拔牙可能引起早产；只有 3～7 个月时拔牙，才相对安全一些。因此，妊娠期除非遇到必须拔牙的情况，一般不宜拔牙。

妇女在妊娠期间身体产生了一系列生理变化，个别牙或全口牙的牙龈容易充血、水肿，牙龈乳头会明显增生，牙齿容易出现状况。

妊娠期对各种刺激的敏感性增加，即使轻微的不良刺激也有可能导致流产或早产。有习惯性流产、早产的孕妇更要严禁拔牙。

对于妊娠期间必须拔牙的孕妇，拔牙时间要选择在妊娠 3 个月以后，7 个月以前，并要在拔牙前做好充分的准备工作。要保证患者有足够的睡眠，避免精神紧张。在拔牙前一天和拔牙当天可在肌内注射黄体酮 10 毫克，拔牙麻醉剂中不可加入肾上腺素；麻醉要完全，以防止因疼痛而反射性引起子宫收缩导致流产。

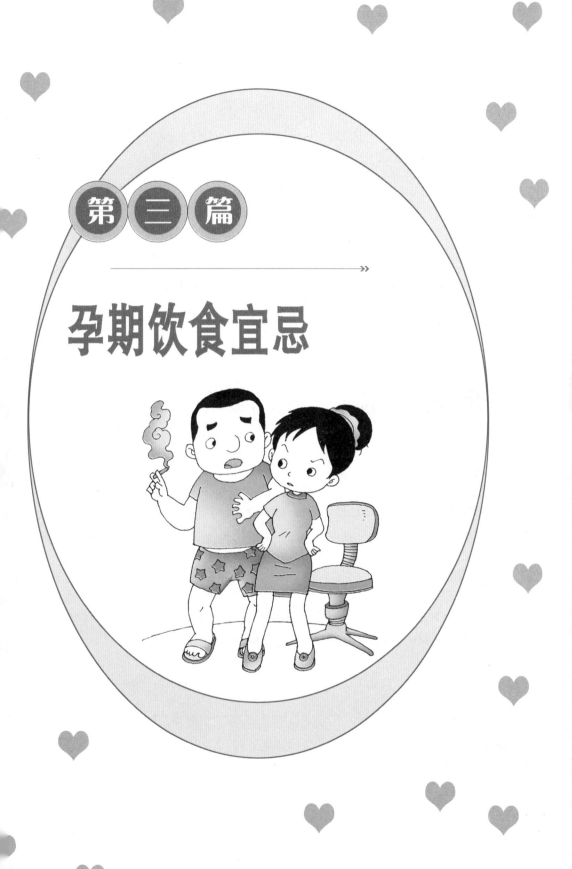

第三篇

孕期饮食宜忌

第一章

孕期饮食宜知

很多女性在做准妈妈时都会注重饮食,要吃得营养,吃得精当。但你是否知道,很多营养品并不是人们一直认为的那样健康,食用不当,它们也许会成为健康的大敌呢!如果你想做一位健康的准妈妈,饮食一定要当心。

宜妊娠早期饮食清淡

第 1 个月

孕妇往往不知道自己已经怀孕,一般不会注意孕期饮食问题。

其实,此时应该开始进食含氨基酸较多的优质蛋白质,还要多吃新鲜的水果。

第 2 个月

孕妇开始有早孕反应,性情烦躁、食欲较差,此时应多吃开胃健脾、愉悦心情的食品,如苹果、枇杷、石榴、米汤、赤豆、鸭蛋、鲈鱼、白菜、冬瓜、红枣等。

第 3 个月

孕妇仍可能有早孕反应,情绪还会有波动,易发生便秘。膳食大致与第 1 个月相似,但必须增加含纤维素较多的新鲜蔬菜。

宜初孕合理营养

一个肉眼看不见的受精卵经过 280 天的生长发育，到出生时体重达 3~4 千克重，这种巨大变化的物质基础就是营养。因此，合理的营养是优生优孕的保证。

妇女怀孕以后，身负双重任务，不仅要满足自身的营养需求，还要提供胎儿生长发育所必需的营养物质。因此，确保孕期的营养对于母体的健康、胎儿的发育以及胎儿出生后的先天体质起着决定性作用。

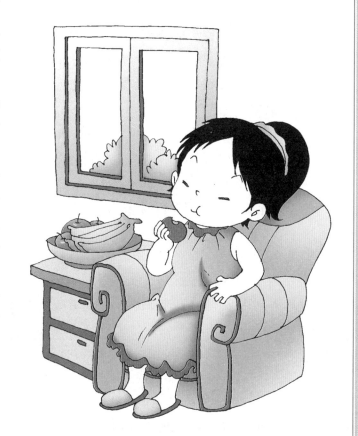

孕妇的营养需求

怀孕期间，孕妇生理代谢增强，热量消耗增高，而且为了维护子宫、胎盘、乳腺组织的变化还需要更多的蛋白质，所以摄取足够的蛋白质是孕妇营养的保证。同时，妊娠期间，孕妇生理负担加重，局部抵抗力降低，往往容易发生呼吸道感染等疾病，所以尤其需要加强能增进上皮组织健康、增强抵抗感染能力的营养素，如维生素 A、维生素 C 等。

此外，孕妇在怀孕期间胃酸分泌减少，胃肠蠕动降低，经常会出现胃肠胀气及便秘的现象，故孕妇对维生素 B 的摄取量也应适当增加。总之，孕妇只有摄取充足的营养,才能保证孕妇本身的健康,为孕育一个健康聪明的宝宝提供优良的物质基础。

胎儿的营养需求

胎儿在母体内生长发育,需要摄取来自母体的营养。研究表明,母体摄取的营养丰富、合理,胎儿在子宫内生长发育就良好,出生后身体健康,智力聪慧;母体营养缺乏、不合理,胎儿在子宫内就发育迟缓,或呈胎龄小样儿或严重缺乏营养的胎儿,甚至导致早产或死胎。

有人曾经做过统计,第二次世界大战期间,凡是在食物严重缺乏的战时怀孕的妇女,其所生的小儿发育缺陷明显高于战前。日本在第二次世界大战后注意了孕妇营养问题,其后出生的新生儿的平均体重及身高有了大幅度的增长。这些都说明了孕妇营养对下一代的健康有着直接的影响。

那么,孕妇的营养缺乏对胎儿最大的不良影响是什么呢?

研究证明,人类脑细胞发育最旺盛、生长最迅速的时期是怀孕18周到妊娠最后3个月,并且一直维持到出生后一年左右达到高潮,这个时期是受营养影响的最关键时期,这种影响往往是不可逆的,即终身性的。

所以,孕妇营养缺乏对胎儿产生的最大不良影响就表现在对胎儿的中枢神经即大脑发育的不利影响上。

我们知道,胎儿脑细胞的平均增长速度最高时每分钟可达几十万个,如果母体不能提供足够的营养,胎儿脑细胞的增殖数就会比正常水平低,出生后的孩子会表现为头围较小、智力发育迟缓、脑功能异常。

> **>> 准妈妈课堂**
>
> 大量医学研究表明,摄入过多的糖分会削弱人体的免疫力,使孕妇机体抗病力降低,易受病菌、病毒感染,不利优生。据报道,妊娠后期及出生时营养不良的胎儿和新生儿,30%在学龄期有神经、智力方面的问题。因战争、灾荒等原因造成母亲在怀孕期间营养不良,从而导致胎儿宫内发育迟缓、大脑重量及脑细胞数量减少、智力低下的例子证明,孕期营养不良是造成儿童智力低下的重要原因之一。

反之,如果胎儿在母体内得到充分的营养保证,大脑发育良好,孩子出生后不仅聪明、健康、反应灵敏,而且视力、听力都很好,注意力容易集中。

当然,认识了怀孕期营养的重要性还不够,我们还要正确认识摄取合理、丰富营养的具体含义。摄取合理、丰富的营养,并不是说想吃什么就吃什么,也不是说吃得越多越好,而是孕妇一方面要加强营养,另一方面要改善自己不良的饮食习惯,做到不挑食、不偏食,保持营养均衡。

合理而科学的饮食,不仅可促进孕妇的健康,而且有助于胎儿的身心发育,减少低体重儿的出生。

宜准妈妈每日吃早餐

有的孕妇有不吃早餐的不良习惯,这对身体是非常不利的。

人们通常上午工作劳动强度较大,所以在工作前应摄入充足营养,才能保证身体需要。孕妇除日常工作外,更多一项任务,就是要供给胎儿营养。如果孕妇不吃早餐,不仅饿了自己,也饿了胎儿,不利自身的健康和胎儿的发育。

为了克服早晨不想吃饭的习惯,孕妇可以稍早点起床,早饭前活动一段时间,比如散步、做操和参加家务劳动等,激活器官活动功能,促进食欲,加速前一天晚上剩余热量的消耗,以产生饥饿感,促使吃早饭欲望。

> **>> 专家建议**
>
> 早晨起床后,可以饮一杯温开水,通过温开水的刺激和冲洗作用,激活器官功能,使肠胃功能活跃起来。体内血液被水稀释后,可增加血液的流动性,进而活跃各器官功能。
>
> 养成早晨起来大便一次的习惯,排出肠内废物,也有利于进食早餐。

宜知孕前应补充哪些营养

有的妇女就是因为产前蛋白质摄入不足,体质较弱,分娩后身体还一直虚弱,甚至有多种并发症发生。

我们提倡孕妇在怀孕前要适当补充营养素,那么重点应补充哪些营养素呢?

1. 蛋白质

蛋白质是构成人的内脏与肌肉以及健脑的基本营养素。如果孕妇在孕前摄入蛋白质不足,就不容易怀孕,或者怀孕后由于蛋白质供给不足,胚胎不但发育迟缓,而且容易流产，或者发育不良，造成先天性疾病及畸形。此外，产后母体也不容易恢复。有的妇女就是因为产前蛋白质摄入不足，体质较弱，分娩后身体还一直虚弱，甚至有多种并发症发生。

含蛋白质丰富的食物有牛肉、猪肉、鸡肉、兔肉、肝类、鱼、蛋、牛奶、乳酪和植物性的豆腐、黄豆粉及豆类其他制品。

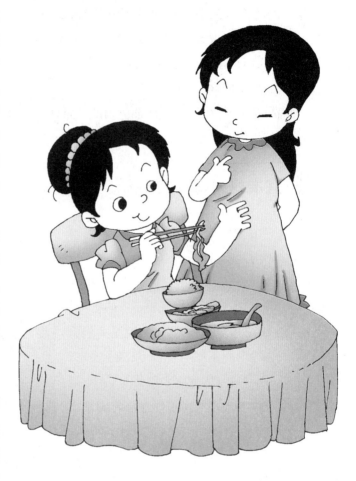

2. 钙

钙是形成骨骼与牙齿的主要成分。它是胎儿发育过程中不可缺少，而且需求量较大的一种主要成分。钙还可以加强母体血液的凝固性，可以安定精神，防止疲劳，对将来哺乳也有利。所以，怀孕后的女性必须摄取比平常多两倍的钙质。虽然孕初期对钙的需求并不十分重要，但这只是短暂的时间，稍后钙的需要量就会显著增加。这些钙质，在孕前就应有所贮存。钙在人体内贮存时间长，这就给孕前大量补钙创造了有利条件。孕妇在补钙的同时要补充维生素 D，以利于钙的吸收。

含钙多的食物有鱼类、牛奶、乳酪、海藻类及绿叶蔬菜等。

3. 铁

铁是血红蛋白的主要成分。人体如果缺铁，就会产生贫血，容易倦怠。妇女在怀孕中期之后，容易发生贫血，这是因为胎儿迅速成长，每天需要吸收约 5 毫克的铁质，因而使母体血液中的铁质减少的缘故。孕妇贫血，不但不利胎儿的生长，而且分娩时会出现低热或迟缓出血等合并症状,出血量也会增加,这会使产后母体恢复较慢,甚至可能造成致命的伤害,这是很危险的。为了防止妇女怀孕中期发生贫血,除了在孕期补充铁质外,在孕前就应开始多摄入铁质。铁在人体内可储存 4 个月之久,在孕前 3 个月补铁是很合适的。

含铁丰富的食物有牛肉、猪肉、鸡蛋、大豆、海藻类、黄绿色蔬菜、枣等。

4. 维生素

维生素是人体生长最基本的要素。如果妇女缺乏维生素,其受孕率要较常人低得多。此外,如果缺少维生素,即使其他营养素进到体内,也无法充分发挥作用,比如人体对钙的吸收,就少不了维生素 D 的参与。因此,妇女在受孕前,一定要注意补充各类维生素。补充的时间以孕前 2～3 个月为宜。

(1)维生素 A:

可保护皮肤和黏膜的健康,增强对细菌的抵抗力。当妇女维生素 A 缺乏时,就难以受孕,即使怀孕也容易流产和造成胎儿骨骼发育不好、抵抗力弱等现象,尤其是对胎儿腿发育不利。从鱼肝油、奶油、乳酪、黄油、牛奶、肝脏中可以获得维生素 A。富含胡萝卜素的黄绿色蔬菜食用后,胡萝卜素可在人体内转变为维生素 A。

(2)维生素 B_1:

孕妇如果缺乏维生素 B_1 就会发生脚部浮肿、便秘、食欲不振、心室肥大、神经炎等疾病,可能造成早产或死胎,也容易生出先天性

> **>> 温馨提示**
>
> 有研究显示,当国孕期和孕早期碘摄入量低于25g,新生儿可出现以智力低下、聋哑、性发育滞后、运动技能障碍、语言能力下降以及其他生长发育障碍为特征的克汀病等。专家建议,由于孕前和孕早期对碘的需要相对较多,除摄入碘盐外,还建议至少每周摄入一次富含碘的海产食品,如海带、紫菜、鱼、虾等。

体质衰弱的婴儿;还会引起产妇分娩时间拖长,子宫收缩无力等症状。食物中的肝类、豆类、瘦肉、牛奶、黄绿色蔬菜都含有大量的维生素 B_1。

(3)维生素 B_2:

人若缺乏维生素 B_2,通常会引起口腔炎、角膜炎、皮肤病等症状和胎儿发育不全等。含维生素 B_2 高的食物有谷类、肝类、酵母、蛋、肉类、牛奶、黄绿色蔬菜等。

(4)维生素 C:

维生素 C 的功能在于维持内分泌的平稳,加强血液凝固及增强对细菌的抵抗

力。孕妇如果缺乏维生素 C,可能有流产、早产的危险,还会有贫血、分娩大量出血、胎儿发育不良等异常现象发生。橘子、草莓等水果类及黄绿色蔬菜、淡色蔬菜中含有大量维生素 C。

(5)叶酸:

叶酸又叫维生素 M,有抗贫血性能,还有利于提高胎儿的智力。科学家发现它在改善先天愚型患儿智力方面有特殊的医疗功效。所以,为了孕妇的健康以及孩子的成长和聪敏,妇女在孕前孕后都要注意叶酸的补充。叶酸含量较高的良品有动物肝、多叶绿色蔬菜、豆类、谷物、花生等。

5. 锌

多吃点"金属"元素有利于妇女受孕。这里所说的"金属",主要是指日常食物中所含营养矿物质。人体所需的营养矿物质很多,这里主要讲与受孕关系密切的锌。

锌对人体的生理作用是相当重要的。首先,锌是人体内一系列生物化学反应所必需的多种酶的重要组成部分,对人体的新陈代谢活动有重大影响。缺锌会导致味觉及食欲减退,减少营养物质的摄入,影响生长发育。锌还具有影响垂体促进性腺激素分泌、促进性腺发育和维持性腺正常功能的作用。因此,妇女缺锌可导致没有月经,造成女性不孕和乳房不发育。孕妇缺锌可使胎儿生长发育迟缓,身体矮小。男性缺锌可使精子减少或无精子,出现男性不育。

含锌比较高的食物有豆类、小米、萝卜、大白菜、牡蛎、羊排、母鸡、鲟鱼等。

宜吃排毒食物再怀孕

身体排毒最有效的方式是控制你每天摄取的食物与化学物质,这是减少体内负担最简单关键的方法。

人体每天都会通过呼吸、饮食及皮肤接触等方式从外界吸收"毒物",天长日久它们在机体内蓄积,就会对健康造成危害。对于孕妇来说,这种危害更为明显。例如吸烟,无论是主动还是被动吸烟,都会影响女性的正常孕育。

据科学家报告,妊娠期间母亲饮酒生下来的婴儿容易出现器官功能障碍,即胎儿性酒精综合征。有害物质还包括放射性物质、重金属盐、亚硝胺等。因此,年轻的夫妻至少应在计划怀孕前半年戒烟戒酒、远离各种烟尘及有害物质。

实践证明，日常生活中的某些食物有帮助人体排出体内毒素的作用。

动物血：猪、鸭、鸡、鹅等动物血液中的血红蛋白被胃液分解后，可与侵入人体的烟尘和重金属发生反应，提高淋巴细胞的吞噬功能，还有补血作用。

鲜蔬果汁：它们所含的生物活性物质能阻断亚硝胺对机体的危害，还能改变血液的酸碱度，有利于防病排毒。

海藻类：海带、紫菜等所含的胶质能促使体内的放射性物质随大便排出体外，故可减少放射性疾病的发生。

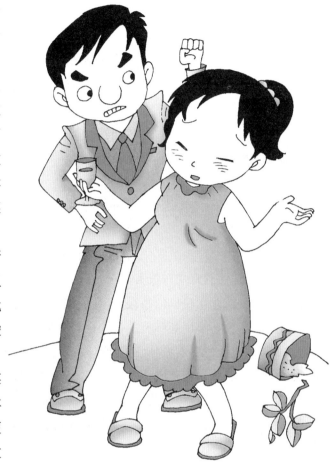

韭菜：韭菜富含挥发油、纤维素等成分，粗纤维可助吸烟饮酒者排出毒物。

豆芽：豆芽含多种维生素，能清除体内致畸物质，促进性激素生成。

身体排毒最有效的方式是控制你每天摄取的食物与化学物质，这是减少体内负担最简单关键的方法。然而排毒有点像你已很费力刷洗的摩天大厦外窗一样，总是过不了几天，玻璃上又累积了一层厚厚的脏污，人体的排毒机制其实也永远赶不上废物累积的速度。所以重要的是，你必须在饮食排毒前先要三戒。

1. 戒掉咖啡因

专家指出，有毒食物具有一个征兆，当你开始学习拒绝它的时候，会有一小段的时间感到痛苦难熬，咖啡因就是典型的头痛杀手。

想在短时间完全戒掉嗜咖啡的习惯,或逐渐减少摄取分量,可以依照自己的饮用习惯而定。

2. 与烈酒说拜拜

若你因社交不得不喝酒,又不想受到酒精的荼毒,专家建议你不喝烈酒,可以用红酒代替,因为红酒是对健康最有益处的酒类,它丰富的抗氧化物质能够预防心脏血管疾病。

如果夫妻双方已决定要个小宝宝的话,那么你们就需要一起做一些孕前健康检查,以确定孕前两个人的健康都处于良好状态。

3. 和甜食分手吧

多数人先天对甜食有着无法抗拒的兴奋和喜爱,因为吃甜食会刺激神经末梢,让我们感到兴奋,功用几乎与吗啡相当,但你得为这种欢愉的感觉付出代价。甜食中只有极少的抗氧化剂,而抗氧化剂可以协助移除体内在氧化过程中制造的产物,这些物质不但与心血管疾病有极大关联,也是导致癌症与其他疾病的关键。而且,甜食常拥有高脂肪、高卡路里的特质,容易引起体重增加,并提高罹患糖尿病和心血管疾病的风险,糖容易引起龋齿的说法也得到证实。拒绝甜食的第一步是注意那些隐藏在各种食物之中的糖分,因为糖分在营养标示中常以不同化身出现,像是果糖、蔗糖、葡萄糖、玉米糖精或是麦芽糖等。若平时对甜食有依赖和渴望,营养学家建议每餐喝一杯略带苦味的茶。当对甜食的渴望蹦出来,改用几片水果来解馋,苹果、梨子等水果的皮都具有大量的纤维质,能延缓体内碳水化合物分解成糖分的速度。

 ## 宜知孕中期营养原则

一些营养学专家发现,酸奶中含有一种"牛奶因子",有降低人体中血清胆固醇的作用。酸奶中的乳酸钙极易被人体吸收。有人做过实验,每天饮720克酸奶,一周后能使血清胆固醇明显下降。

孕中期的营养原则是:较高的热量、蛋白质,适当增加脂肪、碳水化合物的摄入量,增加肉类、鱼虾类、蛋类及豆制品食物的供给,多吃蔬菜和水果。

(1)较高的热量:较高的热量是通过多吃主食获得,孕中后期每天应当摄入400~500克的主食。适当增加脂肪的摄入量,可通过增加肉类食物实现。

（2）蛋白质：蛋白质的获得主要通过增加肉、鱼虾、蛋、豆制品的摄入来实现。

（3）增加牛奶的摄入量：孕中后期为保证钙及维生素的摄入量，每天应饮用500毫升以上的牛奶或奶制品。不能耐受牛奶者，可改用酸奶。为了补钙，还必须经常吃些虾皮，有人认为多吃肉类可以补钙，这是错误的，肉类食品中所含钙质微乎其微。

（4）多吃蔬菜、水果：补充维生素、纤维素、无机盐及矿物质。

宜知必备的营养成分

由于怀孕中期胎儿生长发育迅速，对各种营养物质的需求会增大，因此这个时期的准妈妈需要补充丰富的营养，如蛋白质、维生素、碳水化合物、矿物质等。

（1）热能：每天主食摄入量应达到或高于8两，并且精细粮与粗杂粮搭配食用，热能增加的量可视准妈妈体重的增长情况、劳动强度进行调整。

（2）优质蛋白质：每天比孕早期多摄入蛋白质。动物蛋白质占全部蛋白质的一半以上。

（3）脂肪：准妈妈应适当增加植物油的量，也可适当选食花生、核桃、芝麻等含人体必需脂肪酸较高的食物。

（4）维生素：主食要有米、面并搭配杂粮，保证准妈妈摄入足够的维生素。部分准妈妈缺乏维生素D，应注意多吃海水鱼、动物肝脏及蛋黄等富含维生素D的食物。

（5）无机盐和微量元素：孕中期准妈妈应多吃含钙丰富的食物，比如奶类及奶制品、豆制品、鱼、虾等食物。每日应摄入钙不少于1000毫克；摄入足量的锌和铁也是同样重要的，建议准妈妈每日锌摄入量为20毫克、铁摄入量为25毫克。

宜知妊娠中期要吃好

第4个月

此时胎儿的发育较快，需补充优质蛋白质、钙、锌及植物脂肪，应多食海蜇、大豆、牛奶等。还应吃些含维生素E（有防止流产、减轻腿抽筋和手足僵硬、降低患缺

血性心脏病概率的作用)的
食物,以预防流产。

第5个月

胎儿生长迅速,孕妇阴
道分泌物增多,膀胱有压迫
症状。应继续大量补充优
质蛋白质、钙、锌等,且要添
加一些预防感染的食品,如
冬瓜、赤豆等。

第6个月

胎儿发育仍很迅速,母
体循环量增加,易发生生理
性贫血,易疲劳。要特别注
意补充优质蛋白质和铁,同
时不要忘记补充锌和钙。
还必须略加限制食盐的摄
入量。

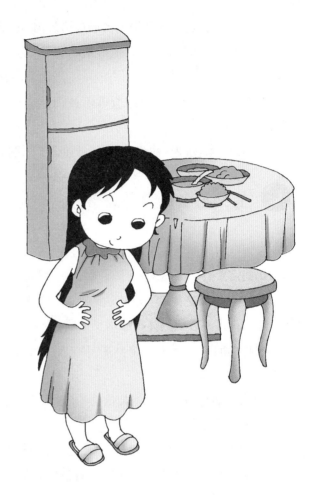

第7个月

胎儿发育仍较快,皮肤与生殖器发育处于重要阶段。孕妇体内钙的水平较低,
有可能出现抽筋,因此在保证全面营养的同时,还要补充钙和维生素 E。应多食大
豆、牛奶、猪排骨汤、胡萝卜、玉米等。

宜知孕中期营养不良害处多

孕中期营养不良会导致下列问题:(1)胎儿和新生儿死亡率高:据世界卫生组织统计,新生儿及产妇死亡率较高的地区,母子营养不良比较普遍。营养不良的胎儿和新生儿的生命力较差,不能经受外界环境中各种不利因素的冲击。此外,某些先天性畸形也与母子营养缺乏有关。

(2)新生儿体重下降和早产儿增多:调查表明,新生儿的体重与母亲的营养状况有密切关系。据国外对 216 名孕妇的营养状况调查,其中营养状况良好者,出生婴儿的平均体重为 3866 克,营养状况极差者,出生婴儿的平均体重为 2643 克。

(3)贫血:营养不良会导致孕妇贫血,孕妇贫血具有一定的危害性,往往会造成早产,并使新生儿死亡率增高。孕妇贫血会使婴儿肝脏缺少铁储备,婴儿易患贫血。

(4)对婴儿智力发育的影响:人类脑细胞发育最旺盛的时期为妊娠最后 3 个月至出生后 1 年内,在此期间,最易受营养不良的影响。孕妇妊娠期营养不良会使胎儿脑细胞的生长发育延缓,DNA 合成过度缓慢,也就影响了脑细胞增殖和髓鞘的形成,所以母体营养状况可能直接影响下一代脑组织成熟过程和智力的发展。

>> 孕事早知道

孕妇贫血不仅对胎儿的健康有影响,而且孕妇贫血若发生在怀孕期,贫血孕妈妈也比健康妈妈患妊娠中毒症的风险高。

宜知应避免的食品

孕妇妊娠 5 个月后,胎儿的脑开始逐渐形成,孕妇应该在这阶段多吃些健脑食品,以利胎儿脑组织发育。当宝宝出生后,大脑的发育非常迅速,长到 7 ~ 8 岁时,脑重量已达到成人的 90% 左右,为使宝宝大脑得到良好发育,妈妈从宝宝一出生,就应该从饮食中充分注意摄入对脑发育有促进作用的食品,提高宝宝大脑功能。

在健脑的同时营养学家们特别指出,妈妈还应注意有些食品避免让宝宝摄入过多,不然会对大脑有损。

1. 肉类

人体呈微碱性状态是最适宜的,若偏食肉类,则使体内趋向酸性,致使大脑迟钝、不灵活。许多宝宝很爱吃肉,膳食中肉食的比例很高,长久下去则会影响宝宝智力发展。

2. 精绵白糖和精白砂糖

精白砂糖等能够直接进入血液中,使血液不能畅通。过多食入精绵砂糖等渍制的食物,同样会产生这种不良后果。精白砂糖进入脑细胞,可带进水分,使脑细胞呈"泥泞"状态,不仅有损大脑,还可导致脑溢血、脑血栓。若是宝宝长期大量食用精白砂糖,对大脑细胞的发育是不利的。

3. 精白米和精白面

米和面在精制过程中,会使有益于大脑中的成分丧失了很多,剩下的基本就是碳水化合物了。碳水化合物在体内只能起到"燃料"作用,而大脑需要的是多种营养。所以久吃精白米和精白面不益于宝宝的大脑发育。

4. 黄油

> **>> 准妈妈课堂**
>
> 黄油的主要成分是脂肪,其含量在 90% 左右,剩下的主要是水分、胆固醇,基本不含蛋白质。有研究称:适量食用天然黄油可改善因食用不饱和脂肪酸或人造黄油而导致的贫血症状。

黄油又名奶油,其实就是脂肪块,脂肪容易滞留在血管壁上,妨碍血液流动。脑中有为数众多的毛细血管,通过这些毛细血管向脑细胞输送营养成分,若是脂肪使毛细血管不畅通,则会引起大脑缺乏营养物质,导致大脑正常发育受阻。

宜喝牛奶

牛奶又名牛乳,中国医学认为牛奶性味甘平,具有"养血脉,滋润五脏""壮阳、滋阴、优生"之功效。

现代医学证实牛奶含有多种对优生有益的功能因子,其中牛奶中所含的L-肉碱,是精子成熟的一种能量物质,具有提高精子数量与活力的功能,有利于维持男性生殖健康。

牛奶中所含的维生素 K、维生素 A,不仅有利于性激素的合成和分泌,保证精子正常的浓度和活力,而且维生素 A 是胎儿发育和儿童生长的要素之一,有助于妊

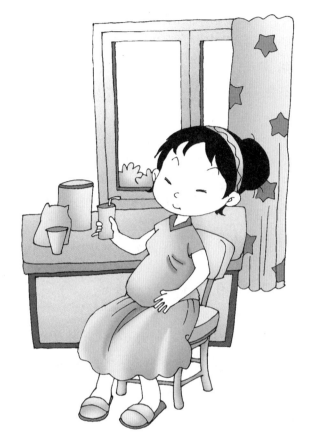

娠良好、胎盘免受损害、早期发育正常。牛奶中所含的维生素 B_2 能帮助妊娠期妇女有效补充维生素 B_2，避免胎儿骨骼畸形。

牛奶中所含的维生素 E，能增强卵巢的功能，防止习惯性流产。牛奶中所含的叶酸，能预防胎儿神经管发育畸形和脑脊柱裂，避免神经管畸形儿、无脑畸形儿和脑脊柱裂畸形儿出生。

牛奶中所含的锌、硒等微量元素有利于维护性腺健康，促进性器官和第二性征发育健全，使男性精子数量正常、女性月经正常，有利于所怀胎儿发育健全，不致畸，生长正常。

不仅如此，牛奶含有丰富的蛋白质、脂肪、乳糖、维生素及钙、铁、钠等矿物质，被认为是迄今为止所发现的一种比较理想的营养均衡食品，坚持饮奶是全面补充妇女营养的重要途径之一。越来越多的年轻夫妻开始关注如何科学地生育一个健康宝宝，并深知在孕斯和哺乳期，母亲是宝宝最重要的营养来源，合理补充营养是优孕优生的一项很重要的内容。

母亲的营养状况直接影响胎儿的健康，营养不良或缺乏不仅影响到孕妇的身体安全，而且与胎儿器官分化、生长发育关系密切，严重时甚至会影响胎儿脑细胞的发育，对胎儿智力发育不利。这就要求母亲孕前要提高自身营养储备，孕期及哺乳期要加强营养摄入，合理地补充各种营养，目前最理想的也是最经济的途径就是饮用牛奶。

当然，目前市场上出现针对孕期妇女特殊需要添加相关物质的牛奶及奶制品的问世，无疑是社会重视优生优育，妇女生活质量得到提高的一个标志。此外，牛奶还有预防高血压的功能。尽管高血压是中老年人的一种常见疾病。但研究表明，这种疾病可以从胎儿在母亲肚子里的时候开始预防，孕妇如果在她怀孕的最后3个月内，坚持每天喝一定量的牛奶，就能降低孩子的血压，如果儿童期血压超过正常标准，成年后往往会发展成为高血压，而让他们每天喝一杯牛奶，就可以使收缩压降低。因此，人们把牛奶称为高血压的天敌。

一些发达国家十分重视并保证妇女儿童对牛奶的摄取。在日本，从妇女怀孕开始，当地的政府部门便开始给予免费的牛奶，由专人负责发放，每天两瓶发到家里，一直到孩子两岁。各个地方政府部门的规定稍有不同，有些地方发放的时期还要长一些。

>> 孕事早知道

牛奶受冻后会发生絮凝现象，继而很可能转为沉淀。更严重时会产生分层现象，影响牛奶的组织状态，并且口感稀薄，失去牛奶的自然香气，所以牛奶最好不要冷冻后饮用。

在加拿大，人们甚至把政府按月支付给有资格申请人的免税福利金，用以帮助供养18岁以下儿童成长的"儿童福利金"，俗称"牛奶金"。这些国家普遍重视并努力保证儿童对牛奶的需要，而且养成了良好的牛奶消费习惯。牛奶对人类健康、对妇女儿童的作用和贡献还是非常巨大的。

宜多摄入蛋白质

蛋白质是构造人的内脏、肌肉以及脑部的基本营养素，与胎儿的发育关系极大，孕妇万万不可缺乏蛋白质。

如果孕妇蛋白质摄入不足，不但会导致胎儿发育迟缓，而且容易引起流产或者发育不良，造成先天性疾病和畸形，同时产后母体也不容易恢复。有的妇女就是因为孕期蛋白质不足，分娩后身体一直虚弱，还引起多种并发症，给身体带来极大的损害，对喂养婴儿也不利。实验结果表明，如果孕妇孕期缺乏蛋白质，新生儿体重、身长、肝脏和肾脏重量就会降低，有的肾小球发育不良，结缔组织增多，肾功能出现不良。需要提醒的是，孕期高蛋白饮食，则可影响孕妇的食欲，增加胃肠道的负担，并影响其他营养物质摄入，使饮食营养失去平衡。研究证实，过多地摄入蛋白质，人体内可产生大量的硫化氢、组织胺等有害物质，容易引起腹胀、食欲减退、头晕、疲倦等现象。

富含蛋白质的食物有牛肉、猪肉、鸡肉、鲤鱼、肝类、蛋、牛奶、乳酪等,豆腐、黄豆、百叶、花生、绿豆、赤小豆、紫菜等植物性食物含蛋白质也较丰富,如果孕妇能把以上的动物、植物食品结合食用,将是极好的蛋白质补充方法。

 ## 宜知对胎儿脑发育有利的谷豆类食物

由于脑所需要的营养素主要含在植物中,这里介绍几种有利胎儿大脑发育的谷豆类食物。

1. 谷类

谷类健脑食物主要有大米、小米、糯米和黄米。

这四种谷类米仁构造基本相同,都是由谷皮、糊粉层、胚乳和谷胚四部分组成。四种谷类中的营养成分和健脑作用有各自的优势:

大米每 100 克含蛋白质 7.8 克,脂肪 1.3 克,碳水化合物 76.6 克,钙 9 毫克,磷 203 毫克,铁 2.4 毫克,维生素 B_1 0.19 毫克,维生素 B_2 0.06 毫克,烟酸 1.6 毫克。蛋白质的营养价值比较高。但是大米不能向人体提供人体必需的 8 种氨基酸,所以以大米为主食的人,必须配以其他食物食用为宜。

小米含蛋白质、脂肪、铁的量都比大米高。每 100 克含蛋白质 9.7 克,脂肪 3.5 克,碳水化合物 72.8 克,钙 29 毫克,磷 240 毫克,铁 4.7 毫克,胡萝卜素 0.19 毫克,维生素 B_1 0.57 毫克,维生素 B_2 0.12 毫克,烟酸 1.6 毫克。小米吸收率高,蛋白质吸收率达 83.4%,脂肪为 90.8%,糖为 99.4%。人体必需的 8 种氨基酸也不全,应与其他食物配合食用。

糯米又称江米。其蛋白质、脂肪含量与大米差不多,但其对人体的作用比大米强。

黄米其营养成分与小米接近,脂肪和蛋白质含量高于小米。

> **>> 温馨提示**
>
> 谷皮主要由纤维素、半纤维素组成,也含有一定的蛋白质、脂肪和维生素。在糊粉层中纤维素含量较多,蛋白质、脂肪和维生素含量也较高,如果经过细加工,大部分会被扔掉;如粗加工,保存则较多。胚乳是整个谷粒的主体部分,绝大部分是淀粉。谷胚由胚芽、胚轴、胚根和子叶等部分组成,其 B 族维生素和维生素 E、蛋白质、脂肪、矿物质的含量都比较丰富。

2. 麦类

以麦为名的有大麦、小麦、荞麦、燕麦、莜麦等。

用大麦芽与糯米面熬炼加工成的麦芽糖,富有营养,为滋补佳品。由于它是自然糖分,属于自然食品,食用后不会像白糖那样损害智力,因而有益于智力。

荞麦面中的赖氨酸、色氨酸含量较多,荞麦面所含脂肪中的油酸、软脂酸、亚麻酸都是不饱和脂肪酸,有益于身体,更有益于健脑益智。

莜麦又称青稞,含不饱和脂肪酸较多,有益智健脑作用。

燕麦的蛋白质和脂肪含量都相当高。主要是其所含蛋白质与其他各类不同,全蛋白、中球蛋白占80%,有软化血管降低血脂的作用,对健脑有益。

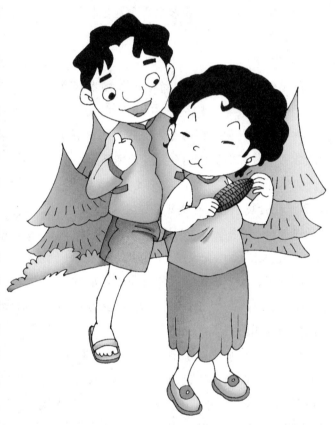

小麦营养丰富。但由于加工不同,有标准粉、富强粉之分,其营养成分略有区别。标准粉比富强粉营养损失少,营养价值更高些。一般每100克标准小麦粉含蛋白质9.4克,脂肪1.9克,碳水化合物72.9克;钙43毫克,磷330毫克,铁5.9毫克,维生素B_1 0.1毫克,烟酸4毫克。含有较多的健脑营养成分。

3. 玉米

玉米含蛋白质、脂肪、糖类、维生素和矿物质都比较丰富。每100克含蛋白质8.5克,脂肪4.3克,糖72.2克,维生素B_1 0.34毫克,维生素B_2 0.1毫克,烟酸2.3

毫。玉米所含脂肪为精米、精面的 4 ~ 5 倍,而且含不饱和脂肪酸。有一种甜玉米,蛋白质的氨基酸组成以天冬氨酸、谷氨酸含量较高,脂肪中的脂肪酸主要是亚油酸、油酸等聚不饱和脂肪酸,对智力发育更为有益。

4. 豆类

豆类主要指大豆、毛豆和豆制品。

大豆每 100 克含蛋白质 40 克,不仅含量高,而且是适合人体智力活动需要的植物蛋白。因此,从蛋白质角度看,大豆是高级健脑食品。大豆含谷氨酸的量非常多,每 100 克可含 6.61 克;每 100 克含脂肪 20 克。在这些脂肪中,油酸、亚油酸、亚麻酸等优质聚不饱和脂肪酸又占 80% 以上。这就更加说明,大豆是高级健脑食品。此外,每 100 克大豆还含钙 240 毫克,铁 9.4 毫克,磷 570 毫克,维生素 B_1 0.85毫克,维生素 B_2 0.3 毫克,烟酸 2.2 毫克。这些营养成分都是进行智力活动所必需的。

与黄豆相近的还有黑豆,其健脑作用比黄豆还明显。

毛豆是灌浆后尚未成熟的大豆。带豆荚的毛豆含有较多的维生素 C,每 100克可达 30 毫克,煮熟仍含有 27 毫克,是较好的健脑食品。

豆制品中,首先值得提倡的是发酵大豆,经发酵,整个大豆变成黑色,此时称豆豉,其含维生素 B_2 非常丰富,每 100 克大豆含 0.3 毫克,发酵后每 100 克发酵大豆则含 0.56 毫克,含量提高将近 1 倍。维生素 B_2 在谷氨酸代谢中起着非常重要的作用,而谷氨酸是人脑中的重要物质,可提高人的记忆力。

>> 准妈妈课堂

　　因此说,豆豉是很重要的健脑物质。豆腐也是大豆制成的,每 100 克豆腐中含蛋白质 35.3 克,脂肪 19 克,钙 120 毫克,维生素 B_1、维生素 B_2 含量也很高。因此,豆腐也是非常好的健脑食品。与豆腐相近的像冻豆腐、豆腐干、豆腐丝、卤豆腐干等都有益健脑,可交替食用。豆浆和豆乳(豆腐脑),它们所含的亚油酸、亚麻酸、油酸等聚不饱和脂肪酸量都相当多,是很好的健脑食品。孕妇应经常喝豆浆,并与牛奶交替食用。

5. 薯类

主要是指红薯,也叫白薯、甘薯、红苕、山芋、地瓜等。其每 100 克含水 67.1克,蛋白质 1.8 克,脂肪 0.2 克,碳水化合物 29.5 克,钙 18 毫克,磷 20 毫克,铁 0.4

毫克,胡萝卜素1.31毫克,维生素 B_1 0.12毫克,维生素 B_2 0.04毫克,烟酸0.5毫克,维生素C 30毫克。其所含糖类主要是麦芽糖和葡萄糖,性质温和,易于吸收。

芝麻又称胡麻,是非常好的健脑食品。其每100克含脂肪61.7克,蛋白质21.9克,钙564毫克,磷368毫克,铁50毫克。

芝麻油又称香油、麻油,约有80%是聚不饱和脂肪酸,对人脑很有好处。

芝麻酱每100克含蛋白质20克,脂肪52.9克,碳水化合物15克,钙870毫克,磷530毫克,铁58毫克,还含有胡萝卜素、维生素 B_1 、维生素 B_2 、烟酸等,有益健脑。

🕐 宜知对胎儿脑发育有利的果品

在植物食物中,果品中有些食品是健脑佳品,孕妇多吃这类食物,对胎儿的脑发育十分有益。

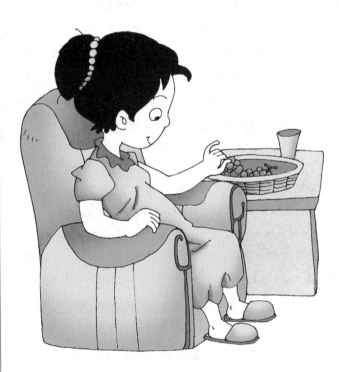

1. 鲜枣和干枣

鲜枣维生素C的含量非常多,每100克可食部分含量可达540毫克,酸枣中含量最高,为830～1170毫克。枣中的维生素C在人体中利用率高达86.3%。

干枣中每100克含蛋白质3.3克,脂肪0.4克,碳水化合物3克,此外还含有相当多的有机酸、胡萝卜素、B族维生素、维生素C。

2. 花生米

每100克花生米含

蛋白质26.5克,脂肪45克,碳水化合物20克,还含有钙、磷、铁等。花生中所含蛋白质大部分是球蛋白,脂肪中脂肪酸的组成是油酸、亚油酸、花生酸。这些营养成分对人脑都有很好的保健作用。

3. 柿子和柿饼

鲜柿子中每100克含水约76.5克,蛋白质0.4克,胡萝卜素0.85毫克,维生素C 43毫克,钙147毫克,磷19毫克,铁0.8毫克,维生素B_1 0.02毫克,维生素B_2 0.01毫克,烟酸0.1毫克。柿子是有利于健脑的食品。柿饼是鲜柿子晾干而成,其营养含量比鲜柿子高。

4. 葡萄和葡萄干

鲜葡萄每100克含水84~92克,蛋白质0.3~0.9克,脂肪0.1~0.8克,碳水化合物8.5~13.4克,胡萝卜素0.01~0.41毫克,维生素B_1 0.01~0.18毫克,维生素B_2 0.01~0.03毫克,烟酸0.1~0.8毫克,此外还含有维生素C、钙、磷、铁等成分。葡萄所含营养成分有益脑作用,还可抗血栓形成,预防脑血管和心血管疾病。

葡萄干是葡萄晾干制成,其含糖、铁量较高。

5. 柑橘

柑橘品种很多。以金橘为例,每100克含水81.1克,含蛋白质1克,含脂肪0.1~0.4克,碳水化合物7.3~16.8克,胡萝卜素0.1~0.64毫克,维生素B_1 0.4毫克,维生素B_2 0.4毫克,维生素C 16~56毫克,维生素E 0.36~0.52毫克,钙60毫克,磷15毫克,铁1.05毫克。柑橘以富含B族维生素和维生素C为多,是健脑益智食品。

6. 核桃、栗子

核桃仁100克含蛋白质15.4克,脂肪63克,此外还含有钙、磷、铁及多种维生素。在脂肪酸的组成中,不饱和脂肪酸、亚油酸分别占63%及16%,维生素B_6的含量也相当高。

栗子每100克含蛋白质5.3克,脂肪1.7克,碳水化合物65~70克,胡萝卜素0.3~0.4毫克,维生素B_1 0.6毫克,维生素B_2 0.15毫克,烟酸0.5~2.2毫克,维生素C 34毫克,维生素E 2.04~23.85毫克,钙25毫克,磷93毫克,铁1.5毫克,其脂肪中大

>> 温馨提示

核桃、栗子属于自然食品。日本研究自然疗法及健脑食物,把核桃、栗子、花生仁三种食物称为健脑食品的"三杰"。

部分是聚不饱和脂肪酸,可有效补充脑需要。蛋白质中氨基酸的组成如天冬氨酸、谷氨酸的含量很高,这些都是健脑成分。

7. 其他果类食物。

葵花子、南瓜子、西瓜子、松子、榛子、榧子、银杏、莲子、菱角也都是健脑食品。

宜知胎儿发育需要哪些营养

孕妇妊娠过程及胎儿的发育均需要有脂肪储备。在胎儿脑及神经系统发育过程中,需要适量必需脂肪酸构成其固体成分。

胎儿生长发育所需要的养料,都是从孕妇身体内汲取的。孕妇每天吃的食物,不仅要维持她自己身体的需要,而且还要用一部分养料来供给胎儿的生长,以及积累起来为将来哺乳做准备。

根据妇女在怀孕和哺乳期间需要从每日的食物里取得营养的多少,营养工作者规定了几种主要营养素的每日供给量。因为在怀孕期间的后 5 个月里,胎儿生长得比较快,所以孕妇每日需要的各种营养素都比怀孕之前要多。

那么,胎儿在生长发育过程中需要哪些营养呢?

1. 蛋白质

蛋白质是构成机体各组织和细胞的物质基础。胎儿各组织细胞增殖需要有充足的热能和蛋白质,否则,将会引起胎儿细胞分化停止,而使某些器官细胞数目减少。5 个月的胎儿对蛋白质的需要量就明显增加;胎儿在 6 个月时,其体重为母体的 1%,而蛋白质含量则为母体的 3%;足月胎儿体重为母体体重的 8% ~ 9%,约含蛋白质 437 克,是胎儿

> **>> 温馨提示**
>
> 孕妇不能饮用蜂王浆和人参蜂王浆等口服液,因为蜂王浆中的激素物质会刺激子宫。引起宫缩,干扰胎儿在宫内的生长发育,使胎儿过大,不利于分娩而难产。还会使胎儿体内激素增加,产后假性早熟。所以,孕妇不宜饮用蜂王浆和人参蜂王浆等口服液。

自身体重的 15%,占孕妇整个妊娠期蛋白质储存量的 45% 左右。由此可见,蛋白质是胎儿发育所必需的、极为重要的营养素。

2. 脂类

孕妇妊娠过程及胎儿的发育,均需要有脂肪贮备。在胎儿脑及神经系统发育

过程中,需要适量必需脂肪酸构成其固体成分。妊娠期间如缺乏脂类,将推迟胎儿脑细胞的分裂与增殖,还会影响脂溶性维生素的吸收。但由于孕妇的血脂已较未妊娠时增高,如供给脂肪量过多,将使非生理性体重增加,故脂肪总量不宜增补过多。

3. 钙、磷和维生素 D

这是胎儿牙齿和骨骼生长所必需的。如果供给不足,婴儿不仅出牙时间推迟,体质虚弱容易得病,而且患佝偻病的可能性较大。

4. 铁

铁质要充足,胎儿利用铁制造自身的血液和肌肉组织,同时还要在肝脏中适量地储备,以供出生后 6 个月内消耗。孕期母亲有 300 毫克铁就能满足胎儿和胎盘的需要,如果母体储备不足,就会影响新生儿储铁量,使婴儿较早出现缺铁性贫血。

5. 维生素

特别是维生素 A 及 β-胡萝卜素,胎儿常在肝脏内储存一定数量的维生素 A,以供出生后的需要。

宜孕妇吸取营养全面平衡

怀孕后由于胎儿生长发育的需要,孕妇所摄取的营养,有些必须摄取得比往常多,有些则保持相同程度就已足够。注意摄取的营养是蛋白质、钙、铁、维生素类以及热量。要以此为主,均衡地摄取,这样才能促进胎儿脑细胞的形成和智力发育。

人体所需的营养素有 40 多种,在营养学里归纳为:蛋白质、脂肪、糖类、维生素、矿物质和水 6 大类,这些都必须充分供应。这就需要饮食多样化,多吃新鲜蔬菜和水果,粮食最好采用粗米面或杂粮。

孕妇在这个月应进食适量富含蛋白质、脂肪、钙、铁、锌、磷、维生素和叶酸的食物,这样才能使胎儿正常地生长、发育。否则,就很容易发生流产、早产、死胎、畸

>> 专家建议

血糖偏高组的孕妇生出体重过高胎儿的可能性、胎儿先天畸形的发生率、出现妊娠毒血症的机会或需要剖腹产的次数,分别是血糖偏低组孕妇的 3 倍、7 倍和 2 倍。另一方面,孕妇在妊娠期肾排糖功能可有不同程度的降低,如果血糖过高则会加重孕妇的肾脏负担,不利孕期保健。

形等。

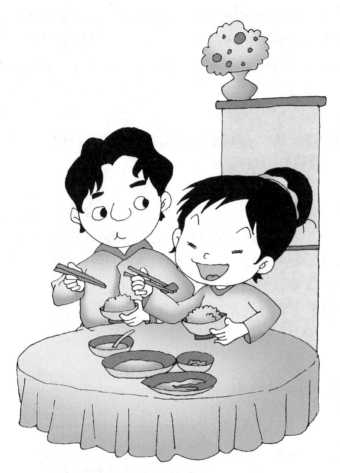

怀孕期间孕妇要多吃对胎儿智力有益的食品。胎儿可以通过母体调节食物迅速改善其脑力。在食物营养成分中，对脑的健全发展起重要作用的有如下8种：脂肪、蛋白质、糖类、B族维生素、维生素C、维生素E、维生素A、钙。孕期充分保证这8种营养成分的供应就能在一定程度上促进胎儿脑细胞的发育。

孕期因为要保证母体和胎儿的营养需求，因此适当增加营养是应当的，也是必需的。但是，如果片面认为怀孕期间伙食、营养越多越好，造成营养过剩，那也是不当的。因为孕妇营养过剩，一是容易造成胎儿过大，成为巨大儿（超过3500克），容易造成难产，使分娩期延长，引发产后大出血；二是容易使孕妇出现血压偏高，而妊娠高血压是引起产妇死亡的主要原因之一。

宜知孕妇夏季吃的食物

夏季常使人食欲减退，孕妇常有恶心、呕吐等妊娠反应，若不注意调理，必然会影响孕妇和胎儿的健康。为了使孕妇安全度过盛夏，更应合理安排孕妇的营养膳食。

首先，应让孕妇多吃新鲜蔬菜，如小白菜、黄瓜、番茄、扁豆、冬瓜等。

　　其次,孕妇应多吃豆制品,如豆腐、豆腐干、豆腐皮及豆浆等。因为豆制品中含有 25%～40% 植物蛋白质和人体必需的氨基酸。

　　再次,孕妇可适量吃些鸡肉、猪肉,多饮爽口的菜汤,如紫菜汤、金针木耳蘑菇汤。如果孕妇对肉类感到油腻,不爱吃,可改变烹调方法,如在肉末里加些面粉、蛋清后搅拌成糊状,在铁锅上做成薄饼或做成肉丸子汤,这样可增进孕妇的食欲且营养更丰富。

　　另外,孕妇还应多吃些水果,如西瓜、龙眼、香蕉、草莓等,多饮果汁,及时补充因出汗过多而失去的水分。但此时不要饮酒类、咖啡和可乐等刺激性饮料。

宜孕妇适量吃海带

　　海带属海藻类食品,含有蛋白质、氨基酸、维生素、无机盐、微量元素等多种营养素,特别是碘的含量非常丰富,是人体碘的良好来源。碘是人体必需的微量元素,如果缺乏,容易患呆小症或地方性甲状腺肿。妇女在孕 10～18 周时如果缺碘,就会导致胎儿大脑发育不全,影响智力。如果婴儿出生后缺碘仍未得到补充,会使婴儿生长发育停顿,形成呆小症。因此,妊娠期及哺乳期妇女需要补充足够量的碘元素,以满足生理上的需要。一般来说,每天补充的碘量应达到 200 微克。碘宜从食物中

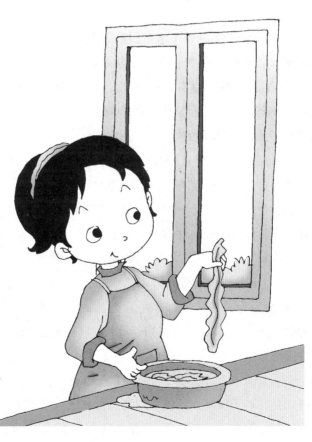

摄取,而海带是含碘最高的天然食物。

由于我们日常生活中吃到的都是干海带,食用前经漂洗、浸泡、烹调等过程,海带中的碘元素已被破坏,故食用时应注意:一是海带应整条清洗和浸泡,浸泡时间约2小时,不宜超过24小时,勤换水,避免变质;二是海带烹调不要加醋和酸味菜,如西红柿、酸菜等,因为碘元素和酸性物质结合,常常受到破坏;三是烹调时使用植物油不用动物油,因为动物油易与碘元素发生化学反应,使其挥发,而植物油的性质稳定,不易与碘元素发生化学反应,利用率高。据研究,用植物油炒菜,碘的利用率反为80%左右;若用动物油炒菜,碘的利用率仅为40%。所以,注意海带的烹调方法,可减少海带中碘元素的损失。

宜妊娠期间吃紫菜

紫菜含有12种维生素,特别是维生素 B_{12}。维生素 B_{12} 有活跃脑神经、预防衰老和记忆力减退、改善忧郁症之功效。紫菜没有热量,只要食用3片紫菜,便可补充一天所需的维生素 B_{12} 量。其次,紫菜含维生素 B_1 和维生素 B_2,食用4～5片紫菜可以补充人体一天所需的维生素 A、B 族维生素、维生素 E。紫菜中维生素 C 的含量不多,但比同等量的橘子却高出1倍。

紫菜富含钙、碘、铁和锌等矿物质,一片紫菜铁的含量与一块猪肝差不多,两片紫菜的铁含量相当于3瓶牛奶和1个鸡蛋。因此,女性食用紫菜可预防缺铁性贫血。紫菜富含可以预防人体衰老的 EPA(二十碳五烯酸)、牛磺酸和DHA(二十二碳六烯酸),并含有保护肝脏的牛磺酸,让人保持精力充沛。一片紫菜的牛磺酸的含量为30～50毫克,相当于3～4只牡蛎的牛磺酸含量。

> **>> 温馨提示**
>
> 良质紫菜,具有紫黑色光泽(有的呈紫红色或紫褐色),片薄、口感柔软,有芳香和鲜美的滋味,清洁无杂质。用火烤熟后呈青绿色。次质紫菜,表面光泽差,片张厚薄不均匀,呈红色并夹杂绿色,口感及芳香味差。

紫菜的1/3是食物纤维。食物纤维可以保持肠道健康,将致癌物质排出体外,特别是有利于预防大肠癌。紫菜还含有微量多糖类(黏液成分),动物实验证明有抑制癌症效果。一般而言,营养丰富的食物,不是高热量就是高胆固醇,多吃有害健康。但是,紫菜没有这个缺点。日本人将紫菜作为保健食品,早餐时在米饭上放一片烤紫菜,饭团里裹一层烤紫菜,烤紫菜的盒饭,都是绝妙的紫菜食用方法。中国人常以紫菜泡汤,风味独特,堪称理想的菜肴,孕妇不妨经常食用。

 ## 宜适量食用大蒜

大蒜含有多种营养物质。据分析,每500克大蒜含有蛋白质22.5克、脂肪1克、糖类138克以及多种矿物质和维生素。大蒜主要作为配料、调料,有去腥去膻的作用,使食物味道纯正鲜美。

大蒜中的植物杀菌素,对多种病毒、细菌有杀灭作用。0.05%的大蒜水溶液,在5分钟内可杀死多种杆菌。把大蒜放在嘴里嚼3~5分钟,口腔中的细菌会全部被杀灭,大蒜还有抗真菌、抗原虫作用。

> **>> 准妈妈课堂**
>
> 因为孕妇吃大蒜有益健康,孕前有吃蒜习惯的孕妇仍可继续吃,但不宜过多生食大蒜,以免刺激胃肠道,引起不适,伤肝损目。患胃溃疡、十二指肠溃疡的孕妇宜少吃大蒜。食大蒜后的蒜味令人生厌,食后可口含一片当归或用浓茶漱口或嚼几个大枣、几片茶叶,都可驱蒜味。

大蒜汁能降低糖尿病患者的血糖,并能大量消除胆固醇。印度医学界认为,经常吃大蒜,不仅能促进人体的血液循环,而且还能促进智力发展。

宜多吃含铁的食物

铁是身体内制造血红蛋白的主要原料,人体内2/3的铁存在于血红蛋白中,另1/3贮存于肝、脾、骨髓及小肠上皮细胞内。妇女在妊娠期血容量平均增加1500毫升,红细胞中度增生,而血浆相对增加,因而出现血液稀释。这种生理性贫血较为普遍,其中因铁的补充不足发生缺铁性贫血尤为常见。为了孕妇自身的需要,在孕期需补充足够的铁。此外,胎儿的生长发育也需要铁,胎儿从母体内摄取的铁约合每千克体重80毫克。

若没有足够的铁的补充,孕妇生理性贫血加重,将会出现贫血症状,如头疼、头晕、耳鸣、目眩、疲倦乏力、记忆力减退,严重的可引起贫血性心脏病,甚至心力衰竭;易发生早产,对出血耐受性差,易休克,产后抵抗力低,易感染。孕妇贫血使胎

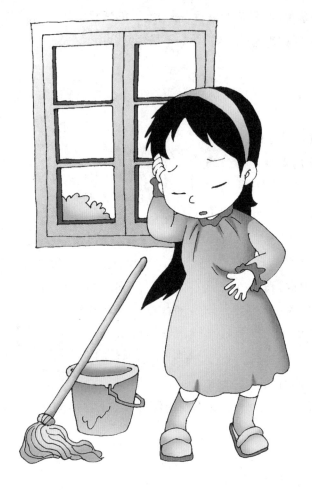

儿氧供应减少,影响胎儿的生长发育,胎儿体重比正常儿低,宫内缺氧严重可导致胎死宫内,新生儿易发生窒息。

为避免孕期贫血给母婴带来的危害,从孕早期起就应注意补充铁,主要为增加含铁食物的摄入,预防缺铁性贫血。

那么哪些食物含铁丰富?含铁量较高的谷类有糙米、小米、玉米、燕麦;豆类有绿豆、紫芸豆、黑芝麻;蔬菜中有菠菜、芹菜叶、苔菜、土豆等;各种动物的肝脏特别是猪肝、鸭肝最多;菌藻类有紫菜、海带、发菜、口蘑、杵蘑、黑木耳;海产品有海蜇皮、海蜇头、虾米、虾皮等。

其次,饮用的各种茶叶中含铁丰富。只要孕妇饮食多样化、不偏食,每天都能摄入足够的铁。另外,用铁锅炒菜也可从中得到一些铁。总之,铁的来源是多方面的,适当的饮食搭配,研究食品的质和量,即可保证足量的铁摄入。

宜吃西柚

近年来市场上出现的西柚,集柚子和甜橙优点于一身,凭借其很高的营养价值,深受广大消费者的推崇。

高血压患者常服用降压药,以排除体内多余的钠,维持身体正常的生化代谢平衡,但同时往往又使体内必需的钾流失。而钾对于维护心脏、血管、肾脏的功能,是非常重要的。西柚是少有的富含钾而几乎不含钠的水果。因此,是高血压、心脏病及肾脏病患者的最佳食疗水果。

研究发现,当人体过多地摄取高脂肪、高热量食物时,营养过剩,血脂增高,大量脂质尤其是低密度脂蛋白黏附于动脉血管内壁,引起动脉硬化,导致心、脑、肾等重要脏器供血不足,引起心脏病或大脑及肾病等病变。西柚含有丰富的果胶成分,可降低低密度脂蛋白胆固醇的含量,减轻动脉血管壁的损伤,维护血管功能,预防心脏病。

> **>> 准妈妈课堂**
>
> 西柚还含有天然叶酸。叶酸不但对早期妊娠非常重要,在整个怀孕期也同样必不可少。孕期随着胎儿身体组织迅速成长,孕妇需要大量叶酸来满足胎儿的需要。叶酸缺乏不仅会使妊娠高血压症、胎盘早剥的发生率增高,更会导致孕妇患上巨幼红细胞贫血,出现胎儿宫内发育迟缓、早产及新生儿低出生体重。因此,西柚也是孕期妇女首选的水果。

宜在冬天吃萝卜

在我国的有些地方,流传着这样一句话:萝卜上了街,药铺不要开。的确,尽管萝卜只是一种极普通的根茎类蔬菜,但是,营养及药用价值却很高。它富含木质素,能够大大增强身体内巨噬细胞的活力,从而吞噬有害细胞。同时,萝卜中的钙、磷、铁、糖化酵素及维生素 A、维生素 B_1、叶酸等,都是有益于妊娠的营养素。

如果孕妇每天能喝 500 克奶,吃 1~2 个鸡蛋,肉或豆类食物 100~200 克,蔬菜 500 克,水果 250 克,主食 300~400 克,再摄入一些花生、核桃、瓜子等干果,将是很理想的。

青萝卜所含维生素 C 比苹果高 6 倍。胡萝卜富含维生素 A，可以防治夜盲症及胆结石。糖化酵素能够分解食物中的淀粉及脂肪，有利于人体充分吸收。但萝卜不宜与水果同食，两者的营养物质相遇，可加强硫氰酸抑制甲状腺的作用。

> **>> 温馨提示**
>
> 关于萝卜还有很多食疗药方。取萝卜汁拌入蜂蜜顿饮，可以防治妊娠高血压；用萝卜汁漱口，可治疗口腔烂疮；萝卜汁加少许姜汁口服，可治疗咽喉炎及失声不语；取萝卜汁少许滴入鼻内，可治疗鼻衄；取萝卜汁外洗，可治疗滴虫性阴道炎；用萝卜煮鸡蛋，可治疗慢性支气管炎；萝卜含有吲哚，能够大大地降低结肠癌的发生。

宜吃酸

妇女在怀孕后，滋养细胞分泌出的绒毛膜促性腺激素有抑制胃酸分泌的作用，使孕妇胃酸分泌量显著减少、各种消化酶的活性大大降低，从而影响了孕妇正常的消化功能，出现恶心、呕吐和食欲不振等症状。此时只要吃些酸的食品，就会缓和这些症状。这是因为酸能刺激胃的分泌腺，促使胃液分泌增加，提高消化酶的活性，促进胃肠蠕动，并能增加食欲，有利于食物的消化吸收。所以，妇女怀孕后适当吃些柑橘、杨梅等酸性水果，对身体大有好处。

此外，一些医学家调查发现，怀男胎与怀女胎时绒毛膜促性腺激素的分泌并无差异。所以，民间流传的"酸儿辣女"之说，是没有科学根据的。

宜吃红枣与鹌鹑

红枣，被人们称为"天然维生素丸"。它所含使人延年益寿的维生素 P，维生素 C 的含量比梨高出数十倍，还富含蛋白质、脂肪、有机酸、钙、磷、铁、胡萝卜素及 B 族维生素等多种营养成分，是孕产妇滋补的佳果。红枣性平味甘，具有补血安神、补中益气、养胃健脾等功效，预防肝病效果显著。枣中含有一种治疗高血压的药物成分——芦丁，孕妇常吃红枣可防治妊娠高血压。

鹌鹑，有"动物人参"之美称。它富含蛋白质、磷脂酰胆碱以及多种人体必需氨基酸、维生素等，其血清胆固醇含量较低。据李时珍《本草纲目》载："鹌鹑，滋补五脏、益中续气、实筋骨、耐寒暑、消积热。"鹌鹑的肉、蛋不仅可以蒸、烤、卤、炖、炸，还可以与中药共煎，分别对泻痢、湿痹、上呼吸道感染、神经衰弱、贫血、糖尿病、肥胖型高血压等疾患有一定的治疗作用。

 ## 宜知分娩前的饮食

孕妇在分娩前尽量用少食多餐的方法,进些容易消化、高热量、少脂肪的饮食,如稀饭、面条等,以增加体力,有利分娩。

临产前一周食谱:

>> 孕事早知道

孕妇在临分娩前一定要重视饮食营养。许多孕妇在临近分娩过程中因子宫阵阵收缩带来痛苦而不愿进食,这对分娩不利。正确的方法应该是尽量用少食多餐的方法,进些容易消化、高热量、低脂肪的饮食,如稀饭、面条等,以增加体力,有利分娩,同时还要注意补充足够的水分,多喝些红糖水或含铁元素多的稀汤,为分娩时失去过多水分做储备,并且吃些有助顺产的食品。

羊肉红枣黄芪汤

【主料】

鲜羊肉 1000～2000 克。

【辅料】

红枣 250 克,红糖 250 克,黄芪 50 克,当归 50 克。

【制法】

临产前 3 天,每天取以上原料的 1/3,洗净,加入 1000 克水,同放锅内煮汤,待剩 500 克水时,取出,分为两份,早晚各服 1 份。

【风味特点】

口味清香,微甜。

【营养与功效】

此汤可增强孕妇体力,有利于分娩,还可镇静安神,补铁益血,防止产后恶露不止,有益于产后疲劳的恢复。此汤适合临产前 3 天每天服 1/3,对于安全分娩和产妇健康十分有益,而且对产后身体恢复也有明显功效。

核桃仁酪

【主料】

牛奶 250 克,核桃仁 50 克。

【辅料】

糯米 200 克,红枣数枚,白糖适量。

【制法】

(1)将核桃仁用开水泡一会儿,取出剥去核桃仁皮,洗净,捣碎成末;糯米用水淘洗干净捣碎;红枣泡好,剥去外皮,去核,也捣碎。

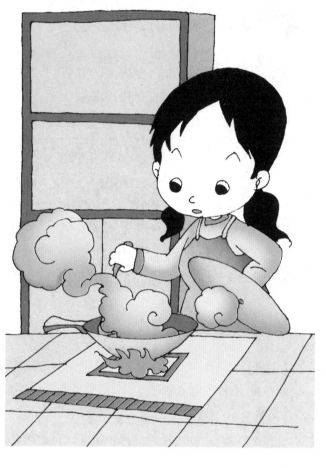

(2)锅上火,加水约250克,放入核桃仁碎、糯米粉、枣末,烧开煮粥,加入牛奶,将熟时再加入白糖,煮至完全熟时,装入碗中食用。

【风味特点】

甜香,且含有较多的水分。

【营养与功效】

此品含有较多的铁、钙、磷和维生素,营养丰富,且可为人体补水、补铁,适合临产妇女食用,也可作为零食,于临产前不断食用。

空心菜粥

【主料】

空心菜 200 克,粳米 100 克。

【辅料】

精盐、猪油、味精各适量。

【制法】

(1)将空心菜淘洗干净,切成细丝。

(2)粳米淘洗干净,放入锅内,加清水适量,煮至粥将熟时,加入猪油、空心菜、精盐、味精,再继续煮至粥成。

【风味特点】

清淡咸香。

【营养与功效】

含有蛋白质、碳水化合物、钙、磷、铁、纤维素及维生素等。空心菜清热、凉血、利尿、助产。孕妇临盆食之,能助滑胎易产。

清汤鳗鱼丸

【主料】

鳗鱼肉 100 克。

【辅料】

香菇末 10 克,熟火腿末 25 克,净豆苗 25 克,精盐 3 克,料酒 10 克,味精、淀粉各适量,熟猪油少许。

【制法】

(1)将鱼肉洗净,放在砧板上,用刀背将鱼肉敲烂,再用刀斩成细蓉,然后放入容器中,先加 100 克清水,向一个方向搅拌,搅成糊状,再将盐抓在掌心里,插入鱼糊里顺序搅拌,边搅边松开掌心,将盐均匀地加入鱼肉糊中,再加入清水 150 克,继续搅拌后,加入淀粉,再用力搅打,加入料酒,放入少许熟猪油、味精拌和均匀,即成鱼肉丸料。

(2)炒锅放入清水,将鱼肉丸料抓在掌心里握紧,将大拇指和食指松开,挤出似桂圆大小圆球,拿汤匙将圆球刮在汤水锅里,一个个将鱼肉丸料挤完后,将炒锅上旺火烧开后,再改用小火煮,并用锅铲推动鱼丸翻身,见水烧开时,随即加入冷水,见丸子氽熟时即捞出。

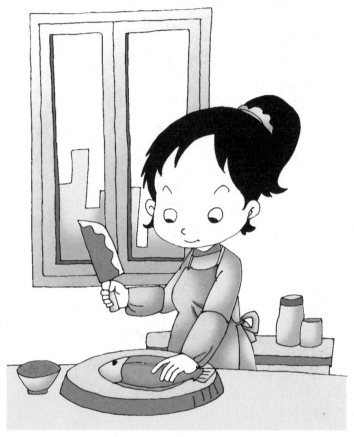

③炒锅内的原汤置旺火上烧滚,撇去浮沫,投入豆苗、香菇末氽熟,再投入鱼丸,撒上火腿末,再加入精盐、味精,滴入几滴猪油,出锅装入汤盆即成。

【风味特点】

鱼丸软嫩,汤味清香。

【营养与功效】

此汤菜含铁丰富,还含有蛋白质、脂肪、钙、磷等,是临产妇的保健菜肴。

小米面茶

【主料】

小米面 100 克。

【辅料】

麻酱 25 克,芝麻仁 10 克,香油、精盐各适量,姜粉少许。

【制法】

（1）将芝麻仁去杂,用水冲洗净,沥干水分,入锅炒成焦黄色,擀碎,与精盐搅拌在一起即或芝麻盐。

（2）锅置火上,加水适量,放入姜粉,烧开后,将小米面和成稀糊倒入锅内,略加搅拌,开锅后盛入碗中。

（3）将芝麻酱和香油调匀,用小勺淋入碗里,再撒入芝麻盐,即可食用。

【风味特点】

咸香适口。

【营养与功效】

此面茶含有较多蛋白质、脂肪、钙、铁、磷、维生素 B_1、维生素 E 等,营养丰富,有补中益气,增加营养,助顺产的作用。尤其在冬季适于孕妇产前食用。

第二章

孕期饮食禁忌

孕期饮食对于优生优育是非常重要的,吃得好不好,该吃些什么,怎么吃才是健康的……这里面是很有学问的,因此,准妈妈们一定要注意的孕期饮食禁忌。这一章中我们就一起来了解一下这方面的知识吧。

忌晚餐多吃

有些孕妇白天忙忙碌碌,到了晚上则大吃特吃,这对健康是不利的。

晚饭既是对下午劳动消耗的补充,又是对晚上及夜间休息时热量和营养物质需求的供应。但是,晚饭后人的活动毕竟有限,晚间人体对热量和营养物质的需求量并不大,特别是睡眠时,只要能提供较少的热量和营养物质,使身体维持基础代谢的需要就够了。所以,晚上饭菜不必吃得过于丰盛。如果晚饭吃得过饱,营养摄入过多,还会增加胃肠负担,特别是饭后不久就睡觉,人在睡眠时胃肠活动减弱,更不利于消化食物。

晚餐宜少,并以稀软清淡为宜,这样有利于消化,也有利于睡眠,还可为胎儿正常发育提供条件。

忌过量进食

有些妇女一旦怀孕,就使劲加餐,拼命吃,认为吃得越多越好,结果是体重骤增,营养过剩。"孕妇吃得越多越好"这种观点不科学,因为营养过剩对孕妇和胎儿都没有好处。

首先,吃得过多使孕妇体重增加,因体内脂肪蓄积,导致组织弹性减弱,分娩时容易造成滞产或产后大出血,而且肥胖的孕妇容易发生妊娠高血压综合征,合并糖尿病、肾炎等。

其次,孕妇吃得多,胎儿也受伤害。因为孕妇进食大量的主食和脂肪,会造成胎儿从母体吸收过多的糖分,以及脂肪细胞在体内大量增殖,使胎儿体重剧增而发育成巨大儿,引起难产,也易引起母体终生肥胖。孕妇体重骤增还会使围产期胎儿的死亡率增高。统计资料表明,孕妇体重增加超过 13 千克时,围产期胎儿的死亡率比普通孕妇高 2 ~ 5 倍。

>> **专家建议**

孕妇不可过度进食,如果发现孕妇体重增长过快,应及时调整饮食结构,适当限制主食,少吃甜食及脂肪类食品,并适当增加活动量,尽量把体重控制在合理的水平上。

忌节食

孕妇节食一般有两种情况:一是怕胎儿长得过大,临产时容易出现难产;二是怕孕期发胖,影响自己产后体形的美观。这种做法不可取,因为这会影响胎儿的发育和孕妇自身的健康。

胎儿的生长发育全依赖母体的营养供应,如果先天不足则后天难养。若母体蛋白质不足,就会影响胎儿神经细胞的增殖,将来孩子智力受损;若缺乏无机盐、钙、磷等元素,会影响胎儿骨骼、牙齿的生长发育,孩子会得维生素 D 缺乏症;若缺乏维生素,则影响胎儿生长发育,使其免疫力低下,甚至导致发育不全或畸形。

营养不良对于孕妇本身的危害同样也是严重的。缺铁孕妇会患贫血,头晕乏力,对失血的耐受力下降;缺钙使骨骼软化,腰腿酸痛;缺乏维生素 A,容易出现早产、死胎,降低对疾病的抵抗力,易导致产后感染;缺乏维生素 B,会影响乳汁分泌,而且下肢浮肿,易得脚气病;缺乏维生素 C,容易出血,加剧便秘和贫血,也易发生早产和流产;缺乏蛋白质,影响子宫、胎盘、乳腺组织增殖发育,尤其是妊娠后期,蛋白质不足会因血浆蛋白降低而引起浮肿,使抗体合成减少,抗病能力降低。

节食引起营养不足产生的不良后果是显而易见的。营养不良还可引起产妇临产时子宫收缩乏力,不能有效地屏气、用力而导致难产。而孕妇营养充足则胎儿发育良好,有利于优生。

忌食垃圾食品

准备怀孕的妇女应小心摄入反式脂肪食物,同时戒烟并保持合理体重,尤其是那些患有多囊卵巢综合征的妇女。

美国科学家的最新研究发现,"垃圾食品"中的反式脂肪是妇女受孕的隐形杀手,反式脂肪可导致妇女患不孕症的几率增加70%以上。

据美国《临床营养学杂志》报道,美国哈佛大学公共卫生学院的研究者们对1.85万名准备怀孕的妇女进行了调查,结果发现她们中438人因无法排卵而不孕。

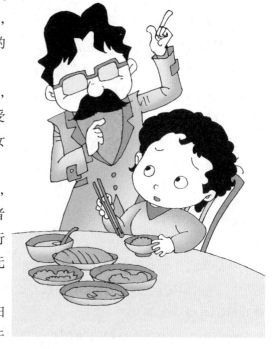

研究者发现,如果希望怀孕的妇女每天摄入食物总热量的2%来自于反式脂肪,而不是碳水化合物或来自于葵花子油等食物中的不饱和脂肪,那么,这些妇女因排卵减少而导致不孕的几率将比其他人高70%以上。

一般来说,一名妇女一天大约从食物中摄取2000卡路里热量,如果来自反式脂肪的热量占2%,那就意味着她每天要摄入4克反式脂肪。要达到这一数量可谓轻而易举,一个馅饼加几根薯条或一个油炸圈饼就够了。

主导这一研究的若尔热·查瓦罗博士建议说,准备怀孕的妇女应小心摄入反式脂肪食物,同时戒烟并保持合理体重,尤其是那些患有多囊卵巢综合征的妇女。

>> **温馨提示**

减少人工甜味佐料;远离咖啡因、汽水、咖啡(每天300毫克咖啡因能使怀孕能力下降27%);停止饮酒或者只是偶尔喝酒;停止服用各种兴奋剂;如果你吸烟,那么你要戒烟。以上物质和不良习惯都会对即将孕育的小宝宝产生危害。

研究人员还没有找到反式脂肪导致排卵问题的原因所在，但他们认为，可能是反式脂肪引起胰岛素敏感，而胰岛素水平不正常则能导致不孕。

脂肪分为不饱和脂肪和饱和脂肪两大类。植物脂肪多为不饱和脂肪，动物脂肪和少数几种植物脂肪（如椰子、棕榈）属饱和脂肪。大多反式脂肪是植物脂肪经氢化加工而成，是人造饱和脂肪的一种，广泛应用于面包、饼干、各式西点、薯片、薯条和色拉酱中。反式脂肪没有营养价值，却可以延长食品的保质期。曾有研究发现，反式脂肪可导致癌症、关节炎和心血管病等多种疾病。

忌偏食

正常的饮食结构应该包括蛋白质（主要是鱼、瘦肉、蛋和豆类）、碳水化合物（主要是谷类和薯类）、脂肪（包括动物脂肪和植物脂肪）、矿物质（如钙、磷、铁及一些微量元素）和维生素。前三种是人体热量的主要来源，后两种与胎儿的正常生长发育密切相关。孕早期偏食，不能保持营养物质的平衡，会造成营养不良，这对母、胎两方面都是不利的。

孕妇因偏食而发生营养不良时，易致妊娠期贫血、骨质软化症等；孕妇不能为胎儿提供发育所需的养料，胎儿则易流产、早产或死亡，即

>> 专家建议

营养不良的非医学原因是贫穷、食物短缺、缺乏营养知识、家长忽视科学喂养方法。在发达国家营养不良的患者通常可以通过治疗原发病、提供适当的膳食，对家长进行教育和仔细的随访而治疗。但在许多第三世界国家，营养不良是儿童死亡的主要原因。

使活产也常因先天营养不足而体质虚弱，抵抗力低下，容易得病。如果在胎儿大脑发育时期，因孕妇偏食而营养不足，无法供给所必需的养料，如高质量蛋白质和磷脂质等，胎儿的大脑就难以得到正常发育，出生后即使再补充营养，也无济于事，孩子智力发育低下。如缺乏叶酸，胎儿易发生无脑、脑积水、脊柱裂等神经器官的缺陷。如缺乏维生素 A，易使胎儿眼及泌尿系统畸形，胎儿易患夜盲症。如缺乏维生素 E，也影响胎儿发育，严重的导致胎儿无脑、脐疝、唇腭裂、足趾畸形、脊柱侧突。

忌饮酒

酒的主要成分是乙醇,当乙醇被胃肠吸收进入血液运行全身以后,除少量从汗液、尿液及呼出的气体中以原来的形式排除外,其余大部分由肝脏代谢。肝脏首先把乙醇转化为乙醛,进而变成醋酸被利用,但这种功能是有限的。随着饮酒量的增加,血液中的乙醇浓度也随之增高,对身体的损害作用也相应增大。当乙醇在体内达到一定程度时,对大脑、心脏、肝脏、生殖系统都有危害。

乙醇可使生殖细胞受到损害,使受精卵不健全。酒后受孕,可造成胎儿发育迟缓、出生后智力低下、体重减轻。由于乙醇在人体内储存时间较长,受乙醇侵害的卵子很难迅速恢复健康。为了后代发育正常,健康成长,在孕前半年内最好不要饮酒。

忌食茭白、蕨菜、芥蓝

茭白、蕨菜、芥蓝虽然在一般的菜市场不多见,但在盛产上述蔬菜的地区却是人们日常生活中的主要菜肴,常吃上述蔬菜对于一般人来讲并无大碍,但准备要孩子的妇女却不宜多吃。

茭白,其性凉,《食疗本草》说它"性滑,发冷气,令人下焦寒,伤阴道"。蕨菜,性寒,《食疗本草》说它"令人脚弱不能行,消阳事,损玉茎,多食令人发落、目暗"。芥蓝,其性辛、冷,《本草求原》说它"耗气损血"。由此可见,孕前还是少吃这几种蔬菜为宜。

忌多食冬瓜

冬瓜含蛋白质、糖类、胡萝卜素、多种维生素、粗纤维和钙、磷、铁,且钾盐含量高,钠盐含量低。有清热解毒、利水消痰、除烦止渴、祛湿解暑的功效。用于心胸烦热、小便不利、肺痈咳喘、肝硬化腹水、高血压等。

冬瓜是夏、秋季节老幼适宜的蔬菜,可素炒,也可配肉类烹调。冬瓜中含丰富的 B 族生素和植物纤维等,具有生津止渴、除湿利尿、散热解毒等功效。冬瓜中所含的丙醇二酸可防止人体脂肪堆积,多吃有助于减肥。冬瓜与海带煲汤还可去暑降温,但准备要孩子的妇女却不宜常吃、多吃。因为冬瓜性寒凉,多吃可致虚寒肾冷,降低性欲。研究发现,同房前半个月的心理状态对卵子有一定影响,两性相交,应在情绪最饱满的时候,应以双方都达到性高潮时为好,如果女方性欲降低,很难达到上述要求,这对优生将产生不利的影响。

忌多食豆制品

豆制品营养丰富,可以减肥、防治高血压、心脏病、降低血脂等,因此受到很多人的青睐。诚然,适量吃些豆制品对人体健康是大为有益的。但是,孕妇过多食用豆制品也不利健康。这是因为:若摄入豆制品过多,人体正常铁元素的吸收功能会受到抑制,从而导致孕妇出现不同程度的疲倦、嗜睡、贫血、身体无力等症状。

>> 孕事早知道

豆制品含有丰富的蛋氨酸,孕妇如果长期吃过多豆制品,蛋氨酸在酶的作用下,可转变为同型半胱氨酸,从而损伤动脉管壁内皮细胞,促使胆固醇和甘油三酯沉积于动脉壁中,极易造成动脉硬化。

忌多食黑木耳

黑木耳有“素中之肉”的美誉,在烹调中主要做配菜,适于烧、炒、炖、做汤、做辅料等。黑木耳脆嫩味美,含丰富的蛋白质、铁、钙、维生素及多种人体必需的氨基酸,具有益气补血、润肺镇静的功效,常吃能起到养颜、抗衰老的作用,但怀孕前的妇女却不宜多吃。因为黑木耳味甘、性平,《本草纲目》指出,“木耳乃朽木所生,得一阴之气,故有衰精冷肾之害”。孕前过多吃黑木耳,易影响性功能。使妇女性欲降低,性交时不易达到性高潮,这对怀孕是不利的。另外,现在市场上所售的黑木耳中加入了

>> 温馨提示

黑木耳是一种营养丰富的食用菌,又是传统的保健食品和出口商品。它的别名很多,因生长于腐木之上,其黑木耳形似人的耳朵,故名木耳;又似蛾蝶玉立,又名木蛾;因它的味道犹如鸡肉般鲜美,故亦名树鸡、木机(古南楚人谓鸡为机);重瓣的木耳在树上互相镶嵌,宛如片片浮云,又有云耳之称。

过量的硫酸镁,如果处理不当,很容易发生中毒现象。

 ## 忌不了解孕早期的饮食要求

孕早期是指怀孕的前3个月(1～12周)。在此期间,胚胎发育生长缓慢,胎盘及母体的有关组织增长变化不明显。因此,孕妇的进食量与怀孕前基本相当,或比平时增加10%～20%。

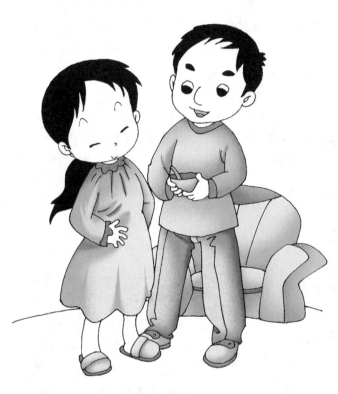

但是,此阶段胚胎已经形成,且处于胚胎细胞分化增殖和主要器官系统形成阶段,是胎儿生长发育的最重要时期。尤其是在孕后的第3～9周,不利因素的侵入会导致胎儿发育不良或先天性缺陷,并且这个时期绝大部分孕妇有不同程度的妊娠反应而影响营养素的摄入。因此,孕早期的饮食有以下要求:

需要全面合理的营养。包括蛋白质、脂肪、糖类、矿物质、维生素和水,以满足胚胎对各种营养素的需要,不要偏食,也不要因妊娠反应而过少进食。要根据孕妇的口味,合理进行饮食调配。

保证优质蛋白质的供给。妊娠早期,虽然胚胎发育缓慢,但却至关重要,此时期母体缺乏蛋白质和氨基酸,能引起胎儿生长迟缓、身体过小等现象,造成胚胎畸形。因此,要特别注意给予一些易于消化吸收和利用的优质蛋白质,如肉类、奶类、蛋类、鱼类,确保妊娠早期胚胎发育所需要的蛋白质。

适当增加热量摄入。此期虽然对热量需求不多,但为了保证胎儿所需能量,仍要适当增加热量,热能主要来源于脂肪和糖类,如各种植物油及面粉、大米、小米、玉米、土豆、山药等,同时这些食物也利于消化,还能缓解"早孕反应"。

保证无机盐和维生素的供给。无机盐和维生素对保证早期胚胎器官的形成发育有重要作用,如果孕早期缺乏无机盐,以后难以弥补。此时如果锌摄入不足,可使胎儿生长发育迟缓,骨骼、内脏畸形,干扰中枢神经细胞的分裂,引起中枢神经系统畸形。在怀孕的 9 ~ 10 周,胚胎骨骼开始骨化,若钙、磷摄入不足会影响骨骼的发育。怀孕早期还要特别注意维生素 B_1、维生素 B_2、维生素 B_6 的补充。少吃精米,淘米不要过分搓洗,少加碱或不加碱。

> **>> 温馨提示**
>
> 孕妇的饮食不仅关系到胎儿的正常发育,而且对婴儿出生后的体质和智力发育都有一定的影响。如不注意,可能发生各种营养缺乏症,还会引起流产、早产或妊娠和分娩期的并发症。

不喝含酒精的饮料。此期间以至整个孕期应禁止或少喝含有酒精的饮料,禁止喝咖啡、碳酸饮料及汽水,浓茶也应尽量少饮或不饮。

多吃防止腹泻或便秘的食物。腹泻不仅损失营养,而且因肠蠕动加快进而刺激子宫,甚至引起流产。应多食一些易消化的食物,并注意饮食卫生。怀孕早期也容易发生便秘,故应多食用一些含纤维素多的蔬菜、水果以及薯类等食品。

忌盲目吃零食

> **>> 准妈妈课堂**
>
> 巧克力含有丰富的碳水化合物、脂肪、蛋白质和各类矿物质,人体对其吸收消化的速度很快,因而它被专家们称为"助产大力士"。产妇在临产前如果适当吃些巧克力,可以得到足够的力量,促使子宫口尽快开大,顺利分娩,对母婴都是十分有益的。

平时喜欢吃零食的妇女,怀孕后还能继续吃吗?要注意,不是每种零食都有益于健康。孕妇要懂得选择,以免影响自己与胎儿的健康。吃零食的原则:一是低脂、低糖、低盐;二是天然,不含太多的防腐剂;三是包含孕妇所需的营养成分,如钙、热量、叶酸、铁、脂肪酸和纤维素等。下面就常食用的零食分别进行介绍。

坚果类

坚果的热量与脂肪含量颇高，还含有叶酸、铁、纤维素、蛋白质以及必需脂肪酸，这些都是孕妇所必需的营养。坚果中杏仁含钙高，是不错的零食，可以适量进食，但不可过量。

薯片、虾片

薯片、是片属高热量、高脂肪零食，其最大的弊端是含有很多盐分与防腐剂，怀孕期可能有水肿与高血压，不宜吃含过多盐分的食物。因此，本品不宜吃。

巧克力

多吃容易导致肥胖，但偶尔食用也无不可，吃 1 ~ 2 粒就可以了。提子巧克力含铁和纤维较多，较其他巧克力为优。

饼干类

曲奇饼是高脂肪、高热量食品，不宜作零食。夹心饼，大部分热量来自夹心的糖霜，糖分高，如果孕妇的血糖高且人又较胖，不宜吃。一般孕妇也不宜作零食。克力架饼干不属高热量食品，脂肪含量也较低，易饱腹，如全麦饼，是不错的零食。

冰激凌

含少许钙，但属高脂肪、高热量食物，会导致肥胖，不宜常吃。

孕妇的膳食要富有各种必需的营养素，它不仅要满足吃饱和色香味俱全的要求，还要合理，符合科学要求。

哪些食物中含有必需的营养素呢？蛋白质在下列食物中含量较多：奶、蛋、肉(如鱼、禽肉及动物内脏)。另外，豆类食物如黄豆、豆腐、豆制品中所含蛋白质也多。钙主要在奶及奶制品、豆类、海产品(如海米、虾皮、海带)以及绿叶蔬菜中。铁则在动物肝、肾、血、蛋黄，豆类及绿叶蔬菜中为多。锌在动物肝脏、干豆、硬果、蛋、瘦肉及鱼类中较多。

蜜饯制品

含脂肪与热量较低,但包括话梅在内的部分蜜饯制品含有霉菌,有的制品防腐剂超标,含甜味剂和人工色素,盐分也高,制作过程中添加了许多非天然物质,因此不宜食用。

 忌忽视维生素 E 的作用

研究人员发现,在母鼠妊娠末期出现胎鼠被吸收的现象,提供维生素 E 后即可防止发生此种现象,而且其下次妊娠也完全正常。雄鼠缺乏维生素 E 后同样会导致不育,而且是永久性的,不可逆的,或者说是难以治愈的。这是由于精子细胞变性后无法复原。

第二次世界大战期间,英国民众常吃以白面包为主食的食品,其维生素 E 含量很少。当时有位医生给几位连续流产 4 ~ 5 次的妇女口服维生素 E,结果获得成功。这是用维生素 E 治疗习惯性流产的首次报告。此后,人们便将维生素 E 称为生殖维生素,由于其有酚的化学结构,故也称为生育酚。

人总是要逐渐衰老的,生殖器官和性腺也不例外,在衰老的机理中,氧自由基的损害是重要因素之一,而维生素 E 是众所周知的一种很强的抗氧化的物质,因而对防止性衰老有不可忽视的作用。一般来说,一个人一生中维生素 E 供给比较充足的话,性衰老的进程较慢。

绿色蔬菜及种子胚芽,如麦芽、花生、芝麻等是已知含维生素 E 最丰富的食物,其他食物含量较少。值得注意的是鱼肝油中虽然含有大量的维生素 A 和维生素 D,却不含维生素 E。

> **>> 准妈妈课堂**
> 　花生的营养价值比粮食高,可以与蛋、奶、肉类等一些动物性食物媲美。它含有大量的蛋白质和脂肪,特别是不饱和脂肪酸的含量很高,很适宜制造各种营养食品。

忌吃罐头食品

罐头食品味美、方便,便于家庭保存,许多人喜欢食用。但是孕妇如果常吃罐头食品,对健康非常不利。

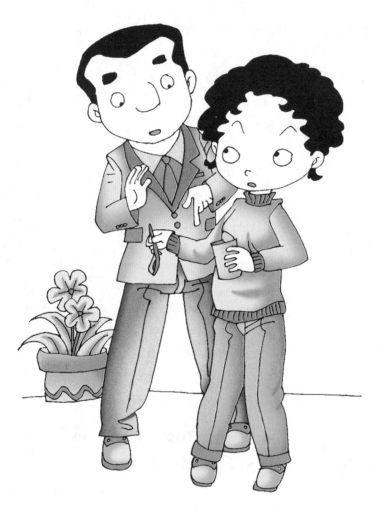

研究表明,妊娠早期,如果孕妇过多食用含有食品添加剂的罐头,对胎儿的发育是不利的。这是因为,在罐头食品的生产过程中,往往加入一定量的添加剂,如人工合成色素、香精、甜味剂和防腐剂等,这些都是人工合成的化学物质,对胚胎组织有一定影响。在胚胎早期(受孕 20 ~ 60 天),细胞和组织严格按一定步骤和规律进行繁殖和分化,这时的胎儿对一些有害化学物质的反应和解毒功能尚未建立,在此期间如果受到这些有害物质的影响,容易导致畸胎的发生。

罐头保鲜期一般为半年至 1 年,市场上出售的罐头食品往往存放时间较长,甚至超过保鲜期，质量已经发生变化，孕妇吃了当然对健康不利。

另外，罐头食品在制作、运输、存放过程中如果消毒不彻底或密封不严，就会导致食品被细菌污染。细菌在罐头内生长繁殖，可产生对人体有害的毒性物质，若被人误食后可造成食物中毒，其危害相当严重。

怀孕后最好不要吃罐头食品，孕妇可以根据季节多吃一些新鲜的水果蔬菜，蛋、鱼、肉也要吃新鲜的。

 ## 忌吃方便食品

现在市场上各种方便食品很多，如方便面、饼干等。有些孕妇喜欢吃这些方便食品，觉得既方便，味道又好；也有的孕妇因工作繁忙，也愿意将方便食品作为主要食品。这种做法对孕妇与胎儿都不利。

如果孕妇营养不良，就会影响胎儿生长发育，造成新生儿体重不足。孕妇营养不良的原因一般是吃得太少或过分依赖方便食品，尤其是在怀孕的前三个月，她们虽然摄入了足够的蛋白质，但必要的脂肪酸却往往不足。研究表明，在怀孕早期，要形成良好的胎盘及其丰富的血管，特别需要脂肪酸，脂肪酸对胎儿大脑的发育也有好处。若孕妇过分依赖方便食品，就会使脂肪酸摄入不足。

孕妇应少吃方便食品，要多吃营养丰富的动植物食品，以保证胎儿营养的供给。

 ## 忌吃黄芪炖鸡

黄芪是人们较为熟悉的补益肺脾之气的中药，用单味黄芪加入老母鸡中炖食，补养身体的功效更强，所以常被一些病虚体弱的人采用。一些孕妇为了增加营养，使胎儿更健壮、聪明，也常常吃黄芪炖鸡，在某些地区甚至已成为习惯。其实这样做对孕妇和孩子都不利。

妇产科医生观察到，一些快临产的孕妇由于吃了黄芪炖鸡，而导致过期妊娠，常因胎儿过大而造成难产，结果不得不做会阴侧切、产钳助产，甚至采用剖宫产分娩，给孕妇带来痛苦，同时增加了胎儿损伤的机会。

孕妇吃黄芪炖鸡造成难产的原因有以下几个方面：

（1）黄芪有益气、升提、固涩的作用，干扰了妊娠晚期胎儿正常下降的生理规律。

（2）黄芪有助气壮筋骨、长肉补血的功用，加上母鸡本身是高蛋白食品，两者同起滋补作用，使胎儿骨肉发育势头过猛，因胎儿过大造成难产。

（3）黄芪有利尿作用，通过利尿，羊水相应减少，以致延长产程。

因此，从健康角度考虑，孕妇不宜吃黄芪炖鸡。

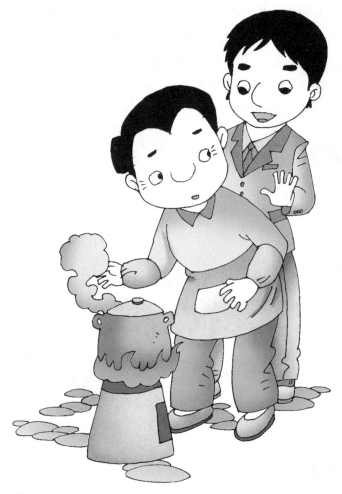

忌长期素食

经调查发现，农村孩子的智力发育要比城市孩子差些，生活水平低的要比生活条件好的孩子差些，不注意饮食营养的要比饮食营养丰富的差些。究其原因，孕妇素食是儿童智力发育的一个不利因素。

孕妇不注意饮食营养，长期素食，所生的婴儿由于缺乏维生素 B_{12}，往往会患不可逆转的脑损害症。这种损害表现在婴儿出生 3 个月后，会变得感情淡漠，头颈柔软不稳定，并出现舌和腕等不自主运动，严重者可以发生巨幼细胞性贫血和显著的神经损害，不仅严重影响婴儿身体的正常生长发育，还会影响孩子的智力发育。

人的大脑细胞60%左右由不饱和脂肪酸构成,35%由蛋白质构成。如果孕妇长期素食,只食蔬菜、腌菜等,不注意进食鱼、肉、蛋等营养食物,就会使不饱和脂肪酸、蛋白质及B族维生素等营养成分摄取不足,满足不了胎儿脑细胞的生长增殖的需要,进而损害脑发育,使生下的婴儿患脑损害症,造成孩子智能发育不全。有的孕妇担心营养过度会使胎儿发育过大,引起难产,因而素食。这种想法是不正确的。

为了避免婴儿脑损害,孕妇要特别注意饮食营养的平衡调配,素荤搭配,适当补充含脂肪、蛋白质、B族维生素,尤其是富含维生素 B_{12} 的食物,如肉类、蛋类、乳制品,以及动物肝、心、肺等,以利胎儿的脑细胞、脑神经的发育完善。

忌营养不良

胎儿大脑正常与否同孕妇营养关系密切。

孕妇营养不良可影响胎儿脑的发育,轻者出现脑功能障碍,重者使脑组织结构改变,甚至使胎儿出生后智力严重低下。其中,蛋白质对胎儿及婴儿的营养尤为重要,若在这两个时期内增加孕妇或婴儿的蛋白质摄入量,可使脑细胞多进行一次增殖。尤其是在妊娠 12～18 周和妊娠最后 3 个月至婴儿出生后半年内,增加蛋白质的摄入量对婴儿脑组织的发育影响更大。

国外曾有这样的报告:在母鼠怀孕期间,限制蛋白质等营养的供应,所生小鼠的脑细胞数目明显减少。如果孕期不限制饮食,但从一出生起就限制幼鼠的养料供应,直至断奶,小鼠的脑细胞分裂速度就会受到严重阻碍,细胞总数减少,即使是断奶后足量补充,脑细胞的数目仍无增加,说明已形成永久性的损害。

>> 专家建议

如果母鼠怀孕和生产后全部营养不足,到断奶时将鼠脑解剖观察,其脑细胞短缺的数目比分别在出生前或出生后营养不良而致的短缺总数要更多一些。还有的科学家用低蛋白的饲料喂养幼猴,发现其脑的重量明显减轻,在大脑的某些部位 DNA(脱氧核糖核酸,是人体内控制蛋白质的合成和遗传信息传递的重要物质)含量比正常低。在小脑部分这种改变更为明显。各种营养素均供应不足的小猴,其神经细胞及髓鞘的脂质代谢发生严重障碍。

如果在怀孕期和生产后保持正常饮食,而在断奶后开始限制养料的供给,则脑细胞的数目不会减少,但是,细胞的个体体积较小;如果以后再供给充足的食物,脑细胞的体积可恢复正常。

胎儿期或婴儿期缺乏营养,使脑的形态及组织结构均可受到不同程度的损伤,而脑组织结构的损害必然影响到智力发育。营养缺乏时间越长,脑的损害越大,智力就越低下。

忌多吃兔肉

兔肉以其高蛋白、低脂肪、味道鲜美、富含营养素而受人们青睐,但孕妇却不宜多吃。因为孕妇怀孕后,由于体内分泌的孕激素增多,胃酸分泌减少,胃肠功能降低,兔肉性寒凉,多吃易损伤脾胃。《食疗本草》说兔肉"绝人血脉,损房事,令人痿黄"。《随息居饮食谱》则说,兔肉"多食损元阳,令人痿黄。孕妇及阴虚者尤忌"。

忌食甲鱼、螃蟹

甲鱼又称鳖,具有滋阴益肾之功效,向来被人们作为高档补品而选用,并且还是味道鲜美的菜肴,螃蟹也因其味道鲜美而深受很多人的青睐。但孕妇在怀孕早期食用甲鱼或螃蟹则会造成出血、流产。因为甲鱼和螃蟹都具有较强的活血祛瘀的功效,尤其是蟹爪、甲鱼壳,具有明显的堕胎作用。另外,如果螃蟹未煮熟就食用,还会传染上肺吸虫病。

> 堕胎又称中断怀孕或人工流产,故意结束妊娠,取出胚胎或者导致胎儿死亡的行为。

忌多服用鱼肝油

通常,人们都认为鱼肝油和钙片一样是一种滋补品,有增强体质的功效。有些孕妇为了优生,便盲目地大量服用鱼肝油,结果却适得其反。因为长期服用大剂量的鱼肝油,会引起毛发脱落、皮肤发痒、食欲减退、感觉过敏、眼球突出、血中凝血酶原不足和维生素 C 代谢障碍等。此外,血中钙浓度过高,还会出现肌肉软弱无力、呕吐和心律失常,使胎儿在发育期间出现牙滤泡移位,甚至使分娩不久的新生儿萌出牙齿。所以,怀孕期间不宜服过多的鱼肝油。

🕐 忌吃熏烤食物

熏烤食物味美,又能帮助消化,但却有害。熏烤食物通常是用木材、煤炭做燃料熏烤而成的。在熏烤过程中燃料会发散出一种叫苯并芘的有毒物质,污染被熏烤食物。苯并芘是目前已知的强致癌物质,进入人体后,会使细胞核的脱氧核糖核酸分子结构发生变异,从而导致癌变。据测定,每千克烤羊肉含苯并芘 1 ~ 20 微克,每千

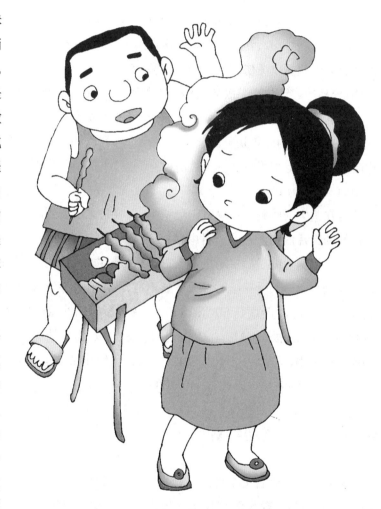

克熏鱼和烤肉含苯并芘数 10 微克,每千克烤肉饼含苯并芘 79 微克,烧焦的鱼皮每千克含苯并芘 50 ~ 70 微克。此外,研究者还发现,在烟熏火烤的食物中,还含有亚硝胺化合物,具有强烈的致癌作用,如以熏鱼为主食的波罗的海沿岸及冰岛的渔

民,其消化道癌的发病率特别高。为了孕妇的健康及胎儿安全,孕妇要少吃或不吃熏烤食物。

忌多吃火锅

冬令时节,火锅倍受青睐,一家人围着热气腾腾的火锅,吃在口里暖在心上。但是医学研究证明,吃火锅也有许多弊端,特别是对孕妇。

第一,人的口腔、食管和胃黏膜比较柔嫩,一般只能耐受50～60℃,超过这一温度时容易引起黏膜烫伤,而火锅的温度一般接近于100℃,刚从火锅里取出的鲜烫食物,容易造成消化道黏膜的烫伤。胃黏膜烫伤后,黏膜上皮细胞就要加速进行增殖,胃黏膜不断烫伤—修复,修复—烫伤,可能诱发癌变。

第二,火锅的原料是羊肉、牛肉、猪肉以及狗肉等,这些肉片可能含有弓形虫、中华枝睾吸虫等寄生虫。有关部门检查测定,羊群中弓形虫的感染率为61.4%,猪为20.6%,牛为13.2%,鹅为35%,而狗尤为惊人,达70%以上。弓形虫的幼虫往往藏匿在这类受感染的动物肌肉细胞中,肉眼是无法看到的。人们吃火锅时,习惯把鲜嫩的肉片放到煮开的汤料中稍稍一烫即进食,这种短暂的加热并不能杀死寄生在肉片细胞内的弓形虫幼虫。人进食后弓形虫幼虫可在肠道中穿过肠壁随血液扩散至全身。孕妇受感染时多无明显不适,或仅有类似感冒的症状,但幼虫可通过胎盘传染给胎儿,严重者可发生流产、死胎或影响胎儿脑的发育而发生小头、大头(脑积水)或无脑儿等畸形。为此,有关专家告诫,为了使胎儿健康发育,孕妇千万不要食用火锅;即使偶尔食用,也宜火候良好,锅中的水要多放些,食物要切薄,少量多次放置,将肉片烧透煮熟,随烫随吃。

忌多吃动物肝脏

动物肝脏中除含有丰富的铁外,还含有丰富的维生素 A。孕妇食用过多的动物肝脏,会使维生素 A 的每日摄入量大大超过世界卫生组织规定的最高限量(维生素 A 每日 33 毫克)。孕妇摄入维生素 A 过多,会导致胎儿在母体内发育异常。若胎儿正处于发育期,可导致胎儿牙滤泡移位,甚至使分娩不久的新生儿生出牙齿,或引起胎儿畸形,产下有耳朵缺陷、头面形状异常、腭唇裂、两眼内斜视、神经系统缺陷和胸腺发育不全的婴儿。另外,动物肝脏是动物体内最大的毒物中转站和解毒器官,一些有毒物质不可避免地要对孕妇及胎儿产生不良影响。所以说,妇女在妊娠期间不宜多吃动物肝脏。

 ## 忌多喝糯米甜酒

我国许多地方有孕妇喝糯米甜酒的习惯,认为糯米甜酒可以补母体、壮胎儿。其实糯米甜酒与普通酒一样,含有酒精,不同之处是糯米甜酒酒精浓度低些。酒精可通过胎盘进入胎儿体内,对胎儿有害,如果喝得多,时间久,有可能导致胎儿畸形。所以,孕妇不宜多喝糯米甜酒。

如果把糯米做成甜酒酿,把淀粉转化成糖,但未进一步发酵成酒,这时不但其味甘甜,而且易于消化吸收。江南很多地方用甜酒酿冲鸡蛋作为乳母催奶食物,效果很好。这种高蛋白食物兼有补身和催奶的作用。

 ## 忌多吃干鱼片

干鱼片味道鲜美,深受一些人的喜爱。但是,多吃对人体有害。尤其是孕妇更不宜多吃干鱼片。

每吃一包鱼片要嚼上百次,多吃者咀嚼次数更多。咀嚼不仅可以粉碎、研磨食物,而且由反射引起唾液、胃液、肠液、胰液分泌,为消化食物创造条件。因此,过多的咀嚼不仅浪费掉大量对人体有益的唾液,还影响正常食物的消化和吸收。由于咀嚼的次数增多,唾液的分泌量大大增加,过多的唾液进入胃内会降低胃液的消化能力,并容易在胃内发生腐败发酵,使人产生呃逆、胃痛、恶心、呕吐等症状。

另外,科学家从鱼片中已分离出亚硝胺,这

>> **温馨提示**

　　咸鱼鱼体中含有大量的二甲基亚硝酸盐,这种盐进入人体内被代谢转化成致癌性很强的二甲基硝胺,鼻咽部是其主要的致癌部位。动物试验证实,它具有对特定器官的亲和性,有很强的致癌性,并可通过胎盘作用于下一代。这是一种很可怕的胎毒,有可能引起胎儿畸形。过咸的食物还可引起孕妇水肿,并促使妊娠高血压综合征的发生。因此,孕妇要少吃或不吃咸鱼。

种物质多产生于发酵、腌制、晒干和储存的过程中,而亚硝胺是一种致癌物质。因此,孕妇不宜多吃干鱼片。

⟳ 忌骨汤熬得时间太长

孕妇最好是喝用压力锅熬的汤,骨髓中所含的微量元素也易被人吸收。孕妇需要补充足够的营养,于是很多的孕妇看准了各种骨头汤。但是,骨头汤要怎样熬才能最大程度地保留营养,而且还不会影响孕妇的消化?

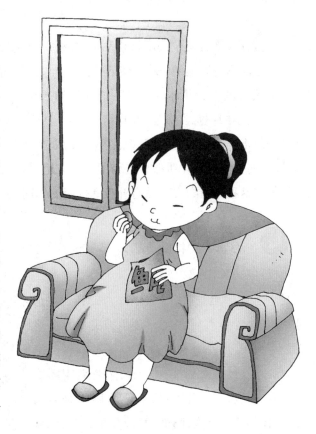

不少崇尚食补的孕妇有喝骨头汤的习惯,并觉得熬汤时间越长,味道越鲜美,营养就越丰富。事实上,这种观点是错误的。其实,无论多高的温度,也不能将骨骼内的钙质溶化,因为动物骨骼中所含钙质不易分解,久煮反而会破坏骨头中的蛋白质,因此,熬骨头汤不宜时间过长。

>> **专家建议**

营养专家推荐的方法是:炖汤之前,先将洗净的骨头砸开,然后放入冷水,冷水一次性加足,并慢慢加温,在水烧开后可适量加醋,因为醋能使骨头里的磷、钙溶解到汤内;同时,不要过早放盐,因为盐能使肉里含的水分很快跑出来,会加快蛋白质的凝固,影响汤的鲜美。此外,专家推荐的炖具为压力锅,因为用压力锅熬汤的时间不会太长,而汤中的维生素等营养成分损失不大,骨髓中所含的微量元素也易被人吸收。长时间炖出的浓汤,或以猪骨、鸡脚、连皮家禽、肥肉类煮成的汤,含有大量的饱和脂肪,且口感肥腻,这类汤对胃肠道有一定刺激,故孕妇不宜食用。

忌吃得太多

有人说孕妇应该吃两个人的饭。这是没有道理的。孕妇是应该保证有充足的营养,但过量的食物无论对胎儿还是对母体都是有害的。妊娠性肥胖在婴儿娩出后仍难以纠正,特别是当妇女习惯了过量饮食后,很难将饭量减到原来的水平。肥胖的孕妇易患妊娠高血压综合征和糖尿病,还会导致消化不良及胃病。因而孕妇应防止暴饮暴食,每周要测量 1~2 次体重,把体重控制在正常的增长范围内。

如果孕妇已经过胖,应避免食用使人发胖的食物。

如果孕妇已经发胖,也没有必要每顿饭算一算 1 个馒头多少焦耳,一碗饭多少热量,只要注意不吃或少吃高热量食物就可以了。例如,要减少含脂肪多的食物,如油炸食品、猪肉、肥肉、黄油糕点等。减少甜食和含淀粉量高的食品,包括糖果、米、面等。还要减少零食,如花生、瓜子、点心等。这些食物热量虽不高,但易转化为脂肪,最好多吃鱼虾、牛羊肉、禽类、蛋类,还有水果和蔬菜,这些食物对孕妇及胎儿都是有益的。

当然,有些孕妇肥胖并不都是饮食过量的缘故,还应请医生全面检查诊治。

忌补品食用过量

怀孕对每一个家庭来说是一件大事,特别是现在,家家都希望自己的独生子女健康聪明,因而不仅对孕妇呵护备至,甚至不惜用各种补品来培育胎儿。孕妇需要营养丰富的食物,但如果滥用补品,则是有害无益了。

>> **准妈妈课堂**

桂圆、荔枝中含有葡萄糖、维生素等,具有补心安神、养血益脾的功能。但其性温大热,而孕妇往往阴虚内热,多吃可造成大便干燥、胎热,出现阴道出血、腹痛等先兆流产症状。

1. 不要过多服用鱼肝油

鱼肝油的主要成分是维生素 A 和维生素 D。适量服用有利于胎儿发育,防止孕妇缺钙造成的小腿抽筋。但如果鱼肝油用量太大,服用时间过长,就会刺激胎儿骨细胞,引起严重的骨畸形。还可引起胎儿血钙过高,造成大动脉发育障碍及智力发育迟缓。

2. 不要过量使用维生素

推荐的孕妇膳食即可保护孕妇免于发生维生素缺乏症。如果孕妇有哪方面的营养缺乏症状,可在医生的指导下进行补充,如果超量使用维生素,其毒副反应对胎儿及孕妇都有害。如维生素 E 过量可使人出现疲倦、头痛、恶心和肌无力;维生素 K 过量可抑制凝血酶原的产生等。

忌孕期维生素 A 摄入不足

维生素 A 又名视黄醇,主要存在于海产鱼类肝脏中。植物组织内存在的 β-胡萝卜素在人体内可还原成两分子维生素 A,成为维生素 A 来源的另一途径。人若缺乏维生素 A,会出现夜盲症。维生素 A 还能促进机体生长及骨骼发育。另外,维生素 A 具有维持上皮组织健全的功能。

妊娠期内胎儿机体生长发育以及母体各组织的增加和物质储备均需要大量的维生素 A。动物研究发现:妊娠期维生素 A 缺乏,可引起流产、胚胎发育不良,幼年动物生长停滞及骨、齿形成不良。维生素 A 严重不足时,可导致动物骨骼和其他器官畸形。

孕妈妈在妊娠期,由于胎儿的生长发育以及母体的需要均应补充大量的维生素 A。维生素 A 供应不足可引起胚胎发育不良，严重不足时可导致婴儿骨骼和其他器官畸形，甚至流产。但摄入过量的维生素 A 同样有引起胎儿畸形和影响胎儿正常发育的可能。

鉴于以上原因，我国营养学会推荐孕妇维生素 A 的供给量标准与非妊娠妇女一致。

维生素 A 最好的食物来源是各种动物肝脏、鱼肝油、鱼卵、牛奶、禽蛋以及核桃仁等；胡萝卜素的良好来源是有色蔬菜及水果，如菠菜、苜蓿、胡萝

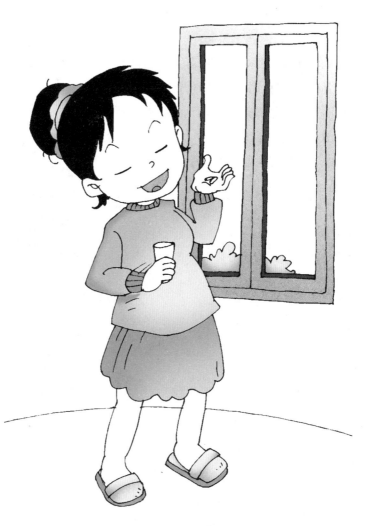

卜、豌豆苗、辣椒、甜薯、韭菜、雪里蕻、油菜、苋菜、蕹菜、茼蒿以及杏、芒果等。

忌缺乏维生素 B_1

维生素 B_1 又称硫胺素,若人体内缺乏硫胺素,不仅使糖类代谢发生障碍,还将影响机体整个代谢过程,而且丙酮酸不能继续代谢,还影响氨基酸与脂肪的合成。现今,大米和面粉越来越精细,而又缺乏其他杂粮和多种副食品的补充,易造成维生素 B_1 的缺乏。

孕妇维生素 B_1 不足或缺乏会更加明显地表现为疲倦、乏力、小腿酸痛、心律过速等。这是因为妊娠期间母体及胎儿代谢水平增加,对热能需要增加,随之也必须使维生素 B_1 供给增加的缘故。

>> 孕事早知道

含维生素 B_1 较多的食物有猪肉和动物肾、肝等,蛋类含维生素 B_1 也不少。含维生素 B_1 较多的植物食品有糙米、标准面、小米、玉米、豆类、花生、核桃以及葵花子等。

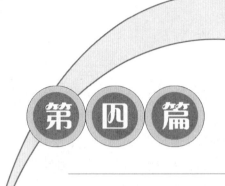

第四篇

孕期防病用药宜忌

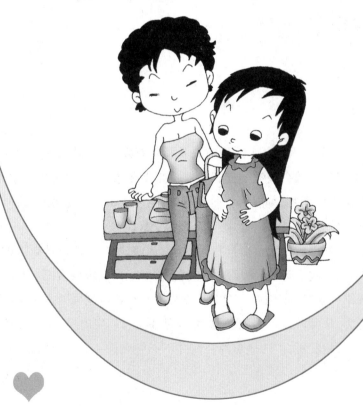

第一章

孕期防病用药宜知

在怀孕期间,生病和用药对准妈妈来说是极为敏感的事情,一个疏忽大意就可能对腹中胎儿造成不良甚至流产的影响,所以历来孕妇用药和看病都有极为严格的要求。准妈妈在怀孕期间务必遵守。

宜知孕妇感冒用药

补充维生素 C

感冒一般分为"热感冒"和"冷感冒",前者是指伴有发热的感冒,后者为无发热的感冒,表现为喉咙疼、流涕、咳嗽等症状。对付此类冷感冒,不应滥用抗生素,而应该用能增强抵抗力的药物,如在感冒早期服用维生素 C 1000 毫克(儿童 500毫克),可减轻感冒症状,缩短感冒病程,既安全效果又好。

一般来讲,维生素的摄入分为小剂量和大剂量。小剂量即人体每日必需的基础摄入量,如果长期缺乏这个基础量的话,身体就会因缺乏不同维生素而引起各种症状。而大剂量如维生素 C,对于成人 1000 毫克维生素 C 可以增强体内白细胞吞噬细菌和病毒的能力,从而增强人体免疫力,尤其是在感冒高发时节,可以预防感冒的发生和早期治疗,相反每日 60 毫克的补充并不能做到这一点。所以,两者功效是不同的。

中药疗法

中医据辨证施治原则,将感冒分为风寒感冒、风热感冒、表里两感、胃肠型及暑热型感冒,对症施药才能治愈感冒,若不然病好不了,还会加重病情。

风寒感冒:主要症状为发烧怕冷、头痛、咽喉发痒、周身不适、咳嗽多稀白痰、鼻塞或流清涕、无汗、舌苔薄白、脉浮紧或浮缓等。应选用通宣理肺丸、麻黄止嗽丸、小儿四症丸和参苏理肺丸。用法照说明或遵医嘱。并以生姜、葱白煎汤为药引。

注意事项:忌用桑菊感冒片、银翘解毒片、羚翘解毒片、复方感冒片等。

风热感冒:症状为恶寒轻、发热重、头胀痛、咽喉肿痛、口微渴、少汗出、咳嗽吐黄痰、舌苔薄白或微黄、舌尖红赤、脉浮数等。应选用桑菊感冒片、银翘解毒片、羚翘解毒片、VC 银翘片、复方感冒灵片等。按照说明服用。忌用羌活丸、理肺(参苏、通宣)丸等。

表里两感(风寒和风热混合型感冒):症状为高热、恶寒、头痛眩晕、四肢酸痛、咽喉肿痛、大便干燥、小便发黄、舌苔薄黄、舌头红赤。应选用表里双解、解表治里的药物,如防风通圣丸(散)、重感灵片、重感片等。注意不宜单用银翘解毒片、强力银翘片、桑菊感冒片或牛黄解毒片等,因疗效欠佳。

胃肠型及暑热型感冒:症状为恶寒发烧、热度不高、恶心呕吐、腹痛下泻,或头重头痛、无汗,或四肢倦怠、苔白、脉浮等。应选用藿香正气水、午时茶、香薷散等。

感冒通常为良性和自限性,病程多在 1 周左右,无严重症状者可不用或少用药物。注意休息,多饮白开水、橘汁水或热姜糖水,并避免过度疲劳和受凉,要依据气候变化增减衣服。注意室内通风和清洁,勤晒被褥。

控制感染对合并细菌感染者(如肺、喉部感染),应并用抗感染药,如口服大环内酯类抗生素。

加强体育锻炼,增强身体的抵抗力。感冒用药在连续服用 1 周后症状仍未缓解或消失者,应去医院看医生。

> **>> 专家建议**
>
> 准妈妈受凉,或感觉要感冒时,喝一碗热的红糖姜水,然后美美地睡上一觉。生蒜、生葱赛过药,常吃生蒜、生葱是预防感冒的好方法。大蒜素胶囊就是从蒜中提炼出来的。蒜不但有预防感冒之功效,还能抑制肠道病菌。

宜知如何用药

孕妇与正常人一样也会患上各种疾病。孕妇用药后,药物会通过胎盘进入胎儿体内,有些药物在胎儿体内的浓度还相当高,其中的一些药物会影响胎儿器官的发育而致胎儿畸形,尤其是怀孕2~8周时药物影响最大,因此,对孕妇用药应采取谨慎的态度。但有些孕妇及其家属却片面地认为,凡是药物都会伤害胎儿,所以生病后对医生给开的药一概不用,而是靠自身的免疫力、抵抗力硬撑着。

事实上,孕妇患病就意味着她的抵抗力已经降低,免疫功能不能发挥抵御对抗疾病因子的作用,如不及时治疗,会加速疾病本身对孕妇身体的危害,继而影响胎儿。

因此,孕妇用药应是既慎重,又不能绝对回避。具体可参照以下用药原则:

(1)任何药物(包括中草药、中成药)的应用必须得到医生的同意并在医生指导下应用。

(2)能少用的药物则少用;可用可不用的,则不用。

(3)必须用药时,应尽可能选择对胎儿无损害或影响最小的药物,如因病情和治疗需要而必须长期使用某种药物而该药又会导致胎儿畸形时,则应果断中止妊娠(流产或引产)。

(4)切忌自己滥用药物或听信所谓"秘方""偏方",以防止发生意外。

(5)避免使用不了解的新药。

(6)根据治疗效果,注意随时减药和停药。

(7)在遵循上述各用药原则的基础上,应把药物使用的剂量、种类、时间等减到最少。

宜知怎样防治甲亢

甲亢对妊娠危害不大,相反,妊娠对甲亢的病情还可能会有不同程度的缓解。无合并症的轻度甲亢孕妇,一般都能顺利度过妊娠期;但有严重合并症者,往往会发生早产、死胎、死产等。因此,甲亢妇女怀孕后应注意以下几点:

(1)定期产前检查。从怀孕3个月起即开始定期产前检查,并定期检测甲状腺功能,如测量甲状腺素等。据此可随时应用或调整抗甲状腺药物剂量。

（2）药物应用。甲亢症状轻者,一般不用抗甲状腺药物,可服镇静剂和充分休息;如果妊娠后甲亢症状和体征不断加剧或病情较重的甲亢患者,在孕期仍应继续使用抗甲状腺药物治疗。为了使药物对胎儿的影响减小到最低,其药物剂量必须在内科医师的指导下决定。

（3）手术治疗。甲亢患者在妊娠期,应避免甲状腺切除术,尤其是妊娠前 3 个月及最后 3 个月。

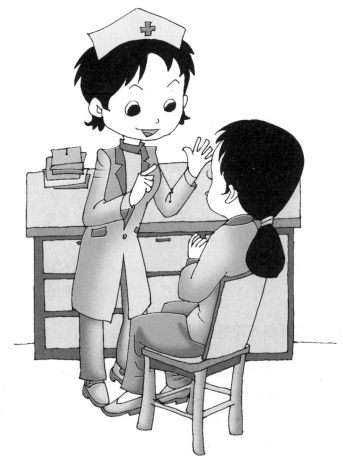

（4）同位素治疗。放射性同位素可诱发胎儿畸形及呆小病,也应禁用。

（5）分娩。轻度甲亢可耐受妊娠、分娩。一般可经阴道分娩,但甲亢产妇要预防产后出血和感染。

（6）产后哺乳。应根据产妇的病情程度以及服用抗甲状腺药物的剂量决定。可由医生决定能否母乳喂养。

宜知什么是宫外孕

卵子受精以后，经过分裂而形成胚囊，孕卵在分裂的同时向子宫运行。胚囊具有溶解母体组织的酵素，能侵入母体而着床。当胚囊运行到子宫，植入子宫体腔黏膜内而继续发育成长时，就成为正常的妊娠。但是具备着床能力的胚囊，也能侵入子宫体腔以外的母体组织而停留下来，在那里生长发育，这就是异位妊娠，也就是通常所说的宫外孕。宫外孕可发生在输卵管、卵巢、腹腔等处，分别称为输卵管妊娠、卵巢妊娠、腹腔妊娠等，以输卵管妊娠为多见。

输卵管妊娠的结果一是输卵管流产，二是输卵管破裂。

据报道，以输卵管流产为多。

输卵管流产往往是由于胚胎植于输卵管壶腹部，孕卵渐渐长大以后，自管壁附着处分离下来，落入管腔，再排入腹腔，最后连同血流被吸收。

宫外孕有没有先兆

（1）妊娠反应及停经。宫外孕后，子宫也能因受到滋养层细胞所分泌激素的影响而产生妊娠反应，子宫也会充血，变得肥厚松软。多数可发生停经，可使患者误认为是正常妊娠。

（2）疼痛。宫外孕破裂，因内出血刺激腹膜而产生疼痛突然发作，下腹一侧刀割或撕裂性疼痛。输卵管流产时，出血较慢，疼痛往往是阵发的。由于疼痛剧烈，可引起恶心、呕吐或昏迷。疼痛可向肩部、胃部、腿部及肛门放射。

（3）阴道流血。输卵管妊娠流产或破裂后，有些患者出现少量不规则阴道流血。

> **>> 准妈妈课堂**
>
> 输卵管破裂往往是孕卵植入管腔狭小部位，无法容许孕卵向管腔内扩张，而将管壁向外膨出。另外绒毛组织侵入管壁后，穿过浆膜，引起管腔破裂出血。输卵管破裂出血，有时出血很急，来不及凝固，便布满整个腹腔；出血严重时，患者可在短时间内因失血过多而死亡。

（4）晕厥、休克。患者在疼痛发作时，可出现头晕、眼花、昏迷、全身冷汗等。少数患者因腹腔出血较多而血压下降导致休克。

输卵管妊娠诊断后，要进行输血，并及时进行手术。如果不加处理，输卵管破裂的死亡率很高。卵巢妊娠与输卵管妊娠不易区别,处理方法相同,腹腔妊娠则极少。

对于宫外孕,要尽早诊断。因此,妇女在停经后应及时到医院检查,医生可以根据胎儿发育状况及怀孕月份,作出及时的判断。

宜知结核患者生育的最佳时间

结核是一种消耗性疾病,处在活动期的患者有发热、贫血、缺氧和营养不良等症状,怀孕会加重结核的病情,还可能导致流产或早产;胎儿即使存活,在宫内生长发育也会受到影响。

如果结核菌经血液侵入胎盘,还可使胎儿染上结核病。因此,一定要在结核得到有效控制后才能考虑生育。

另外,结核患者怀孕后,如有下列情况应终止妊娠:

(1)肺结核伴有肺功能减退者,其不能承受日益加重的耗氧负担,而且分娩中可能出现母婴生命危险。

(2)孕期呕吐严重、经保守治疗无效,全身情况不允许继续妊娠者。

(3)肺结核出现活动性病变者,由于需及时做抗痨治疗,可能对胎儿产生不良影响,也应终止妊娠。

> **>> 专家建议**
>
> 现在,还主张给怀孕的肺结核患者做为期6个月的抗痨治疗,一般安排在妊娠28周到产后3个月,这样既可防止结核病复发,又不致对胎儿造成不良影响。药物选择方面,禁用链霉素和卡那霉素,可用异烟肼和乙胺丁醇,重症结核可加用一般剂量的利福平。妊娠期间应定期复查,遵守医嘱。

宜知可否用药物抑制孕吐

在怀孕初期绝不可胡乱服用药物,除非经过医生指示或许可。

怀孕初期,大部分的孕妇都会有反应强烈的症状,时间长短因个人体质而不同。即使是同一个孕妇,也会因为怀孕次数而表现出不同的症状。有效抑制孕吐的药剂,现今的市面上尚无发售,至于为何不能擅自治疗孕吐的问题,请参考以下说明:产生孕吐状况的时候,就是最易形成流产的时刻,也是胎儿器官形成的重要期,在此时期的胎儿若是受到 X 射线的照射、某种药物的刺激,或是受到过病毒的感染,都会产生畸形。

抑制孕吐的镇吐剂或镇静剂中,尤以抗组胺最具药效,因此经常被用来治疗孕吐,但是服用此种药剂会使胎儿畸形。

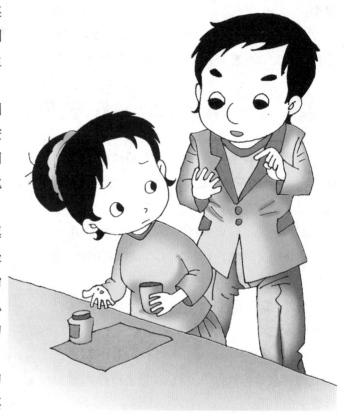

抑制孕吐有效的镇静剂、安眠药、安定神经剂等,都会严重地危害胎儿,这就是为何不能胡乱服用药物来抑制孕吐的主要原因。

在此时期最重要的就是保持身心平衡,尤其应该注意饮食等细节,必要时你也可接受医师或有经验的助产士的指导。

若是一日孕吐数次,身体显得相当虚弱、尿中出现酮体时,就有必要接受住院治疗。因为在医院中,你可暂且抛开家庭繁务,保持身心宁静,而且每天可接受足量的葡萄糖、生理盐水、氨基酸等点滴注射(1000 克以上),以迅速地减轻症状。住院时间根据症状的不同而异,一般的孕妇 1~2 星期就可以出院。

宜知怎样防治不正常胎位

正常的胎位是头位,就是胎儿的头部位于骨盆入口。

胎儿不正常胎位中比较常见的一种是臀位,就是胎儿臀部位于骨盆入口。由于胎臀比胎头小,形状也不规则,分娩时胎臀先通过产道,可引起多种合并症,所以臀位属不正常胎位。妊娠 28 周以前胎位多不固定,出现臀位不必急于纠正。

以后随着孕周的增加,大约半数可以自然回转成头位。如果妊娠 30 周以后仍为臀位,就应该及时纠正。

常用矫正臀位的方法有以下四种:

(1)胸膝卧位法。孕妇双膝垂直跪在床上,胸贴床面,两臂前伸,面部侧向一方,每日 2 次,每次 15 分钟。目的是防止胎臀过早入盆,使已入盆的胎儿退出盆腔,使胎儿改变重心,转为头位。

(2)反屈姿势法。孕妇仰卧在床上,头肩着床,腰臀垫高,使臀部距床面 35 厘米左右,两下肢自然垂落,每日两次,每次 15 分钟。作用机理和胸膝卧位相同,但较舒适。

(3)艾卷灸至阴穴法。至阴穴在两脚小趾外缘,每日灸两次,每次 15 分钟。

(4)倒转术。由医生在腹部操作,用手转动胎儿,将臀位转变为头位。

除了臀位,还有一种不正常胎位,是横位。如果胎儿的肩胛位于骨盆入口,胎头和胎臀各位于子宫的一侧就属横位。横位时胎体纵轴和母体纵轴相垂直,足月活胎不可能自阴道娩出。如发现后处理不及时,可发生严重合并症,故发现后应积极矫正,方法与矫正臀位相同。如有宫缩或近足月应立即住院观察,以免发生胎膜早破、脐带脱出等意外。

宜知过去服用的镇静剂是否仍有影响

如果曾经使用过麻醉药、镇静剂或精神安定剂,但是药物并未残留在体内,那么只要在怀孕期间不服用,是不会影响胎儿的。

若是孕妇平常就有服镇静剂的习惯,一旦药物在体内残留积贮,就会危害到健康,甚至会使月经不顺,形成难以怀孕的现象,即使怀孕也很容易流产。而且长期服用镇静剂,也会逐渐产生耐药性和依赖性。

有些镇静剂会使胎盘畅通,让药物迅速地到达胎儿体内,继而引起种种障碍。对于此类药剂我们必须要注意:

(1)精神镇静剂。由动物实验得知,此种药物会损及动物的胎盘。1974年12月,美国的医学杂志发表了一篇有关人类服用镇静剂之后,会使胎儿出现畸形的报道。

精神镇静剂有许多种,孕妇若是胡乱服用镇静剂,则在服用6周内所生出的婴儿,无论是在精神或肉体方面,都会引起危险。美国医学界曾针对此现象,作了以下的比较:他们将服用镇静剂的孕妇所生出畸形儿的数目与未服用的孕妇所生畸形儿的数目相比较,发现前者约为后者的6倍。而这些异常儿的症状有智能不足、心脏畸形、重听、关节障碍、肠畸形等。

> **>> 温馨提示**
>
> 美国通过对精神镇静剂的研究指出:孕妇在怀孕6周之内若是服用镇静剂,仍有不良影响。很多孕妇由于怀孕初期无法确知自己是否怀孕,所以往往发生胡乱服用药的情况,殊不知此时服用药物,正有可能影响胎儿。
>
> 一旦获知怀孕了,才开始告诫自己别再服用镇静剂,已经来不及了。因此自知有怀孕可能的女性,在平时就应养成不乱服药物的习惯,才能确保身体健康。

外国的学者曾指出,如果孕妇在怀孕初期服用与抗抑郁有关的药物,也会造成胎儿畸形。

(2)镇痛剂。吗啡、可卡因等镇痛剂,会迅速通过胎盘,被胎儿吸收,所以医师在对孕妇进行手术之时,若须大量使用此类药剂的话,应该在短期内施用。

若将吗啡作用于怀孕的动物身上,则该动物所生的幼儿会形成脑部或骨骼的畸形。但是人类大量使用镇痛剂,是否会产生畸形或使胎儿死亡,目前尚无此类报道。

🕐 宜知怎样防治阑尾炎

妊娠期发生急性阑尾炎比较多见。由于孕期妇女的生理变化和阑尾位置随子宫的增大而相应上移,压痛点也上移,因此诊断有一定困难。且孕期阑尾炎穿孔的发生率较高,因此孕妇应充分重视。

妊娠期发生阑尾炎,常常缺乏典型的症状,腹肌紧张多不明显,但存在右侧腹痛。

　　由于孕妇患病时多会考虑到用药对胎儿的影响，因此，爱子心切的母亲经常采取忍一忍、抵抗一下的对策，其实这是非常有害的。急性阑尾炎靠"忍""抗"是顶不过的，其后果常常是阑尾穿孔、腹膜炎、流产或者早产，威胁母子的安全。

　　因此，妊娠期发生阑尾炎应及早就医，这样医生有更大的选择余地，可根据情况采取保守治疗或早期手术等方案，以保证母婴的安全。

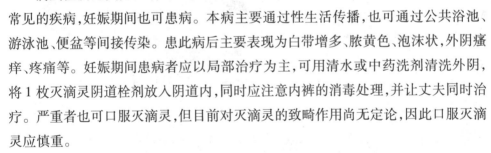

宜防治孕期阴道炎

　　滴虫性阴道炎是生育年龄妇女较常见的疾病，妊娠期间也可患病。本病主要通过性生活传播，也可通过公共浴池、游泳池、便盆等间接传染。患此病后主要表现为白带增多、脓黄色、泡沫状，外阴瘙痒、疼痛等。妊娠期间患病者应以局部治疗为主，可用清水或中药洗剂清洗外阴，将 1 枚灭滴灵阴道栓剂放入阴道内，同时应注意内裤的消毒处理，并让丈夫同时治疗。严重者也可口服灭滴灵，但目前对灭滴灵的致畸作用尚无定论，因此口服灭滴灵应慎重。

>>准妈妈课堂

　　霉菌也称白色念珠菌，该菌在酸性环境中易于生长。因为孕妇体内雌激素水平高，阴道上皮细胞中糖原多，在阴道杆菌作用下，糖原分解成乳酸，阴道酸度提高，因此孕妇特别容易患霉菌性阴道炎。患此病后表现为白带增多、色白黏稠、豆腐渣样，也可出现外阴瘙痒、疼痛等。妊娠期此病也应以局部治疗为主，可用小苏打（碳酸氢钠）清洗外阴，阴道内放置霉菌素片、硝酸咪康唑阿通栓（达克宁）等抗霉菌药物。应力争在妊娠8个月之前治愈，以防分娩时感染新生儿。

宜防治肠道病毒感染

肠道病毒感染很常见，夏秋多发。常见病毒血清型为柯萨奇病毒 A、B 型及埃可病毒，传播途径为呼吸道和消化道分泌物传染。柯萨奇病毒感染在妊娠期可引起非麻痹性脊髓灰质病变及心脏病变，并致胎儿宫内感染和畸形。

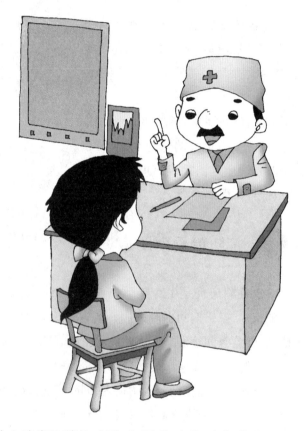

母儿传播途径包括胎盘传播、阴道分娩时接触母体分泌物或血液传染及呼吸道、消化道传染。此病毒耐酸，对理化因素抵抗力强，一般消毒措施效果差。妊娠期对母婴的影响主要有：柯萨奇病毒 A 型引起新生儿感染，表现为胃肠炎和腹泻；柯萨奇病毒 B 型感染可致先天性心脏病及其他畸形，如尿道下裂、消化道畸形及死胎，不引起流产。严重的柯萨奇病毒 B 型感染多发生于产后几天内。埃可病毒感染与风疹相似，以发热和下腹痛为特征，但很少引起胎儿畸形。孕晚期感染可致死胎。新生儿感染可致死亡或神经系统后遗症。新生儿严重感染在生后 7 天内发病，表现为脑膜炎、肺炎、心肌炎和肝炎，也可致婴儿室暴发感染。以上感染，无特殊的治疗药物，主要是加强预防，隔离传染源，流行季节加强病室空气消毒，及时发现并治疗隐匿性感染。

宜知刷牙时牙龈出血怎么办

妊娠以后，体内的黄体激素明显增加，使牙龈组织中的毛细血管扩张、弯曲，弹性减弱，血流淤滞，以及血管渗透性增加，造成牙龈肿胀、脆软，尤其是牙间乳突更为明显，可呈大小不等、颜色暗红或紫红色的瘤状突起，在刷牙时容易牙龈出血。这种病症被称为妊娠性牙龈炎，多见于口腔卫生不良或牙齿排列不齐的孕妇，分娩后可以自愈。

防治此病应注意保持口腔卫生，坚持做到饭后漱口，睡前用软毛刷顺牙缝刷牙，避免食物残渣留在口中发酵产酸，并注意不要伤及牙龈。如发生孕吐，更应注意漱口，并可用2%的小苏打水或复方硼酸液漱口，以抑制口腔内细菌的繁殖，保持口腔碱性环境。平时可多吃些新鲜的水果及蔬菜，必要时可服些维生素 C 片。

宜知孕妇可以接种哪些免疫疫苗

孕妇可以接种的疫苗有以下几种：

1. 破伤风类毒素

新生儿破伤风的发病率高，是威胁新生儿生命的一大因素。孕妇接种破伤风类毒素可以预防孩子感染破伤风。

接种方法：在怀孕第 4 个月注射第一针，剂量为 0.5 毫升（含 5 个单位），间隔 6 周或更长一点时间后注射第 2 针，剂量同前。第 2 针最迟应在预产期前 4 周注射，因为如果注射时间太接近分娩时间，就不能保证分娩时母体已产生足够抗体。

并非所有的免疫接种都是安全的，如水痘、风疹、麻疹、腮腺炎、甲肝等疫苗都是病毒性减毒活疫苗，孕妇不宜接种。还有，孕妇应禁用口服脊髓灰质炎疫苗及百日咳疫苗。

如果孕妇已感染破伤风，则不宜使用破伤风类毒素，否则可能会引起过敏反应。使用人血破伤风免疫球蛋白，则不会引起过敏反应。

2. 狂犬疫苗

在狂犬病流行区，孕妇如被狗或其他动物咬伤，或者在非流行区被疯狗或怀疑是"疯"动物咬伤，都应注射狂犬疫苗。

接种方法：在咬伤的当天和第3、7、14、28天各注射狂犬疫苗一针。严重咬伤如上肢、头面部或身体多处被咬伤者，应立即注射狂犬病免疫球蛋白或注射抗狂犬病血清，然后再按上述程序注射狂犬疫苗。

3. 乙脑疫苗

注射乙脑疫苗对孕妇、胎儿均无害，但不必常规注射。如果孕妇要在乙脑流行期间去流行区，则要提前注射疫苗。

宜防治泌尿系统感染

泌尿系统感染是妊娠期最常见的伴发病之一。其表现轻重不等，由最常见最轻的无症状性菌尿症而后到出现膀胱炎、急性肾盂肾炎，病原菌以大肠杆菌为多见。妊娠后，由于激素影响致输尿管张力减低、蠕动减弱，增大的子宫及卵巢静脉充盈，使输尿管在骨盆边缘处受压迫产生部分梗阻及扩张，致尿潴留。大肠杆菌存在于肠道中，并能粘附在泌尿道上皮细胞上而不易被尿流冲走，在尿潴留的基础上，易致泌尿系统感染，亦可通过淋巴系统、血行或自尿路上行感染发病。轻度尿路感染，尿液培养有细菌而无临床症状，尿常规也可能正常，发展到膀胱炎，则出现尿频、尿急、尿痛甚至尿血等。发展到急性肾盂肾炎则有寒战、高热、肾区疼痛及叩痛，右侧居多，亦可为双侧，可有排尿困难或血尿，并伴有恶心、呕吐，尿检有成堆白细胞及细菌，少数可并发菌血症、感染性休克及肾功能衰竭等。高热可引发早产或胎死宫内、血压增高等。

治疗主要用抗炎药物及支持疗法，关键是治疗应彻底。

> **>> 专家建议**
>
> 孕妇为预防泌尿系统感染，应强调注意卫生习惯。如每日清洁外阴，更换内裤，保持大便通畅，排便后手纸应由前向后擦大便，减少肠道细菌污染阴道及尿道的机会；医护人员给孕妇外阴、阴道操作或导尿时，要严格无菌操作。

宜知影响胎儿的发育或致畸的药物

1. 抗甲状腺剂及碘剂

胎儿甲状腺的发育于妊娠第14周完成并开始有活动功能，任何抗甲状腺药物给与母体,均能迅速通过胎盘影响胎儿甲状腺功能和甲状腺垂体系统的发育。甲亢孕妇服用抗甲状腺药物如他巴唑、甲亢平等后,药物可通过胎盘到达胎体,抑制胎儿甲状腺素分泌,以致胎儿甲状腺功能减退。在妊娠第14周前应用抗甲状腺药物,可导致新生儿甲状腺功能减低(简称新生儿甲低)、呆小症;在妊娠末期应用可致死胎、先天性黏液水肿和延迟分娩。当胎儿甲状腺素缺乏时,胎儿腺垂

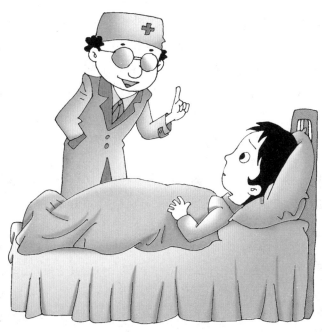

体促甲状腺素分泌过度引起胎儿甲状腺肿大。孕妇长期大量应用碘化物,胎儿也可合并先天性甲状腺肿,此药所致的甲状腺肿大常可压迫呼吸道而发生窒息,同时合并甲状腺功能低下及智力低下。所以孕妇必须用药时,剂量要小,同时服用小剂量甲状腺素片,以防甲状腺功能减退及甲状腺肿大。

2. 性激素

动物实验证实在孕早期大量应用糖皮质激素有致畸作用,如兔、小白鼠及猴可致唇腭裂。早年曾有报道人类在孕14周大量应用糖皮质激素可致唇腭裂、死胎、早产,后经广泛使用并未见发生畸形的报告。目前一般倾向于人类无致畸作用,同时有人提出孕期如

> **>> 准妈妈课堂**
>
> 　　1961年首先报道两例全孕期服用甲磺丁脲,结果胎儿发生畸形。一般认为用甲磺丁脲者有5/6的婴儿有缺陷,这已被动物实验所证实。

合并红斑狼疮、疱疹样脓症等危及孕妇生命的疾病时,仍要早期大量应用。促皮质激素多不能通过胎盘,但可引起母体肾上腺分泌皮质激素,故在孕早期也应禁用。

(1)孕早期应用雄激素及人工合成孕激素,有致女婴外生殖器男性化的可能,其主要表现是阴蒂肥大、阴唇粘连等,内生殖器仍属正常。

（2）人工合成雌激素。20 世纪 50 年代曾用人工合成雌激素治疗先兆流产，导致有的女胎生殖器男性化。另外，孕期接受雌激素的女胎，生后在青春期可得一种常发生于老年妇女的阴道腺癌和癌前期病变的阴道腺病，还可影响子宫的发育而致不孕症，所生下的男孩睾丸发育不良而患少精症。近年来有报告指出，接触性激素的妇女（孕妇），其女性胎儿男性化、缺少肢体及 VACTERL 综合征（即脊柱、肛门、心脏、气管、食道、肾及肢体综合缺陷）的患者日渐增多。

>> **温馨提示**

丹麦报告，糖尿病母体所生婴儿有异常者约为非糖尿病妇女所生婴儿的 3 倍，有所谓"尾端退化综合征"：异常儿童中约有 2/3 缺少一个或者更多的骶椎、一个或更多的腰椎，以及下肢肌肉、骨骼异常。

氯硝安定孕期长期连续用药，新生儿可发生低血压、低温、呼吸功能衰竭，大量用药可能发生畸形。苯巴比妥与苯妥英钠合用时致畸作用比单用时加强，另外，苯巴比妥还可抑制新生儿呼吸、胃肠道张力，如孕期长期应用，新生儿可出现脱瘾综合征：活动过度、睡眠不安、震颤、反射亢进。急性发作后呈现亚急性表现：饮食过多、发作性兴奋、长期啼哭、听觉过敏、出汗。

（3）避孕药。合成孕激素避孕药在孕前半年内或早孕时仍在应用可发生胎儿肢体缺陷、心脏缺陷等。不要用人工合成孕酮类药物终断妊娠，不能常规用于治疗习惯性流产。

如需用药可用天然孕酮，孕前后口服避孕者应终止妊娠。

3. 治疗糖尿病药物

治疗糖尿病的药物如甲磺丁脲、D860、氯磺丙脲、胰岛素等常被认为是流产、死胎及胎儿多发畸形的原因。但有人认为糖尿病孕妇所生婴儿死亡率及畸形发生率增高和孕妇血糖水平有关，而与应用降血糖药物的关系则不一定。胰岛素不易通过胎盘，动物致畸实验已经证实，但人类尚没有发现它本身是致畸的。

4. 抗菌药物

抗菌药是一类能抑制或杀灭机体内病原微生物的药物，种类繁多，有磺胺类、抗菌素类、抗结核药、抗真菌药、抗病毒药等。它们都能不同程度地通过胎盘到达胎体。这类药物常规量下对胎儿无害，但反复大量应用或冲击用药时可因胎儿对其解毒和排泄能力差而致蓄积中毒。

（1）青霉素和红霉素。无致畸作用。常规用量下对胎儿比较安全,采用大剂量时可破坏胎儿红细胞系统或损伤肝功能,使胎儿发生严重黄疸甚至死亡。

（2）氨基糖苷类抗生素。链霉素:孕妇用药后引起新生儿听力障碍者较多,其次是肾损害。

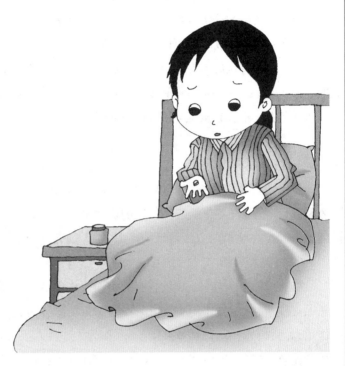

庆大霉素及卡那霉素:可引起新生儿听力及前庭障碍、肾功能损害。

新霉素:引起新生儿耳聋较多。

（3）抗结核药。异烟肼:虽能通过胎盘,但普遍认为其治疗剂量并不致引起胎儿畸形。也有人认为,异烟肼的代谢产物可干扰维生素 B_6 的代谢,引起中枢神经系统损害,导致婴儿迟钝或产生脑病,孕妇应慎用。

利福平:动物试验有致畸作用,对人类应用后有否致畸尚无定论,但早孕不主张用,孕 3 个月以后慎用。

对氨基水杨酸(PAS):早孕患者用后,畸胎率较未用药者高一倍。

（4）广谱抗菌素。氯霉素:主要经肝解毒、肾脏排泄。孕晚期大量用药因胎体内活性氯霉素浓度增加,引起中毒反应,新生儿出现所谓"灰色综合征":呼吸功能不全、发绀、腹胀、呕吐、腹泻、皮肤苍白等。另可引起骨髓抑制,损害骨髓的造血功能引起再生障碍性贫血、血小板减少症等。

四环素:四环素族也应该引起准妈妈的警惕,四环素族易通过胎盘并以钙、磷复合物的形式沉积于骨基质内,阻碍钙进入软骨及骨,使软骨发育受阻,骨生长障碍。孕 12 周前用药有手指畸形、先天性白内障的危险,孕后期用药可使胎儿发生严重溶血性黄疸或药物沉着于骨骼引起长骨发育不全、乳齿黄染、牙釉质发育不全等,孕妇可发生暴发性肝功能衰竭、肝急性脂肪坏死、肾功能失调等危及生命,属于孕期禁忌药。

(5)灭滴灵。应由医生根据病情的需要慎重应用。

(6)磺胺类。这类药物也是经肝解毒,孕晚期特别是分娩前服磺胺类可在胎体内大量积蓄(长效磺胺可停留6~7天),并使胎儿体内已和蛋白质结合的胆红素游离,血中游离胆红素浓度上升,引起高胆红素血症,成为脑瘫痪的原因,故孕晚期、临产前应避免连续应用磺胺制剂。孕妇接受磺胺类、伯氨奎宁、非那西汀、呋喃坦丁等治疗,可引起缺乏红细胞葡萄糖-6磷酸脱氢酶的胎儿生后发生溶血性黄疸。

5. 抗肿瘤药物

抗肿瘤药物能直接或间接影响细胞 DNA、RNA 和蛋白质的合成,也可致染色体断裂,造成器官分化缺陷。常用的氨甲蝶呤、环磷酰胺、氟脲嘧啶、甲苄肼及其他细胞毒制剂在孕早期应用均可致畸形,如无脑儿、脑积水、腭裂等。

6. 抗癫痫药物

妊娠对癫痫可有不同影响:有的癫痫发作因妊娠而暂时或永久地停止,但通常妊娠过程中,癫痫发作的次数更频繁且严重。苯妥英钠、丙戊酸钠孕期服用有致畸作用,如腭裂、唇裂、鞍状鼻及指萎缩,称为先天性苯妥英钠综合征。用药者与未用药者比较,畸形儿出生率高 2~3 倍。扑癫酮、苯巴比妥、甲基苯巴比妥孕期使用能造成新生儿早期凝血异常。

7. 镇痛及麻醉药

绝大多数镇痛及麻醉剂都具有抑制中枢的作用,且能不同程度地通过胎盘进入胎体。

它们以两种方式对胎儿产生不良影响:其一直接抑制胎儿呼吸循环中枢;其二使产妇缺氧、低血压、高碳酸血症,从而间接影响胎儿。孕母用药后,如胎儿在药物抑制作用下仍按时娩出,可致新生儿窒息。

(1)吗啡与杜冷丁。均可进入胎儿体内,孕妇若长期反复应用此两种药,可致新生儿出现"戒药综合征",生后不久出现共济失调、心动过速、呼吸不整齐、惊厥,需用镇静剂才能控制。

(2)麻醉药。可对产妇的呼吸有不同程度的影响,并可通过胎盘对胎儿产生抑制。如硫喷妥钠,母体服药后一分钟内可达胎体并对胎儿产生抑制;另外该药有心脏抑制作用及使周围血管扩张作用,可使低血容量产妇产生低血压以致胎儿缺氧和酸中毒。再如氯胺酮,当剂量大于 2 毫升/千克时胎儿抑制率较高。另有报告说,长期接触挥发性麻醉剂的医务人员怀孕后流产、死胎增加;也有未成熟儿及出生缺陷增加的报告。

8. 安定药

(1)氯丙嗪。长期应用可引起胎儿视网膜炎和心肌损害、肝功障碍,抑制新生儿呼吸。

(21)眠尔通、利眠灵。此两药可通过胎盘,孕早期应用可能有致畸作用,主要为面裂。全孕期服用可使胎儿、新生儿发育迟缓。

(3)安定。能自由迅速通过羊水、胎盘,对染色体有损害,孕早期应用可致畸胎(口裂发生率较高)、流产、早产儿,有加重核黄疸的危险。

9. 解热镇痛药

(1)阿司匹林。孕早期应用有致神经系统畸形的报道,孕中、晚期应用可致胎儿动脉导管早闭,孕晚期应用量大时可使孕期延长。足月前 2 周服用可致新生儿呈出血倾向:头部血肿、发绀、短便及便血。

(2)非那西汀。可致肾畸形、新生儿贫血及肝肾损害,常并发变性血红蛋白血症,引起婴儿死亡。

(3)消炎痛。孕妇用药可使早产儿未闭动脉导管收缩,甚至完全永久闭塞。

10. 抗凝血药

(1)双香豆素及苯茚二酮。可通过胎盘致明显的凝血障碍,胎儿期及新生儿期出血、死胎(胎儿及胎盘出血所致)。另外双香豆素有致畸危险,出现马鞍鼻、手短宽、白内障、小眼球、智力低下等,约占应用此药胎儿的 25%～50%。

(2)华法令。使胎儿凝血酶原过低以致出现出血倾向,另外华法令可能引起鼻发育不全、长骨和脊柱骨的骨骼钙化及视神经萎缩、小脑畸形、智力低下等。所以以上各药怀孕 3 月内禁用。

11. 辟压、利尿药

(1)利血平。孕期服用利血平,分娩的新生儿易发生血小板减少及出血倾向,特别是分娩前两天服用者,10% 新生儿出生后 5～6 天内可发生鼻塞、鼻充血、呼吸困难、嗜睡、心率慢、拒奶、体温低等现象。全孕期应用者低体重儿增加(胎盘血流下降约 20%,母婴间氨基酸转运减少)。

（2）神经节阻滞剂。六甲双胺、五甲呱啶、美加明等可使新生儿产生麻痹性肠梗阻或骨髓抑制性血液病。

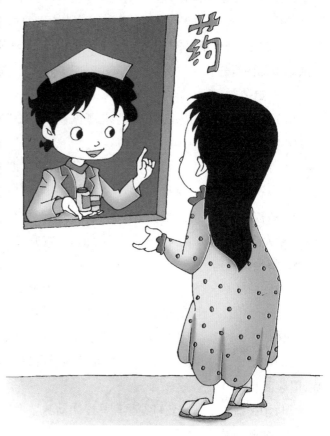

（3）硫酸镁。镁离子易通过胎盘到达胎体，母体大量长期应用可因高镁血症诱发胎便栓塞综合征及血小板减少。另见新生儿肌张力减弱、呼吸抑制。

（4）奎尼丁。可致耳聋、死胎、畸形。

（5）噻嗪类及相应的利尿药。如双氢克尿塞、克尿塞、利尿酸、速尿等均可进入胎儿循环，引起电解质紊乱、血糖过高、高尿酸血症等，还可或引起新生儿血小板减少。对严重妊高征或充血性心力衰竭的孕产妇，利尿药以选用速尿较安全。当使用次数和剂量有限时对胎儿影响较小。

12. 防治早产、流产药物

（1）黄体酮。孕早期应用可能诱发心脏畸形及男婴尿道下裂。日本已禁用，美国限于怀孕12周后应用。但临床上，对黄体酮功能不足者所致的流产，仍可少量应用。

（2）消炎痛、阿司匹林。使胎儿发生宫内动脉导管闭锁死亡，或形成新生儿持续性肺动脉高压。另外也可引起胎儿、新生儿肾功能障碍。

（3）β-交感神经兴奋剂。羟苄麻黄碱：孕妇应特别注意羟苄麻黄碱用药，因为它会引起心动过速、呼吸增加、震颤、高血糖、低血钾和烦躁、恶心等。严重合并症为酸中毒和肺水肿。对胎儿主要会引起心动过速。需要警惕的是，受此类药物影响,胎儿血糖上升,胰岛素分泌过多,产后可出现低血糖症。另外,此类药物还对母婴平滑肌有显著的弛缓作用,这可导致母婴肠梗阻。

13. 抗疟药

(1)奎宁。长期大量应用可致胎死宫内或致新生儿先天性耳聋、血小板减少、肾损害,或致胎儿畸形,如眼、耳畸形,脑积水,心脏畸形,马蹄肾等。

(2)阿的平。偶有致畸形报告。

(3)氯喹。可致胎儿耳聋、马蹄肾、脑积水、先天性心脏病、四肢缺陷、智力障碍及惊厥等。

(4)乙胺嘧啶。可致胎儿畸形。

14. 维生素类

(1)维生素 A 过量。可致骨骼畸形、肾及中枢神经系统畸形以及先天性白内障。

(2)维生素 D 过量。对胎儿及新生儿肾脏及心血管系统有损害,可致胎儿血钙过高、新生儿血钙过高、肺小动脉狭窄及高血压等,另外还可引起胎儿智力障碍。

(3)维生素 K。大量维生素 K,尤其是维生素 K_3、K_4,据报道可引起新生儿高胆红素血症及核黄疸。

15. 其他药物

(1)抗心律不齐药。

(2)普鲁卡因酰胺:可致母体血压下降、胎盘功能不全、胎儿宫内窘迫、新生儿窒息等。

(3)心得安:孕中给药可致胎盘栓塞、梗塞,若持续给药可使新生儿 Apgar 评分、血糖、出生体重低于正常。

(4)抗过敏药。苯海拉明、乘晕宁、扑尔敏等也有使胎儿发生潜在性畸形的危险,并可抑制新生儿呼吸,引起严重窒息。

⏱ 宜重视前置胎盘的治疗

孕妇在孕晚期发生前置胎盘较为常见。

前置胎盘典型的症状是妊娠 8 个月以后或分娩时,出现无明显原因地无疼痛地反复阴道出血,其危险在于失血过多。

前置胎盘多发生在生育过多、过密或子宫内膜已受损伤的孕妇。为预防前置胎盘的发生，要做好计划生育，加强避孕措施，避免反复流产或刮宫，防止子宫内膜受损，还要预防妇科炎症的发生，这些都是行之有效的预防措施。

一旦发生前置胎盘，其治疗原则是尽快止血，纠正贫血。如果怀孕不到38周，出血较少，一般情况下，胎儿依然存活，可以继续观察，并注意绝对卧床休息。还可以对患者使用镇静剂和利眠宁10毫克，每日3次，多吃含铁丰富的食物，或使用硫酸亚铁药物0.3克，每日3次，以纠正贫血。孕妇如果发生大出血休克或反复出血，就需要立即住院治疗。

宜知卵巢肿瘤患者怀孕后怎么办

妊娠合并卵巢肿瘤危险较大。因为妊娠期间血液供应丰富，肿瘤生长较快，且易发生扭转、破裂等情况。因此，一定要请医生检查后再做处理。

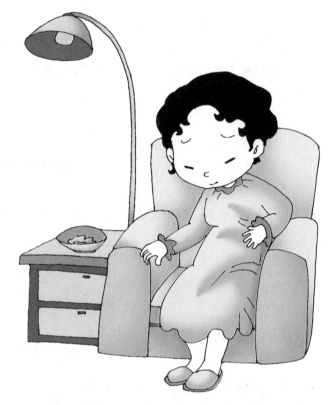

（1）如果是一个生理性的黄体囊肿，一般经过一段时间的观察以后可以缩小或消失。如果没有并发症不必处理。

（2）如果是良性肿瘤，可在妊娠稳定、安全的时候，即4～6月时手术切除。必要时可用腹腔镜手术切除，对胎儿的刺激较小。

（3）对恶性肿瘤，如出现肿瘤扭转、破裂等，则应及时手术。

宜防治便秘

由于妊娠期间有某些激素水平升高,因而造成排泄迟缓(肠的肌肉组织更为松弛)。

此外,日渐膨胀的子宫压迫到肠,因而抑制肠的正常活动。而便秘的后果之一是引起疮痔,必须想办法防治便秘。

(1)多吃含纤维素的食物。

如新鲜水果和蔬菜、豆类(干豆荚和豌豆)以及脱水水果(葡萄干、梅干、杏干、无花果)。倘若平素吃含纤维素类的食物很少,则要慢慢增加这类高纤维食物,否则胃难以适应。孕妇也可将每天的纤维摄取量分散在所吃的每餐上。

(2)水分充足。摄取足够的流质,便秘就毫无立足之地。原因是大部分的流质——尤其是水、水果和蔬菜汁,对软化大便和促进消化道内食物的推进有很好的效果。

(3)适当运动。至少轻快散步半小时,并把这运动变成日常的习惯。此外,尽量增加几项自己喜欢而又安全的运动。

第二章

孕期防病用药禁忌

孕妇用药以后，有些药物可以通过母体的内分泌、代谢等间接影响胚胎，也可以透过胎盘屏障直接影响胎儿，最严重的是药物毒性影响胚胎分化和发育，造成胎儿畸形与功能障碍。因此孕妇用药应该十分慎重，必须严格选择，不能轻易用药。这一章中我们就来了解一下准妈妈们的用药禁忌。

忌用抗凝血药

抗凝血药主要有肝素、双香豆素及苯印二酮、华法林等，孕期如用此类药物，对孕妇和胎儿将有不同的影响。

肝素：由于肝素分子量大，不经胎盘转运，没有任何致畸作用，对胎儿和新生儿也无不良反应，孕期需长期使用抗凝治疗时，可选用肝素。

双香豆素及苯茚二酮：可通过胎盘致明显的凝血障碍，出现胎儿期及新生儿期出血、死胎（胎儿及胎盘出血所致）。另外，双香豆素有致畸危险，出现马鞍鼻、手短宽、白内障、小眼球、智力低下等，占应用此药胎儿的 25%～50%。

苄丙酮香豆素（华法林）：华法林有明显致畸作用。早孕时应用此药有 15%～25% 可引起"华法林胎病综合征"，主要表现为面部器官发育异常、鼻骨发育不全、指或趾骨发育不全、生长和智力发育迟缓、视神经萎缩等，常发生早产，并由于新生儿鼻道狭小，常伴有呼吸抑制。中期妊娠应用此药，可引起胎儿发育迟缓、视神经萎缩、小头畸形和大脑不发育。晚期妊娠应用华法林，主要引起胎儿和产妇出血。

忌用阿司匹林

阿司匹林是众所周知的家庭常备药。它有较强的解热镇痛和抗风湿作用,用于感冒、发烧、头痛、肌肉痛和神经痛,疗效迅速而持久。然而,孕妇却要避免服用阿司匹林。

这主要是由于阿司匹林有抑制血小板聚集的作用,从而使出血时间延长。口服 0.65 克的阿司匹林就可以使正常人出血时间延长 1 倍,并持续 4～7 天之久。所以,孕妇应禁服阿司匹林,否则生出的婴儿(尤其是早产婴儿)常常由于严重的脑出血而死亡。

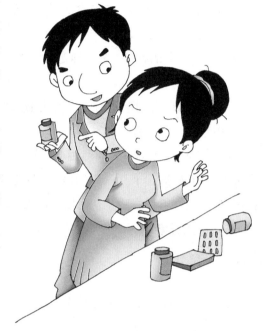

忌用感冒、发烧药

正常人的体温是由大脑皮质和丘脑下部体温调节中枢所控制的,并通过神经体液因素调节产热和散热,所以正常人体有相对恒定的体温。若致热源引起产热过多或散热过少,使体温超出正常范围,则称为发烧。除感冒外,还有许多情况可导致人体发烧。临床上按体温的不同将发烧分为低烧、中烧、高烧和超高烧四类。一般来说,高烧可刺激子宫,使之收缩,引起早产或流产,也可以使胎儿死亡。因此,孕妇感冒发烧要用药物治疗。但是,药物要经过选择,勿服对胎儿有致畸作用的药物。

>> **温馨提示**

调查结果显示,母亲在怀孕 3 个月前到结束哺乳期间,如果感染流行性感冒或是肺炎,所生孩子患白血病的几率高达 89%;如果母亲患有疱疹、衣原体等性传播疾病,对孩子的影响更大,她们所生的孩子患白血病的几率会高出 6 倍以上。相反,如果妇女在怀孕期间补充铁剂,那么孩子患白血病的危险就会降低。

忌用的药物

孕妇感冒发烧时,下列药物要慎用或不用:

(1)水杨酸制剂:动物实验证明,水杨酸制剂能迅速通过胎盘,大剂量应用可使动物胚胎致畸。在人身上的作用,尚无确定的大量病例报道,但要慎用。

(2)链霉素:大剂量使用可使胎儿第八神经受损,引起先天性耳聋。

(3)四环素:大剂量长期服用会对孕妇肝脏有毒害作用,妊娠3个月内应用,可使胎儿乳牙色黄,釉质发育不良或胎儿宫内发育停滞。

(4)庆大霉素、卡那霉素:对听神经有毒害作用。

> **>> 准妈妈课堂**
>
> 链霉素是一种从灰链霉菌的培养液中提取的抗菌素,属于氨基糖苷碱性化合物,它与结核杆菌菌体、核糖核酸蛋白体蛋白质结合,起到了干扰结核杆菌蛋白质合成的作用,从而起到杀灭或者抑制结核菌生长的作用。

忌用易引起流产的药物

怀孕期间,禁用可以引起子宫平滑肌收缩的药物,如麦角、益母草、垂体后叶素、缩宫素、前列腺素、天花粉和奎宁等,因这些药物有导致流产或早产的危险。引产时如必须用缩宫素,也应根据子宫收缩情况及胎心率来调整滴入速度,以免胎儿在子宫内窒息。

泻药及强烈刺激性药物如硫酸镁、蓖麻油等,对肠管产生的刺激作用,可反射性引起盆腔器官充血和增强子宫的收缩,导致流产,故一般忌用。

忌用影响孕妇和胎儿的中药

中药里也有不少药物能损害孕妇及胎儿,造成"轻则动胎,重则堕胎"的后果。根据药性可将中药分为妊娠期禁用、慎用和避免单独使用药三类。前两类大多属于重镇、滑利、攻破、辛香走窜、大毒、大热的药物。

禁用药有:巴豆、斑蝥、铅粉、水银、大戟、土牛膝、商陆、麝香、蜈蚣和莪术等。

慎用药有:附子、乌头、生大黄、芒硝、甘遂、芫花、三棱、刘寄奴、皂角刺、生五灵脂、穿山甲、雄黄和乳香等。

避免单独使用的药有:当归尾、红花、桃仁、蒲黄、苏木、郁金、枳实、槟榔、厚朴、川椒、葶苈子、牛黄、木通、滑石等。

以上药物中,有的对子宫平滑肌有兴奋作用,如麝香、大戟、红花等;有的因具有强烈的刺激作用,可引起盆腔充血及子宫收缩,如巴豆、芒硝、生大黄、商陆、斑蝥等;芫花、甘遂等还可用于引产,即增加子宫收缩,使胎盘剥脱而终止妊娠。狗皮膏药(活血风寒膏)、伤湿止痛膏中含有麝香、三棱、乳香等成分,故常附有"孕妇忌贴于腰腹部"或"孕妇忌用"等说明。

 ## 忌感冒盲目用药

孕妇感冒后,有两方面影响:一是病毒可透过胎盘进入胎儿体内,有可能造成先天性心脏病以及唇腭裂、脑积水、无脑儿和小头畸形等;二是感冒造成的高热和代谢紊乱产生毒素,而高热及毒素又会刺激孕妇子宫收缩,造成流产和早产,新生儿的死亡率也增高。那么孕妇感冒后该怎么办呢?

如果轻度感冒,仅有喷嚏、流涕及轻度咳嗽,则不一定用什么药。多饮白开水、橘汁,适量吃些维生素 C,但要注意充分休息。也可在医生指导下选用一些中成药,适当休息,一般能很快自愈。

>> **温馨提示**

葶苈子主治泻肺平喘,行水消肿。用于痰涎壅肺、喘咳痰多、胸胁胀满、不得平卧、胸腹水肿、小便不利。

以上所述"忌用"和"慎用"药物,一般应避免使用,但是如果遇有孕妇患有严重疾病,不使用这些药物,病痛不能消除的时候,则应根据病情需要斟酌使用或遵医嘱。

如出现高热、剧咳等情况时则应到医院诊治,可用湿毛巾冷敷等物理降温法退热,也可用柴胡注射液、多饮水、补充维生素及卧床休息。

一旦高热持续时间长,连续39℃超过 3 天以上,就要去医院检查,了解胎儿是否受影响,必要时应终止妊娠。感冒合并细菌感染时,应加用抗生素治疗,但避免使用对胎儿及孕妇有损害的药物。

忌呕吐乱服药物

在怀孕初期,大部分的孕妇都会有早孕反应,时间长短因个人体质而不同。有效抑制孕吐的药剂,市面上尚无销售。孕妇决不能擅自治疗孕吐。因为孕妇产生孕吐状况的时候,就是最易形成流产的时刻,也是胎儿器官形成的重要时期。此时期的胎儿若有某种药物的刺激,会产生畸形,如镇静剂、安眠药等,都会严重地危害胎儿。

对妊娠呕吐,中、西药物均可选用的有:

(1)西药:维生素 B_6 片,每日 3 次,每次 20 毫克;维生素 B_1 片,每日 3 次,每次 20 毫克。

(2)中药:对脾胃虚寒而呕吐食物和痰涎的孕妇可用香砂六君子丸,每日 3 次,每次 10 克。也可用生姜 60 克捣烂挤出生姜汁,分数次开水送服;对脾胃蕴热而呕吐食物和酸水、苦水的孕妇,可用麦冬、芦根、竹茹各 12 克,藿香 6 克,水煎,每日 3 次分服。

>> 孕事早知道

妊娠于 28 周前终止,胎儿体重少于 1000 克,称为流产。流产发生于孕 12 周前者,称为早期流产。发生于 12 周后者,称为晚期流产。

因此,最重要的就是保持身心平衡,尤其应该注意饮食,吃些清淡、缓解呕吐的食物,必要时可接受医师的治疗。倘若一天呕吐数次,身体显得相当虚弱时,就应住院治疗,每天可接受适量的葡萄糖、盐水、氨基酸液等静脉点滴,以便减轻症状,并供给胎儿所需营养,保证胎儿的正常发育。

忌孕妇接触农药

农药是一种毒性很强的化学药品。如果孕妇经常接触农药或二硫化碳、二甲苯、甲基汞、浓硫酸、氯化物等刺激性化学药品,以及工业生产中的氯乙烯、苯、砷、铅、汞、铬、镉,可严重影响胎儿生长发育。农药中的乐果、敌百虫、敌敌畏,各种除虫剂等均可使胎儿发生无脑、畸形、痴呆。

特别是在妊娠前三个月,胎儿各器官处于分化形成阶段,对化学药品敏感性更强,大量接触农药及刺激性化学药品,对胎儿有很强的致畸作用。整个妊娠期若不断接触农药等刺激性化学药品,可影响胎儿的中枢神经系统发育及性腺的分化,造成胎儿生长发育迟缓及出生后可能发生性器官功能障碍,生活能力低下,不易喂养且易患病,故孕期不能接触农药等刺激性化学药品。但是在偏僻的农村和山区有些孕妇以为戴上口罩喷洒农药,可防止吸入,避免中毒。这种看法很片面,因为在喷洒农药时,药液呈细雾状,农药分子布满空间,即使注意了避免从呼吸道吸入,也会从皮肤黏膜吸收。

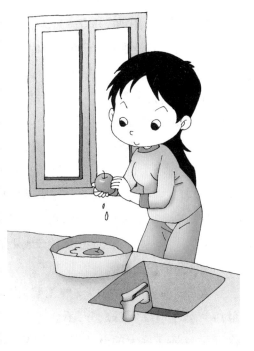

况且戴口罩也不能隔绝毒物分子的吸入。孕妇的新陈代谢较旺盛,喷洒农药时多在炎热的夏季,皮肤毛孔开放,往往较正常人吸收增加。容易导致农药中毒而危及母体与胎儿健康。总之,孕妇在整个孕期应严禁接触农药等刺激性化学药品,方可使母体及胎儿免受其害。

忌滥用滋补药品

有些孕妇觉得自己腹中的胎儿生长发育所需的营养物质全靠自己供给,"一个人吃,两个人用",害怕自己供给不足,宝宝长得不壮,因此便想多吃些滋补药。因此孕妇常自作主张,买回很多滋补药品,如人参、蜂王浆、鹿茸、鹿胎胶、鹿角胶、胡桃肉、胎盘、洋参丸、蜂乳、参茸丸、复合维生素和鱼肝油丸等,长期服用,希望使自己的身体由弱变强,保证胎儿顺利生长发育。然而,孕妇滥用补药弊多利少,常常造成事与愿违的不良后果。

当然,也不是对孕期服用滋补药品一律排斥,经过医生检查,确实需要服用滋补性药品的孕妇应该在医生指导下正确合理服用。任何药物,包括各种滋补品,都要在人体内分解、代谢,并有一定副作用,包括毒性作用和过敏反应。可以说,没有一种药物对人体是绝对安全的。如果用之不当,即使是滋补性药品,也会对人体产生不良影响,给孕妇以及腹中的胎儿带来种种损害。蜂王浆、洋参丸和蜂乳等大量服用时均可引起中毒或其他不良后果。鱼肝油若被孕妇大量服用,会造成维生素A、维生素D过量而引起中毒。

研究表明,号称滋补之王的人参,孕妇如果服用过量,容易加重妊娠呕吐、水肿和高血压等现象,也可促使阴道出血而导致流产。同时,胎儿对人参的耐受性很低,孕妇如果服用过量人参,会有造成死胎的危险。

孕妇如果发生鱼肝油中毒,可引起胎儿发育不良或畸形。有些药物还能引起流产或死胎。

滋补药的作用被显著地夸大了。

孕妇即使每天饮用两支蜂王浆,由于其含量甚少,没有什么特殊成分,不会产生什么显著作用,产生不了多大的滋补作用,仅仅是心理上的安慰而已。

孕期滥用大量滋补药品也是很大的浪费。各种滋补性药品都非常昂贵,孕妇长期服用要消耗很多财力,而真正得到的却不多,实属浪费。

孕妇应以食补为主。胎儿生长发育需要供给的是蛋白质、脂肪、糖、矿物质和多种维生素,这些物质广泛地存在于各种营养丰富的食物中。

孕妇应该在吃得好、吃得全、吃得香上下功夫,这才是体弱孕妇滋补身体的最佳选择。

> **>> 准妈妈课堂**
>
> 母体摄入的药物都会通过胎盘进入胎儿的血液循环,直接影响胎儿的生长发育。妊娠期间,母体内的酶系统会发生某些变化,影响一些药物在体内的代谢过程,使其不易解毒或不易排泄,因而比常人更易引起蓄积性中毒,对母体和胎儿都有害,特别是对娇嫩的胎儿危害更大。

忌盲目选用抗生素

目前已知,大多数药物都可以通过母体胎盘进入胎儿体内,而某些毒性较大的抗生素则使胎儿成为间接的受害者。

①在孕期可以应用的抗生素:青霉素类、大环内酯类(依托红霉素除外)和林

可霉素类等,这类抗生素对母体和胎儿毒害较小,故孕妇可以在医生指导下使用。

②孕期禁用抗生素:氨基糖苷类的庆大霉素、卡那霉素、链霉素,以及四环素、多西环素、依托红霉素、甲硝唑、呋喃咀啶等,均属妊娠期禁忌用药。

另外,在某一阶段忌用的药物,如氯霉素等在怀孕3个月内应用可致胎儿发育畸形,怀孕后期使用可发生灰婴综合征,这种综合征死亡率是很高的。所以孕期,特别是孕晚期,即使是病情较重的患者也不应使用氯霉素。

总之,在孕期非用抗生素不可的情况下,一定要在临床医生的指导下本着合理、有效、短时、毒副作用低的原则有选择性地应用抗生素,不可不用,但也不可滥用,以免给孕妇和胎儿造成不可逆转的损害。

忌忽视孕妇发热

发热常常是由于病原体侵入引起的,有些病原体会影响胎儿发育,引起胎儿畸形。同时,发热对胎儿的危害有时会超过病原体对胎儿的危害。

研究发现,如果孕妇持续24小时以上体温比正常体温高1℃,即有致畸的可能。据测定,孕妇体温比正常人高1.5℃,胎儿脑细胞发育就可能停滞;如果升高3℃,就可能杀死胎儿脑细胞,造成永久性损害。发热对胎儿的影响与发热程度及持续时间有关,体温越高,持续时间越长,对胎儿影响就越大。所以加强孕期保健,预防孕早期发热性疾病非常重要。孕妇一旦患上感染性发热疾病,应积极采取物理降温。

> **>> 孕事早知道**
>
> 孕期每日在热水浴中持续40~60分钟的妇女,畸胎率明显升高。虽然孕中期胎儿各器官基本形成,不可能有大的结构畸形发生,但发热可损害胎儿大脑,造成小儿癫痫、智力低下等。

孕妇除应避免发热性疾病外,还应避免其他导致体温升高的因素。在孕早期,孕妇如果受到物理性的有害因子影响,如洗过热的热水浴、盛夏中暑、高温作业、剧烈运动等,都可使体内产热增加或散热不良,从而导致高热。早期胚胎生活在高温环境下,极易受到伤害。物理性的有害因子会杀死那些分裂的细胞,使细胞停止发育,特别是胎儿的中枢神经系统最易受到损伤,造成畸胎,严重者可导致胚胎死亡。

忌孕妇接触水痘患者

孕妇孕期患水痘,特别是在孕初 4 ~ 5 个月,带状疱疹病毒可通过胎盘使胎儿发生先天性水痘综合征(占 7% ~ 9%),表现为体重减轻、肌肉和神经萎缩、指趾畸形、皮肤瘢痕变、白内障及弱智等,愈后不良,多于 1 ~ 2 年内死亡。妊娠后期感染带状疱疹病毒,胎儿可发生水痘,出生时已无明显症状,但有直接发生带状疱疹的危险。

若在临产前 4 ~ 5 天或产后 2 天内发生带状疱疹病毒感染,婴儿因得不到母体的保护性抗体,易于产后 5 ~ 10 天发病,且易转变成播散型水痘,病死率高达25% ~ 30%。

孕妇要尽量避免与水痘患者接触。专家还提醒说,育龄妇女最好选择比较合适的季节怀孕,尽量避开冬末春初这个呼吸道疾病多发季节。除此之外,保持良好的生活方式和习惯也很关键。

忌乱用药治感冒

用药治感冒要看情况,症状很严重才可服药,而且要先请教医生再服。不服药治感冒的方法有下面几种。

①感冒初期喉头又痒又痛时,立即用浓盐水每隔 10 分钟漱口及咽喉一次,10余次即可见效。

②喝鸡汤可减轻感冒时的鼻塞、流涕等症状,而且对清除呼吸道病毒有较好效果。经常喝鸡汤可增强人体的抵抗力,预防感冒的发生。在鸡汤中加一些胡椒、生姜等调味品,或用鸡汤煮面条吃,都可治感冒。

③把一把金属匙子放在开水里加温后(以不烫伤手为度)放在手掌表面的"治感冒穴"按摩,如果某处感觉异常,则在该处加强按摩。热按摩片刻之后,再用一把泡在冷水里的匙子刺激该处。轻感冒或咳嗽者,按上述方法刺激 5 ~ 10 次即可。"治感冒穴"位于左手掌拇指和食指之间(近虎口处)以及右手拇指第二关节以下部分的掌面。如果伴有咳嗽、咯痰等症状,可附带按摩右手小指尖以及双手食指和中指的接续部分。

忌孕妇随意进行免疫接种

免疫接种是将生物制品疫苗或类毒素等接种到人体内,使人体产生对传染病的抵抗力,以达到预防疾病的目的。但这些生物制品疫苗或类毒素是异型蛋白质,能使接种部位发生红、肿、痛等反应,或发生全身反应如高热、头痛、寒战、腹泻等。鉴于此情况,孕妇除特别必要,以不进行免疫接种为宜。

另外,凡是有流产史的孕妇,为安全起见,均不宜接受任何免疫接种。如果有特殊需要,孕妇还是可以考虑接种的。

忌腹泻不及时治疗

正常人每日大便一次,而孕妇则容易发生便秘,往往是隔日或数日大便一次。如果妊娠后每日大便次数增多,便稀,伴有肠鸣或腹痛这就是发生了腹泻。腹泻对孕妇不利。

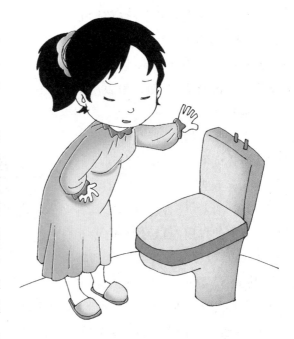

腹泻常见的原因有肠道感染、食物中毒性肠炎和单纯性腹泻等。轻症单纯性腹泻,一般服用止泻药即可治愈,对孕妇不会造成多大损害。因肠道炎症引起的腹泻,大便次数明显增多,容易激发子宫收缩,引起流产;细菌性痢疾感染严重时,细菌内毒素还可波及胎儿,致胎儿死亡。因此,孕妇一旦发生了腹泻,不要轻视,应尽快查明原因,进行妥善、及时治疗。

忌忽视小便不正常

正常的情况下,膀胱储存尿液达400毫升,方可使人产生尿意。平均每4小时排尿1次,饮水多时则时间相应缩短。妊娠后由于胎儿的发育,子宫逐渐增大,3个月之内的妊娠子宫居盆腔中央,占据了大部分的空间,压迫居于前面的膀胱,使膀胱的储尿量比平时减少,所以小便勤而排出的尿量却比平时少。

孕3个月之后,子宫上升到腹腔,进一步压迫膀胱,致使小便勤的现象比以前有所加重。此种尿频现象,不伴有尿急和尿痛,尿液检查也无异常情况发现,属于妊娠期的生理现象,不必担心,也不需治疗。

忌用这些中草药

自从发生"反应停"致畸胎儿以来,人们又陆续发现不少西药对胎儿有不良作用。因此,许多孕妇服用西药很谨慎,但却认为服用中草药很安全。

事实并非如此,近几年的优生遗传研究证实:部分中草药对孕妇及胎儿有不良影响。中草药中的红花、枳实、蒲黄、麝香、当归等,具有兴奋子宫的作用,易导致宫内胎儿缺血缺氧,致使胎儿发育不良和畸形,甚至引起流产、早产和死胎。大黄、芒硝、大戟、商陆、巴豆、芫花、牵牛子、甘遂等中草药,可通过刺激肠道,反射性引起子宫强烈收缩,导致流产、早产。

有些中草药本身就具有一定的

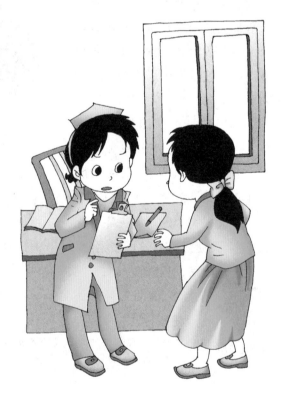

毒性,如斑蝥、生南星、附子、乌头、一枝蒿、川椒、蜈蚣、甘遂、芫花、朱砂、雄黄、大戟、商陆、巴豆等,它们所含的各种生物碱及化学成分十分复杂,可直接或间接影响胎儿的生长发育。尤其是怀孕的最初 3 个月内,除慎用西药外,中草药亦慎用,以免造成畸胎。中药雄黄肯定有致畸胎儿作用,孕妇应绝对禁忌内服。朱砂含有可渗性汞盐,可在孕妇体内蓄积,导致新生儿小头畸形、耳聋、斜视、智力低下等。

需引起孕妇重视的是,许多有毒副作用的中草药,常以配方形式出现在中成药之中。所以对含上述中草药的中成药须警惕,对注明有孕妇禁用、慎用的中成药,应避免服用。

当然,孕妇患病也应及时治疗,勿讳疾忌医。更何况在数千种中草药中,有不良作用的毕竟是极少数。但在就诊时应向医生说明自己已怀孕,请医生权衡利弊,尽量选择安全无的药物。

忌忽视孕吐

孕妇要多餐少食,多吃清淡易消化的食物。汤类和油腻食物特别容易引起呕吐,吃饭时孕妇不要喝汤、喝饮料及吃油腻食物。孕妇应避免吃过甜或刺激性强的食物,如咸辣食品。清晨起床时若有恶心感,可吃咸饼干、烤馒头片等。此时不必考虑营养而去吃使自己不愉快或不易消化的食品。用生姜片涂唇可减轻恶心感。呕吐严重的孕妇,多吃蔬菜和水果,同时口服维生素 B_6 和维生素 C,防止体内酸中毒。转移情绪、放松心理,如打扮自己、逛公园、举办家庭聚会,摆脱担心胎儿不正常及惧怕分娩疼痛的不正常心理。

忌孕期进行多次超声波检查

一般而言,除有疼痛、出血等症状需要做 B 超检查外,整个孕期做 3~4 次 B 超为宜。怀孕 12 周时,可通过 B 超明确是否正常妊娠及胎儿的绒毛团发育水平;怀孕中期,约在 20 周左右做 B 超确定胎儿是否有畸形和不正常生长发育,以及羊水多少,此时若发现胎儿不正常,可终止妊娠;怀孕晚期,一般在 32 周以后,做 B 超可以看到胎儿的整个发育情况,包括头颅、肢体、颈椎及羊水质量等;怀孕超过 40 周,应再做一次 B 超,必要时可进行剖腹产。

B 超的时间不宜过长。广东有实验结果表明,怀孕早期(12 周前)做 B 超,会使胎儿体内产生丙二醛,影响胎儿生长发育;怀孕中期,B 超时间超过 5 分钟,可导致胎儿眼结膜水肿,B 超时间 20 分钟以上,会对胎儿造成不可逆伤害。

孕妇 B 超检查的目的不明确,有人为了弄清楚孩子的性别,不惜频繁进行 B 超检查,这对母婴均不利。专家建议,孕期可通过量腹围、称体重等其他手段进行检查,最好不做 B 超。

>> 准妈妈课堂

从优生优育的角度来看,我们认为孕妇采用超声波检查的次数不宜过多,以 1~2 次为宜,不要超过 2 次。不过,被怀疑可能怀有畸胎的孕妇则属例外。检查时间一般安排在怀孕 5~6 个月以后,超声波对胎龄较大胎儿的影响相对小一些。

忌忽视阴道出血

孕期出现阴道出血,首先应了解出血原因。一般来讲,怀孕早期出血往往是自然流产的先兆,而怀孕晚期出血,原因较多且有时较严重,应引起高度警惕。怀孕晚期阴道出血的原因主要有以下几方面:

(1)阴道静脉曲张破裂。妊娠晚期,随胎儿的增大,盆腔内静脉受压,阴道静脉回流受阻,过度曲张而引起破裂出血。

(2)宫颈糜烂。妊娠晚期,妇女的抵抗力相对较低,细菌入侵引起感染,导致宫颈糜烂。阴道常有少量出血,一般与白带同时排出,称为血性白带。

(3)宫颈癌。宫颈癌合并妊娠较少见,但妊娠末期出现持续性阴

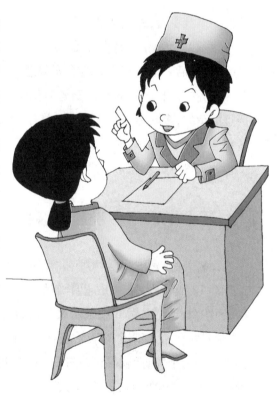

道出血不可忽视,应做必要的检查。

(4)前置胎盘。反复发生的出血多为无痛性。有人将其形象地描述为"产妇一觉醒来,发现自己躺在血泊之中"。

(5)胎盘早剥。胎儿还未娩出,胎盘先从子宫壁上分离,称为胎盘早剥。妊娠高血压综合征、腹部受到撞击等情况下易出现。胎盘早剥出血多伴随有明显的腹痛,甚至出现休克。

(6)早产。临床表现与足月临产相似,出现不规律性宫缩、阴道出血等。

 ## 忌孕妇感冒

感冒是一种小病,平时发生感冒的人也较多,但对孕妇来说,其危害甚大。孕妇的免疫能力较差,容易受到病原体的侵害,因此,相对来说较未怀孕时更容易患感冒。

感冒病毒对孕妇有直接影响,感冒造成的高热和代谢紊乱产生的毒素对孕妇有间接影响。而且,病毒可通过胎盘进入胎儿体内,有可能造成先天性心脏病以及唇腭裂、脑积血、无脑儿和小头畸形等。而高热及毒素又会刺激孕妇子宫收缩,造成流产和早产,新生儿的死亡率也增高。

那么,孕妇感冒后应该怎么办?

(1)轻度感冒,仅有喷嚏、流涕及轻度咳嗽,则不一定用什么药。只用多饮水、口服维生素 C 即可,但要注意休息。也可用些感冒冲剂和感冒宁等中成药,一般都很快自愈。

(2)出现高热、剧咳等情况时,则应去医院诊治。退热用湿毛巾冷敷,40%酒精擦颈部及两侧腋窝,也可用柴胡注射液,应注意多饮开水和卧床休息。

(3)高热持续时间长,连续 3 天以上超过 39℃的,病后应去医院做产前诊断,了解胎儿是否受影响。

(4)感冒合并细菌感染,应加用抗生素治疗。

忌用某些西药

孕妇用药应慎重,要从母子双方安全考虑,在妊娠期应忌用下列西药:

抗癌药物

甲氨蝶呤、6-巯基嘌呤、氟尿嘧啶、阿糖胞嘧啶、白消安、环磷酰胺等,这些药物在妊娠早期应用,可使胎儿发生无脑儿、脑积水、脑脊膜膨出、唇腭裂、四肢发育异常等畸形。如果几种抗癌药物合用,致畸作用更强。即使胎儿幸存,出生后往往智力低下。

激素类药

可的松、强的松、睾丸酮、雌激素、乙烯雌酚等,可以引起早产、死产、无脑畸形、女胎男性化、女性假阴阳人、男胎女性化、脑积水、内脏畸形、脑脊膜膨出等危害。

以上两种药物肯定可使胎儿畸形,孕妇禁忌使用。下面6种药物可能使胎儿畸形,也不宜服用。分别为:抗癫痫药、抗甲状腺药、降血糖药、维生素类药、镇静安定药、口服避孕药。

可能对胎儿有害的药物有:抗生素类药物、退热止痛类药、水杨酸盐类药物等。

忌便秘

引起便秘的原因很多,孕妇容易便秘,可能是由于肠管平滑肌正常张力和肠蠕动减弱,腹壁肌肉收缩功能降低,加上饮食失调,如食物过于精细或偏食,食入的粗纤维过少,或饮水太少以及运动量减少等因素所造成。到妊娠晚期,增大的子宫和胎儿先露部压迫直肠,也都能导致排便困难。患便秘的孕妇,轻者食欲减低,因而更加重肠功能失调;严重者诱发自身中毒,这是因为体内许多代谢产物要从粪便排出,重度便秘时,在肠管内积聚的代谢产物又被吸收而导致中毒。这对孕妇和胎儿都是不利的。

孕妇预防便秘的方法有:①养成定时大便的良好习惯,可在晨起、早餐后或晚睡前,不管有没有便意,都应按时去厕所,久而久之就会养成按时大便的习惯。②要注意调理好膳食,多吃一些含纤维素多的绿叶蔬菜和水果。③适当进行一些轻量活动,促进肠管运动增强,缩短食物通过肠道的时间,便能增加排便量。④可在每天早晨空腹饮一杯开水或凉开水,这也是刺激肠管蠕动的好方法,有助于排便。⑤蜂蜜有润肠通便的作用,可调水冲服。

如果采取以上方法仍发生便秘者,可以服一些缓解药,如中药麻仁滋脾丸,番泻叶冲剂或果导片等。也可以用开塞露或甘油栓来通便,但必须注意在医生指导下进行。禁用蓖麻油泻剂,以免引起流产。

忌盲目打预防针

有些预防针孕妇必须打,而有的预防针则不需打。正确掌握打预防针的要求,是有利于母子健康的。

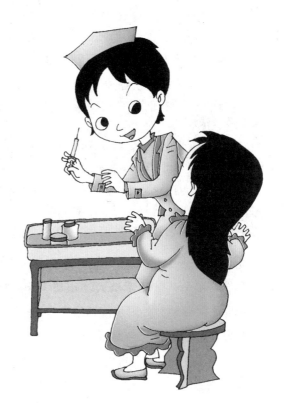

不需打的预防针

如麻疹疫苗、卡介苗、百日咳疫苗、乙脑疫苗和流脑疫苗等。

非打不可的预防针

(1)狂犬病疫苗:孕妇一旦被疯狗或其他动物咬伤,很可能发生狂犬病,因此必须立即注射狂犬疫苗,否则死亡率极高。

（2）白喉疫苗：当某地区白喉暴发流行时，孕妇若与白喉病患者有过密切接触，为防止染上白喉，孕妇应紧急接种白喉疫苗。

（3）破伤风疫苗：2/3 的产妇和新生儿对破伤风没有免疫力，因此一旦受到破伤风杆菌感染，就可能发病。而分娩对于母亲和新生儿都是一个容易感染的机会。为防止新生儿破伤风，应给孕妇注射破伤风疫苗。

打预防针的时间：除了必须立即注射者外，一般人应在预产期前一个月注射。

 ## 忌妊娠期感染

孕妇感染病毒和细菌后，对胎儿的不利影响很多。

感染时孕妇高热可使母体血液中含氧量不足，致使胎儿发生缺氧，出现流产、死胎或影响胎儿发育。

病毒可通过胎盘进入胎儿体内，危及胎儿发育。临床证实，孕妇在妊娠早期感染风疹病毒，有 50％ 可发生流产、死胎、先天性心脏病、聋哑、先天性白内障、肝脾肿大、小头畸形及智力发育迟缓等情况；妊娠中期感染，也有 10％ 生出畸形儿。

由此可见，怀孕期防止各种传染病感染非常重要。

> **>>准妈妈课堂**
>
> 孕妇的尿路感染极易发生，发病率高达 11％。其原因是由于妊娠内分泌的改变和增大的子宫引起输尿管功能性和机械性阻塞所致。若不及时治疗，还可能导致流产、早产、胎儿发育不良，甚至胎儿畸形。孕妇尿路感染发生于妊娠期的任何月份，极易被忽视，因为大多数患者无症状或症状轻微。所以，应特别引起重视。

预防孕期感染要注意做到：①不到或少到公共场所，不要与传染病患者接触，杜绝各种感染机会。②注意个人和环境卫生。居室要保持良好的通风和日光照射。孕妇除平时要注意外阴部清洁卫生外，至少每月或两周去医院检查一次小便，以便及时发现和治疗尿路感染。

忌对下肢静脉曲张不采取措施

妇女怀孕时，下肢和外阴部静脉曲张是常见的现象，且往往随着妊娠月份的增加而逐渐加重。静脉曲张常伴随有许多不适，如腿部沉重感、热感、肿胀感、疼痛或痉挛等。这种不适可由于站立、疲劳和天气炎热而加重，在黄昏时也更为严重。

有的孕妇由于静脉曲张不适，便不愿活动，这对孕妇本身不好。为了防止和减轻静脉曲张的不适，可采取以下措施：

适当注意休息，不要久坐或负重，要减少站立、走路的时间。

养成每天步行半小时的习惯，穿合脚的鞋子，不穿高跟鞋或高筒靴。下班回家后，赤足或穿拖鞋，可改善足部血液循环，并使肌肉得到锻炼。

每天午休或晚间睡眠时两腿宜稍微抬高，比如在脚下垫一个枕头或坐垫，使足部抬高 30 厘米以上。

尽量减少增加腹压的因素，如减少咳嗽、便秘等症。去厕所蹲踞时间不宜过长。

避免使用可能压迫血管的物品，如太紧的袜子和靴子，也不要用力按摩腿部。

已有静脉曲张的孕妇，应避免靠近热源暖气片、火炉或壁炉，因为热气能使血管扩张，并应禁止长时间日光浴。

不要用太热或太冷的水洗澡，洗澡用水的温度要与人体温度相同。

> **>> 温馨提示**
>
> 　严重的下肢静脉曲张需要卧位休息，用弹力绷带缠缚下肢，以预防曲张的静脉结节破裂出血。
>
> 　少吃高脂肪食物，少吃糖和咸食。
>
> 　一般静脉曲张在分娩后会自然消退。有时静脉曲张发展严重，产后需要考虑外科手术治疗。

忌忽视胎盘早期剥离

正常分娩中，胎盘要在胎儿娩出之后与子宫剥离并娩出。如果正常位置的胎盘在妊娠晚期或分娩中胎儿娩出前就部分或全部从子宫壁剥离，称为胎盘早期剥离（简称胎盘早剥）。胎盘早剥是产科的严重并发症，对母儿生命威胁极大。

>> **专家建议**

　　胎盘早剥常常发生在有妊娠高血压综合征的孕妇中，或有腹部外伤的情况下。起病急，孕妇有持续性的腹部剧痛，有阴道出血。因为出血以积存在子宫腔内为主，也可能以经阴道流出而表现为外出血为主，所以阴道出血量多少不一定与腹痛和恶心、呕吐、面色苍白等表现一致。重者在短时间内就可能致孕妇血压下降、休克，胎死宫内。在妊娠晚期，孕妇只要发生持续腹痛就须立即到医院。

忌忽视某些疼痛

头痛

　　孕妇怀孕早期有头晕、轻度头痛，是较常见的妊娠反应。

　　倘若在妊娠后 5 个月，突然出现头痛，要警惕子痫的先兆，特别是血压升高和浮肿严重的孕妇，尤应注意，应及早就医诊断。

胸痛

　　孕期胸痛时有发生，好发于肋骨之间，犹如神经痛。此种情况可能是怀孕引起不同程度的缺钙，或是由于膈肌抬高所致。可适当补充一些含钙食物，或服用少量镇静剂。

腰背痛

　　随着怀孕时间的增加，不少孕妇常感到腰背痛，这是为调节身体平衡，孕妇过分挺胸而引起的脊柱痛，一般在晚上及站立过久时疼痛加剧。孕妇适当减少直立体位、经常变换体位和适当活动等方式，可改善疼痛。

>> **专家建议**

　　妊娠妇女出现腹痛，可能是异位妊娠或流产等病症的危险征兆，应引起重视。无论是慢性腹痛，还是急性腹痛，均需尽早去医院就诊，不要自己胡乱吃药。特别是腹痛较轻的孕妇，不可掉以轻心，以免延误治疗时机。

骨盆区痛

骨盆在妊娠末期,随着子宫的长大,其关节韧带处于被压迫牵拉状态,常会引起疼痛,稍用力或行走时疼痛加剧。此类疼痛无需治疗,休息后可减轻。

腿痛

孕妇腿痛的常见原因是由腿部肌肉内痉挛而引起的,往往是因为孕妇缺钙或缺维生素 B 所致。服用钙片或 B 族维生素药品及含钙和 B 族维生素较高的食品,即可好转。

>> **准妈妈课堂**

妊娠晚期,当孕妇把胳膊抬高时,往往感到一种异样的手臂疼痛,或有种蚂蚁在手臂上缓慢爬行感。这种情况是因怀孕压迫脊柱神经的缘故。孕妇平时避免做牵拉肩膀的运动和劳动,可减少疼痛,分娩后会恢复正常。

忌涂清凉油、风油精

清凉油或风油精具有爽神止痒和轻度的消炎退肿作用,可用于防治头痛、头晕、蚊子叮咬、毒虫咬伤、皮肤瘙痒和轻度烧伤、烫伤。中暑引起腹痛时,清凉油加温开水内服,可止腹痛;伤风感冒时,用点清凉油涂在鼻腔内,可减轻鼻塞不通症状。因此,在日常生活中特别是夏秋季节,清凉油成为家庭必备药。但是,孕妇不宜经常涂用清凉油,否则影响优生。这是因为,清凉油中含有樟脑、薄荷、桉叶油等成分,樟脑可经皮肤吸收,对人体产生某种影响。对孕妇来说,樟脑还可穿过胎盘屏障,影响胎儿正常发育,严重的可导致畸胎、死胎或流产。尤其怀孕前 3 个月其危害更大。

忌对瘙痒轻视

有些妇女在妊娠期间,会发生广泛性瘙痒,在分娩后可自行消退。有的孕妇对瘙痒并不重视,甚至随意搔抓,其后果不良。

孕期瘙痒是由于妊娠期的胆汁郁积或雌激素、黄体酮的作用,引起胆红质排泄紊乱而诱发皮肤瘙痒。在孕妇中瘙痒症发病率可达2%～4%，是妊娠期较常见的病症之一。

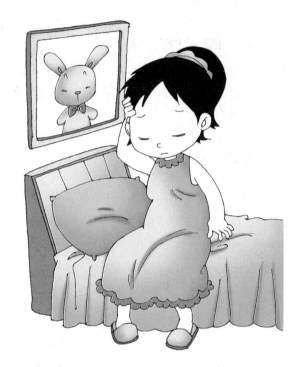

孕妇并发瘙痒症大多在妊娠的后3个月，有的早至妊娠前3个月。瘙痒程度因人而异，轻重不等。主要在腹部、四肢发痒，也有的发生于全身，以腹部、掌趾瘙痒为主；但皮肤无原发性皮疹，可因搔抓引起继发性的表皮剥落。有的孕妇在并发瘙痒症后，可发生轻度的黄疸，如眼睛结膜轻度黄疸，实为肝脏胆汁郁积所致。分娩后瘙痒症及黄疸迅速消退。

妊娠期肝内胆汁郁积对胎儿影响很大，可使胎儿死亡率增高，并可导致早产、胎儿宫内窘迫（窒息）和产后大出血等。

当孕妇发生瘙痒症时，不要用热水、肥皂水擦洗，要少吃辣椒、韭菜、大蒜等刺激性食物，尽量少搔抓，避免再刺激而加剧痒感。多吃新鲜蔬菜和水果，保持心情舒畅与大便通畅。

不可擅自乱用药，谨防发生胎儿畸形或药物性皮炎。

忌妊娠呕吐禁食

多数妇女在怀孕后1～3个月内，常出现恶心、呕吐，特别是在清晨或晚上易出现轻微的呕吐，也有的呕吐很严重，此谓"妊娠反应"。有不少人认为，孕妇不吃东西或少吃东西就可以防治恶心呕吐，还有的孕妇因怕呕吐就不想进食。实际上不进食不但不能减轻呕吐，而且还会使孕妇缺乏营养供给，对母婴都不利。

>> 专家建议

　　孕妇恶心、呕吐现象的产生，主要是由于增多的雌激素对胃肠内平滑肌的刺激作用所致。轻微的恶心呕吐可以不必进行治疗，更不要禁食或少吃；相反，如果多吃一些食物，还会感觉好一些。最好每天吃 6 次饭，少吃多餐，准备一些饼干，随时吃一点，清晨喝杯牛奶更好。吃完饭后，卧床休息 20～30 分钟，恶心时再吃几块饼干，恶心就会好一些。此外，还要注意调节饮食，不要吃难以消化的食物，多吃些淀粉类食物，如面包、饼干、土豆、米饭等。不要吃油腻的食物和油炸的食物，可吃一些水果、牛奶以及果汁。

忌患风疹继续妊娠

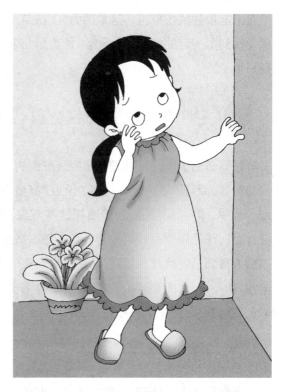

　　风疹是由风疹病毒引起的出疹性传染病。绝大多数人一生中都曾感染过风疹，但由于临床症状轻，而且有些人呈隐性感染，所以不被人注意。但是，孕妇患了风疹，情况就完全不同了。风疹病毒可影响腹中的胎儿，造成严重后果。

　　风疹病毒是一种危险的致畸因素。早孕 3 个月内是胚胎器官形成的重要时期，此时孕妇受染，病毒可以通过胎盘感染胎儿。受染时间越早，危害越大，或导致胚胎夭折、流产；或影响胚胎发育，产生多种先天性损害，称为先天性风疹综合征。

　　此综合征主要表现为白内障、青光眼、视网膜病变及小眼球、耳聋、先天性心脏病、中枢神经系统障碍(小头畸形、脑炎、智力障碍)或骨损害、肝脾肿大、血小板减少、新生儿出生体重低下等。有些症状于出生后即表现出来，有些则经数月至数年后才出现。风疹是不是风疹块(荨麻疹)，应请医生确诊。

风疹感染后的妇女,还可因妊娠期再次感染而发生胎儿先天性风疹综合征。尽管患过风疹的人体内会产生抗体,但仍有部分曾患过风疹的孕妇再感染,胎儿仍发生先天性风疹综合征的事例。

忌接种风疹疫苗

风疹是一种很常见的传染性疾病,主要在春季发病。风疹本身是一种危害甚微的疾病,但是,它一旦和妊娠连在一起,则会变得令人生畏。因为孕妇得了风疹,就可能把疾病传给腹中的胎儿,假如在妊娠头 3 个月内得病,可造成胚胎夭亡、胎儿发育不全或畸形;在妊娠 3 个月之后得了风疹,风疹病毒可能导致各种病变。所以,有的妇女怀孕以后就要接种风疹疫苗,以预防风疹的发生,殊不知,怀孕的妇女绝对不能接种风疹疫苗。这是因为,疫苗是用一种活的病毒培养制成的,尽管这种病毒得到了一定的抑制,但仍然可能给胎儿带来危险。妊娠 4 个月内患风疹,应中断妊娠。

忌患妊娠高血压综合征

妊娠高血压综合征是妊娠所特有的疾病。其症状表现为:踝部水肿明显,手指变得粗胖,而且体重也增加过多,小便中有蛋白。

水肿、体重过度增加和蛋白尿这些现象同时出现,是妊娠高血压综合征的特征,而且,往往还伴有血压异常升高。妊娠高血压综合征表现为肾功能异常。假如该病未得到及时治疗,可能会导致后果严重的并发症,如子痫。子痫前可出现先兆子痫,如头痛、胃痛和眼前有苍蝇飞舞的感觉。假使有上述症状,必须立即就诊。因此,孕妇必须重视下列几点:

定期称体重

定期称体重,以便及时发现体重过度增加的现象。

妊娠期间要经常化验尿液

在正常情况下,小便中不含蛋白,因此,必须定期化验小便,以便及时发现尿中的任何微量蛋白。在妊娠的前 6 个月中,每月化验 1 次;7~8 个月时,每半个月化验 1 次;到 9 个月时,每周化验 1 次。自己一旦发现小便中有蛋白,即使微量,也应告诉医生。在发现蛋白尿之后,小便的化验应更加频繁。

定期量血压

如果第一次怀孕,而且很年轻,发现了血压升高,体重增加并有尿蛋白,就要及时就医。因为 20 多岁的年轻孕妇和初产妇容易患妊娠高血压综合征。

妊娠高血压综合征的治疗:一是休息,二是适量控制含盐饮食。其他治疗要根据医嘱而行。

忌忽视尿频

小便次数的增加可能是女性怀孕的信号。因为胎儿正好坐在膀胱的上面。由于子宫充血,胎儿也在生长,孕妇膀胱承受的压力会加大,存储尿液的空间也减少了。孕妇应当这样做:

(1)不要减少流质的摄取量。如果你夜间小便的次数频繁,晚上可稍微减少流质的摄取量。

(2)侧卧睡眠。孕妇侧卧睡眠可缓解对膀胱的压力。

(3)从怀孕开始作腹部练习,并坚持到分娩后。这些练习可帮助你,使你的肌肉结实有力。你打喷嚏或咳嗽的时候是否感觉到膀胱好像空了一样?在怀孕期间这种感觉会更频繁。膀胱软弱无力起因于这部分肌肉的状况不佳和胎儿压力的增加。在怀孕期间保持肌肉结实可促进分娩后体态的恢复以及伤口的愈合。

(4)注意事项:如果小便疼痛,请与保健医生联络。

忌使用利尿剂

妇女怀孕后，随着月份的增加，下肢等处可出现不同程度的浮肿，俗称"胎肿"。对于孕期浮肿，一般不需处理，除非是高度浮肿并伴有大量蛋白尿，要到医院作适当处理。有些孕妇为了减轻浮肿，便自己使用利尿剂来消肿，这是很危险的。

利尿剂特别是噻嗪类药物，不但可导致低钠血症、低钾血症，还可以引起胎儿心律失常、新生儿黄疸、血小板减少症。

现在已证明，在妊娠期间使用利尿剂，还可使产程延长、子宫乏力及胎粪污染羊水等。还有报道说，使用噻嗪类利尿剂可导致胎儿出血性胰腺炎。

忌不注射破伤风类毒素

新生儿破伤风的发生，主要是由于落后、不卫生的接生方法和护理方法所引起的。当使用未经过严格消毒的手术刀剪切断新生儿脐带时，或对新生儿脐部护理不当，破伤风杆菌就有可能侵入新生儿的脐部，经过生长繁殖，产生强烈的破伤风毒素，即可导致新生儿发病。一般说来，患儿刚出生时都很正常，继而

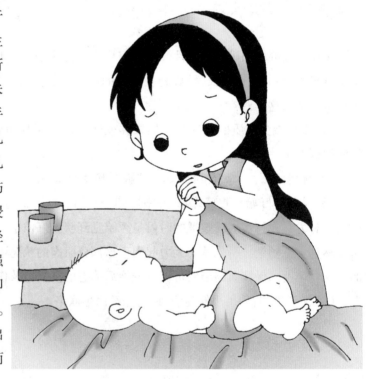

出现发热、烦躁、肌肉紧张及拒乳,少则 3~5 天,多则 2 周,通常在出生 7 天左右,病情即发展到较为严重程度。患儿牙关紧闭,出现阵发性痉挛,最后常因呼吸和循环衰竭而死亡。此病常诊断不及时,来不及用药而延误治疗。

对付此病,最好的办法是给孕妇早日注射破伤风类毒素,进行预防。如果孕妇过去接种过破伤风类毒素,只要在妊娠早期,最迟在分娩前 3 周,注射一针破伤风类毒素,体内很快会有足够的破伤风抗体,并通过胎盘使胎儿也获得这种保护性抗体,从而达到预防新生儿破伤风的目的。如果过去没有注射过破伤风类毒素,则应在首次注射后 4 周,再注射一针,以作加强。凡接受过破伤风类毒素预防的育龄妇女,均可获得 5 年以上的免疫力,包括在此期间生产的新生儿也可获得对破伤风的免疫力。这对产妇预防破伤风杆菌也很有好处。

 ## 忌服用安眠药

安眠药对生理功能和生殖功能都有损害,都可作用于间脑,影响脑垂体促性腺激素的分泌。

女性服用安眠药则可影响下丘脑功能,引起性激素浓度的改变,表现为月经期间无高峰出现,造成月经紊乱或闭经,并引起功能障碍,从而影响受孕能力,造成暂时性不孕。

为避免影响生育能力,准备怀孕的妇女千万不要服用安眠药。出现失眠现象,最好采取适当休息、加强锻炼、增加营养、调节生活规律等物 理方法来解决,从根本上增强体质,千万不可服用安眠药。

忌服用避孕药

有的妇女准备要孩子时,停了避孕药就怀孕,这是不对的。服用避孕药的妇女最好在停服避孕药 6 个月后怀孕才合适。这是因为:

口服避孕药的吸收代谢时间长。口服避孕药经肠道进入体内,在肝脏内代谢并有一部分储存于脂肪组织内。在停服避孕药 6 个月后,体内存留的药物才能完全排出体外。在这之前,体内还含有少量的避孕药,虽然不能起避孕作用,但对胎儿会有危害,可产生畸形儿,即便不是畸形儿,其成熟度、体重、生长速度等各方面,都会受到影响。停用避孕药后、准备怀孕前,可采用避孕套等物理方法避孕。

> **>> 温馨提示**
>
> 避孕药一般指口服避孕药,有女性口服避孕药和男性口服避孕药。它的避孕原理主要是通过抑制排卵,并改变子宫颈黏液,使精子不易穿透,或使子宫腺体减少肝糖的制造,让囊胚不易存活,或是改变子宫和输卵管的活动方式,阻碍受精卵的运送。这是使精卵无法结合形成受精卵,从而达到避孕目的的一种药物。

因漏服避孕药而怀孕的妇女更应注意,如果在服避孕药期间怀孕,最好终止妊娠。

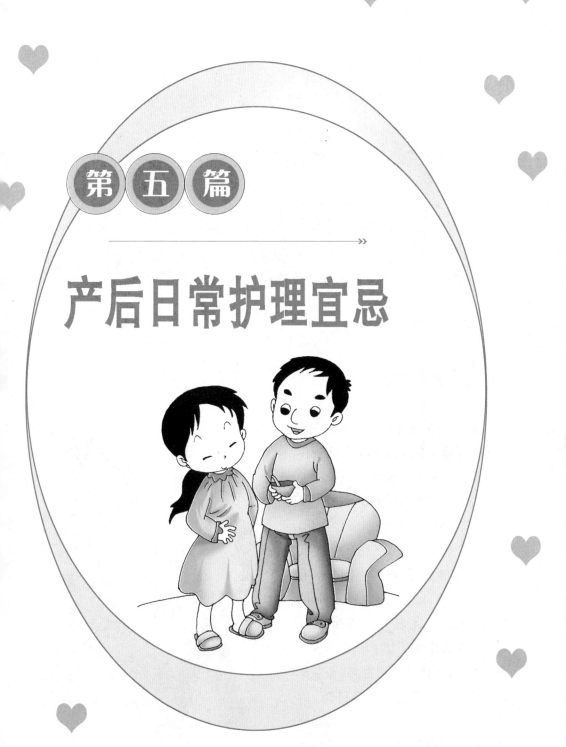

第五篇

产后日常护理宜忌

第一章

产后护理宜知

怀孕、生产对大部分女性来说是生命中极其重要的历程之一,特别是这样的过程对女性的身心有着非比寻常的影响和变化。但是生产并不是阶段任务的结束,相反的,更是艰巨挑战的开始,这一章中我们就来了解一下如何更好地护理产妇吧。

宜起居有常

起居,主要指作息和日常生活中的各个方面。有常,是指有一定规律并合乎人体的生理规律。

由于产后产妇身体虚弱,气血不足,产前子宫、脏器、膈肌发生变化,而产后这些器官要回复到原来位置,子宫要排除恶露,必须做到起居有常,休息有方,以利于气血恢复、排除恶露以及膈肌、心脏、胃下降回位。

一些人片面以为,产妇体质虚弱极需补养,就让其长期静卧,饭菜都端到床上吃,这种做法弊多利少。因为产后较长时间不起床活动,容易使本来就处于高凝状态下的产妇发生

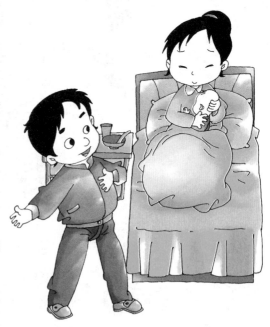

下肢静脉血栓。同时,产后盆腔底部的肌肉组织缺乏锻炼,会托不住子宫、直肠和膀胱,容易引起子宫脱垂,直肠或膀胱膨出。

保证产妇充分休息,并不等于"越晚下床越好"。

中医妇产科专家主张,分娩完毕,不能立即上床睡卧,应先闭目养神,稍坐片刻。如果产妇熟睡,家属应随时将产妇唤醒。原因是熟睡则阴气过盛,阳气不彰,气血运行缓慢,流行不畅,易停滞于筋骨、肌肉间,反致疲劳。而闭目养神,则心气通于血脉,可使血脉流通。

产妇睡觉时,最好不要左侧卧,这样心脏易受压,影响心脏的血液循环。应右侧卧,肢体自然屈曲,使全身肌肉筋骨放松,利于消除疲劳和保持气道、血络通畅。

>> 温馨提示

产妇的卧具也要设置得科学合理,褥子应当比被子厚。盖上较薄的被子对身体无压迫。褥子应有一定的柔软度,因为褥子的柔软度与睡眠的好坏有密切关系,但若睡在过于柔软和有弹性的褥子上,对产妇睡眠也无好处。产妇的被子宜轻柔,应尽量减少和避免对皮肤的刺激,以助入眠,产妇不要穿紧身的内衣入睡,最好穿柔软宽大的睡衣,这样可使皮肤血流通畅,减少刺激。

宜重视产后精神保养

产妇在产褥期间保持精神卫生,即心情愉快,至关重要。

以垂体为中心的内分泌是成为心理障碍的基础。分娩本身可使内分泌出现新的变动,从而伴发植物神经的功能紊乱。如在孕期增加的前列腺素水平随分娩而下降,致使产妇普遍体验到情绪波动。而分娩时的出血又助长上述变化,使情绪剧烈波动。分娩后,由于胎盘的排出及妊娠期所增大了的垂体迅速缩小,肾上腺皮质激素及女性激素值急剧下降,而逐渐恢复到妊娠前状态,同时催乳素分泌急剧增加,而开始有乳汁分

>> 专家建议

中医认为,异常的精神变化,不但是精神病的直接发病原因,而且往往是外感病与其他疾病的诱发原因。对于疾病来讲,良好的精神状态,有利于疾病的治疗与康复,恶劣的精神状态,常能促使疾病恶化,甚至是导致患者死亡的直接或间接因素。

泌。总之,以垂体为中心的内分泌体系,又重新恢复建立起来,所需时间在 10 小时至 8 周,这种剧烈的变动对于原来存在的脑垂体系统缺陷者,容易发生生理上的平衡失调,成为心理障碍或心理变化的病理基础。

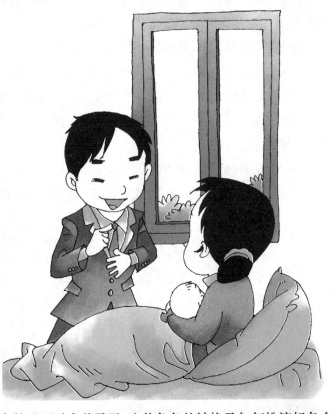

妇女产后心理上变化剧烈的原因是伴随着精神紧张,身体疲劳,面临着乳婴的抚养重任,还有对经济、健康、作息及家庭人员关系考虑的加剧,一时间兼有妻子、妈妈、女儿和媳妇的多重身份及面对多种需要,这种角色的转换及如何扮演好各个角色,就成为心理上的极大负担。原本不起眼的因素,如周围人员的态度,举动言辞,特别是丈夫的态度,都会使产妇敏感并带来心理影响。

甚至是否有人来及时看望,对新生儿态度如何,送来什么样的礼品等,都会成为精神刺激的因素而构成精神创伤。

🌙 宜营造良好的休养环境

室内要清洁卫生

产妇在月子里几乎整天都在居室内度过,故室内环境一定要打扫得非常干净。在产妇出院之前,家里最好用 3% 的来苏水(200~300 毫升/米^2)湿擦或喷洒地板、家具和 2 米以下的墙壁,2 小时后通风。卧具、家具也要消毒,阳光直射 5 小时可以达到消毒的目的。除此以外,保持卫生间的清洁卫生不可忽视,要随时清除便池的污垢,排出臭气,以免污染室内空气。在产妇室内宜放些卫生香,这样可调节室内空气,消毒抑菌。当卫生香点燃后,紫烟缭绕,芬芳飘逸,清洁空气,香雅提神,非常有益于室内的环境卫生。一般一间屋内每次点燃一支卫生香即可,以防化学香精的烟雾引起人中毒。俗话说:干干净净,没灾没病,这话是很有道理的。

室内要温度适宜

产妇不宜住在敞、漏、湿的寝室里,因为产妇的体质和抵抗力都较低下,所以居室更需要保温、舒适;卧室通风,要根据四时气候和产妇的体质而定。以"寒无凄怆,热无出汗"为原则,即冬天温度 18 ~ 25℃,湿度30% ~ 80%;夏天温度 23 ~ 28℃,湿度 30% ~60%。

产妇居室采光要明暗适中,随时调节,要选择阳光辐射和坐向好的房间作寝室用,这样,夏季可以避免过热,冬天又能得到最大限度的阳光照射,使居室温暖。

室内要保持空气清新

空气清新有益于产妇精神愉快,有利于休息,不可为了庆贺,宾朋满座,设宴摆酒,室内烟雾弥漫,酒气熏人,污染空气。但也要注意避风寒湿邪,因为产妇的身体比较虚弱,抗风寒能力较差,尤其是妊娠时骶髂韧带松弛,骶髂关节损伤,一旦受风、受寒、受湿,便极易导致腰腿疼痛,所以,产妇必须避风寒和潮湿。但避风寒和潮湿,并非紧闭门窗,特别是在盛夏季节,紧闭门窗往往会导致产妇中暑。其实,无论什么季节,产妇居住的房间都应保持空气流通和干燥,只是产妇不能直接吹风而已。

产妇的休养,主要是在室内。室内环境安宁、整洁、舒适,即有利于产妇休养。若杂乱无章,空气污浊,喧嚣吵闹,就会使产妇的身心健康受到很大影响。优美的环境既能美化产妇的生活,有利于产妇休息,又能美化产妇的心灵,致使其精神愉快,早日康复。

宜知产后月经何时复潮

产后月经和排卵的恢复，个人差异大。通常不喂奶的产妇可在产后 6~8 周恢复月经，喂奶产妇月经恢复较晚，甚至整个哺乳期都不行经。第一次复经月经量常常较多，且多为不排卵月经，来过三四次月经后，月经和排卵才恢复正常状态。

产妇喂奶时，婴儿吸吮乳头的刺激能反射性引起脑垂体不断释放催乳素，抑制卵巢排卵，不来月经。产后 1 个月内这种反应最

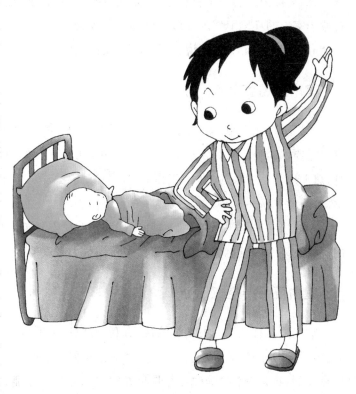

强，到产后 3 个月左右，反应逐渐减弱，对排卵的抑制得到解除而恢复排卵，排卵是在月经来潮之前。有人统计，未哺乳的产妇最早排卵在产后 31 天，因个人差异大，用哺乳来达到避孕目的并不可靠，复经前先有排卵亦可受孕，因此从产后 3 个月起就应采用有效的避孕措施。

宜知什么是恶露

恶露是一种正常生理现象，随着子宫的缩小，恶露颜色慢慢变浅、量慢慢减少。在正常情况下，恶露变化可分为三种。

血性恶露：恶露中含血液较多，色鲜红，有时有小血块，并含有少量的胎膜，胎脂和坏死的蜕膜组织等。血性恶露约持续 3～4 天逐渐转为浆液性恶露。血性恶露的时间过长，表示子宫复旧不良。

浆液恶露：色淡红，因浆液为主而得名。由于子宫内膜逐渐修复，出血明显减少，恶露由红色转为淡红色。含少量血液，浆液较多，少量的坏死蜕膜、宫颈分泌物、阴道排液和细菌。浆液性恶露可持续 7～10 天，以后逐渐变为白色恶露。

> **>> 准妈妈课堂**
>
> 妊娠期，胎盘附着于子宫内壁上，胎儿出生后，胎盘也随之娩出，但胎盘从子宫剥离后造成的创面，还要经过一段时间才能完全愈合。因此，在产褥期就会有一些血液从创面排出。除了血液外，其中还混有坏死脱落的蜕膜组织，妊娠期的子宫内膜、黏液和细菌等，这种阴道排出物就是恶露。

白色恶露：色泽较白得名。含大量白细胞、坏死蜕膜组织、表皮细胞及细菌等。

宜知什么样的恶露不正常

正常恶露有血腥味，但无臭味，持续 4～6 周，总量为 250～500 毫升，个体差异较大。其中约 3/4 在产后第一周内排出，但个体差异很大。一般来说日间恶露量较多而夜间较少，可能与日间站立活动有利于恶露的排出有关。血性恶露约持续 3 日，逐渐转为浆液恶露，约 2 周后变为白色恶露，约持续 3 周干净。上述变化是子宫出血量逐渐减少的结果。若子宫复旧不全或宫腔内残留胎盘、多量胎膜或合并感染时，恶露量增多，血性恶露持续时间延长并有臭味。

产后恶露不断从阴道排出，应该注意外阴清洁，勤换护垫。应该特别注意的是，护垫一定要用洁净的，千万不能用不洁之物，另外，产妇的内衣内裤要勤洗、勤换，每天用温水清洗外阴一次。

宜知产褥期如何补充营养

产妇的营养对保证产妇的身体恢复，乳房泌乳以保证宝宝的需要，都是至关重要的。在这段时间里，产妇既要补充分娩时的消耗，还要满足全身各器官的需要。

产后 12 小时可进流质或半流质等易消化的清淡饮食，以后就可进普通饮食。

饮食宜多样化,主副食合理调配,选用高蛋白、低脂肪、营养丰富、易于消化的食物,产妇及哺乳妇女每日摄入的总热量不应低于 3000 卡路里。

宜少食多餐,多吃新鲜蔬菜、水果和含纤维素较多的食品,并补充足够的维生素、钙剂、铁剂等。

行剖宫产的患者在肛门排气前可进流食,不要吃奶及糖类,排气后则要避免吃过硬、过冷的食物,通过合理的饮食和适当的锻炼,以维持合理的体重,避免由于过量的摄入而导致产后肥胖。

具体来说,坐月子期间的饮食应该依照以下原则:

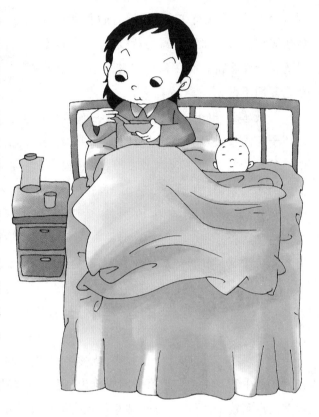

食物要松软、可口、易消化吸收。由于胃肠功能还没有恢复正常,你要少吃多餐,一天可以吃 5~6 次。干稀搭配,这样更利于消化和吸收。干的保证营养供给,稀的保证足够水分。荤素相宜,清淡适宜。不宜食用生、冷、硬的食物。不宜过度、过快进补。

🌙 宜知如何保护会阴伤口

会阴伤口受恶露的浸泡,加之沾染尿液、汗液,且伤口距肛门又近,特别容易污染引起炎症,因此,每天要用温开水或 1:5000 高锰酸钾溶液由前向后冲洗或擦洗外阴,大小便后能随时冲洗更好,会阴垫和月经带要消毒、勤换,内裤要勤洗。

会阴组织血液丰富,伤口愈合快,但拆线后愈合并不牢固,用力下蹲、大腿过度外展或摔倒会使伤口再度裂开,要多加保护。当缝线刺激局部组织产生硬结、肿胀、疼痛,可用1:5000高锰酸钾热溶液坐浴,使会阴部浸泡在药液中,每天2次,每次15~20分钟,可促进局部血循环,使硬结软化、肿胀消退。也可使用红外线烤灯距伤口30厘米,热而不烫,每天2次,每次15~20分钟,效果也很好。同时,运用活血化瘀、清热解毒散结中药,如红藤、丹参、赤芍等煎液洗

> **>> 温馨提示**
>
> 　　分娩过程中常会发生程度不同的会阴、阴道裂伤。为此,部分产妇需做会阴切开以利胎头娩出。会阴裂伤或切开伤口,经过正确仔细缝合,一般在产后3~4天拆线,小的裂伤用肠线缝合不用拆线。但应注意伤口清洁,以免感染。

局部也能收到良好疗效。大多愈合良好,偶有阴道内切口处长出肉芽,易少量出血,可在门诊处理并涂以10%硝酸银。

🕐 宜少喝麦乳精

麦乳精是一种营养丰富、味道可口的饮料,主要成分是麦芽糖、乳制品和糊精。焦麦芽能抑制乳腺分泌乳汁,有回乳的作用,中医临床上常用麦芽作为退乳的主要药物。

产妇需要乳腺大量分泌乳汁,以便能更好地喂养婴儿,如果饮用麦乳精,乳腺分泌的乳汁减少,则不利于婴儿的喂养,甚至发生婴儿营养不良等病,因此产妇不宜服用麦乳精,可用奶粉、鸡蛋、鱼肉等食品补充营养。

🕐 宜加强头发的养护

一些农村有月子里梳头、洗头,日后会掉头发,而且还会得终生不能治愈的头痛病的说法,这种说法显然是毫无科学依据的。但是产后容易脱发却是事实,给一些适龄妇女带来不少烦恼。

产后脱发的原因

心理因素造成的精神性脱发：头发的生长，不但需要有丰富的蛋白质，还与一些微量元素有关，尤其是与锌有关。而一些现代女性十分讲究体形美，为了能保持理想的体形，便节食、挑食、偏食，结果，造成某些微量元素的缺乏。这在平时，"矛盾"还不够突出，怀孕以后有两张嘴，需求量就大，再加上产后如有不愉快情绪和精神压力，吃不下饭，供不应求的矛盾就更为突出，于是，发生产后脱发。

生理因素引起脱发：体内"内环境"的突然改变，此指体内激素比例的"失调"。怀孕前的女性，经过青春发育期后，体内性激素从无到有，从少到多，体内环境经过一阵骚动之后达到了平衡。怀孕以后，体内性激素的比例又经过一次"调整"，产后，胎盘的娩出使得体内刚刚调整好的激素比例又发生了改变，身体内环境的改变，使老发脱落，新发一时来不及长出来，出现"青黄不接"的脱发现象。

病理方面因素引起的脱发：此与失血过多有关，原因是头发要长得茂盛，与血液量的多寡和质量也有关系。由于产妇分娩时要流失一些血液，故易患脱发，若出现产后大出血，不但会脱发，甚至连阴毛、腋毛都会脱掉。

>>准妈妈课堂

（1）常梳头发。一些产妇在月子中从不梳头，认为梳头会招风，老来患头风、头痛。其实，分娩后，汗腺分泌旺盛，如果不梳洗头发，时间长了蓬头垢面，臭气难闻，很不卫生。若头发过长，黏结难理，宜缓慢梳理，不使扯痛头皮为宜。最好于产前将头发剪短，便于产后梳理。经常梳头，既能保持头发清洁，又能加速血液循环，供应营养，达到防止脱发的目的。

（2）定期洗头。在洗头的时候，往往是最能看见大量的头发脱落的时候，因而产妇害怕洗头。但长时间不洗头，头皮不清洁，会影响毛囊细胞呼吸，从而会出现脱发或加重脱发。

（3）克服紧张、焦虑。因为头发的血液循环，营养供应，一般是受植物神经支配的，神经系统受情绪变化的侵扰，必然影响头发的血运，营养不足，从而发生脱发。

宜产褥期食蔬菜、水果

坐月子不能吃蔬菜、水果的说法是没有科学依据的。

产后因身体恢复和哺乳的需要，各种维生素的需要比平时增加1倍以上，其中维生素 C 每日需要 150 毫克。维生素 C 可以保持血管壁和结缔组织健康致密，减低脆性，并有止血和促进伤口愈合的作用。维生素 C 在新鲜蔬菜和水果中含量非常丰富，如蔬菜中的油菜、苋菜、菠菜、卷心菜、白菜、白萝卜；水果中的柑橘、荔枝、鲜枣、柿子等。人体能保持一定数量的维生素 C，但不能久存，过多则从尿中排出，因此必须每天不断摄入。

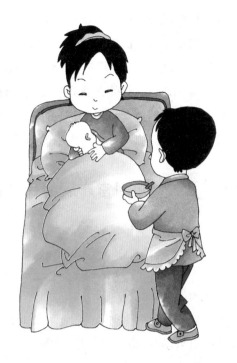

蔬菜、水果还含有丰富的食物纤维，食物纤维不能被人体直接消化、吸收，但它的吸水性强，在肠胃里体积增大，可促进肠胃蠕动，利于排便通畅，还能防止废物、腐物在肠道存留过久。叶菜如芹菜、油菜，根菜如萝卜、白薯，水果如柑橘、柿子、菠萝等都含有丰富的食物纤维。如果每天吃 750 克的青菜和水果，可得到 8 ~ 12 克的食物纤维，即能满足身体的需要。

宜产褥期适量吃鸡蛋

鸡蛋富含营养，蒸煮方便，且其蛋白较之鸭蛋更嫩，故为大多数孕产妇喜吃的营养品。

鸡蛋应从受孕就开始吃，吃量不要过多，每日 2 个即可。这样对母亲和胎儿更有好处。因为怀孕早期，胎儿身体各组织和器官生长迅速，需要大量蛋白质，这时若及时补充蛋白质，可促使其脑细胞大量增殖，促进脑组织和其他器官发育得更完善，出生后更加健康和聪明。

有的产妇为了增加营养，就多吃鸡蛋，认

>> **温馨提示**

在月子里吃鸡蛋也有不少益处。它可促进乳汁分泌，增强母子健康。但坐月子吃鸡蛋也要讲究科学吃法：一是不可吃得太多，吃多了，蛋白质吸收不了，不但浪费，而且有的还会引起消化不良；二是烹调的方法要多样，不要单纯煮着吃，煮鸡蛋的蛋白质不易消化和吸收。可做鸡蛋羹、荷包蛋，以及配炒其他蔬菜等。

为这样可以使产后的虚弱身体尽快恢复。

鸡蛋含有蛋白质、脂肪、卵磷脂、核黄素和钙、磷、铁及维生素 A、B 族维生素、维生素 D 等,确实是营养素比较全的很好的营养品。但是,也不是吃得越多越好,尽管营养素比起其他营养品来较全,但也并不包括所有营养素,比如维生素 C 和纤维素就不如其他食品,甚至很贫乏。这样,吃鸡蛋多了,就会影响了某些营养素的摄入。再有,吃鸡蛋过多,也不易消化,营养素也吸收不了。

宜知剖宫产后的保健护理

不可忽视阴道出血

由于剖宫产时子宫出血较多,故产妇的家属应不时看一下产妇阴道出血量,如远超过月经量,就要让医生采取止血措施。

要防腹部伤口裂开

原因是当咳嗽、恶心呕吐时,会使腹部缝线断裂,故宜压住伤口两侧,防止缝线断裂。

要常补液

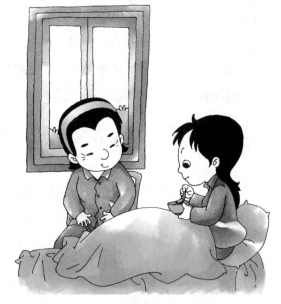

由于孕妇在产期内消耗多,进食少,血液浓缩,加之孕期血液呈高凝状,易形成血栓,诱发肺栓塞,导致猝死,故术后 3 天要常输液,补充水分,纠正脱水状态。此外,术后 6 小时可进食些炖蛋、蛋花汤、藕粉等流质。术后第二天多正常排气,可吃粥、鲫鱼汤等半流质。在所输液体中,应含葡萄糖、抗生素,以防感染、发热,促进伤口愈合。切不可因怕痛、厌烦而拒绝或要求减量。

要采用上肢静脉输液

原因是所补液体中的葡萄糖和某些药物可刺激静脉壁诱发血栓形成,下肢静脉一旦损伤、发炎,更容易促使血栓形成。所以,产后要通过上肢补液,产妇不能为了方便而要求在下肢输液。

要早活动

早活动的好处是预防肠粘连、血栓形成、肺栓塞猝死等,故在麻醉感消失后,四肢肌肉可做些收放动作,术后 6 小时就可起床活动,以促进血液流动,防止血栓形成。肠部活动,可预防肠粘连。

要注意产后晚期出血

产褥后期若产妇恶露明显增多,如月经样,就要立即就医。因为剖宫产子宫有伤口,较易造成致死性大出血。

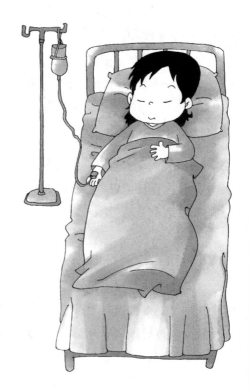

要注意经期伤口处疼痛

原因是剖宫产子宫的伤口部位,常发生子宫内膜异位症。其症状主要是经期伤口处持续胀痛,后期可出现腹部肿块,此时应早去医院就诊。

宜及时排尿

在导尿管拔除后 3～4 小时,产妇就应及时排尿,倘若卧床解不出,即应起床去厕所,再不行,就要在医生的指导下排尿。

不要忘记测体温

即使出院回家,一周内也要每天下午测体温 1 次,便于及早发现低热。不要等到高热再去就医,那时治疗不但麻烦,且易转为慢性输卵管炎而继发不孕或异位妊娠。

要尽早采取避孕措施

性生活一般于产后 42 天,即恶露完全干净后,再过 3 天方可开始,初期宜用避孕套。产后 3 个月去原手术医院放宫内节育器,因为一旦受孕做人工流产时,就可能危及生命。

>> **温馨提示**

产后最初几天里,产妇往往易发生便秘,其原因有以下几种。

(1)产后肠蠕动较差,加上卧床时间长,活动少,影响肠道活动和恢复时间。

(2)分娩后腹壁松弛,有的产妇腹部中央的肌肉向两侧分离,腹肌收缩无力,不能借助腹压排便。

(3)会阴切开或撕裂后缝合的伤口,或痔疮引起疼痛,不敢用力排便。

(4)产后饮食含粗纤维太少,不易刺激肠道蠕动。

早下地活动或作产褥操,多吃蔬菜、水果等,对通便有利。如果产后几天内无大便,可选用石蜡油 20 ~ 30 毫升,酚酞 1 ~ 2 片,麻仁润肠丸 1 ~ 2 丸中的一种口服;或用开塞露注入肛门,或用温肥皂水灌肠等,均可通便。勿用强泻药,以免腹泻影响泌乳量。

宜了解产后何时开始性生活

民间特别重视坐月子,产后严格要求忌房事 100 天,这是非常有道理的。

妇女经过妊娠期养育胎儿,分娩期的劳累、失血,产后各系统器官的恢复,在精神和体力上都需要有较长时间的休整。生殖器官至少要有 8 周时间恢复,产后 6 周检查时仍有些产妇恶露未净,阴道伤口瘢痕有触痛,阴道黏膜充血,宫口松弛,宫口裂伤处容易出血,或子宫偏大偏软,复旧不够理想。有并发症及哺乳的产妇更需要充足的休息和恢复。过早开始性生活,因阴道切口瘢痕较嫩,性生活摩擦局部敏感、疼痛,在阴道内繁殖的细菌,可向上蔓延引起不同程度的生殖器官感染。

宜了解产后没来月经也可怀孕

正常哺乳期,由于脑垂体前叶分泌催乳素,它除了使乳房分泌乳汁外,还能作用于脑垂体,抑制卵泡刺激素的分泌,使卵泡不能发育,所以有的妇女在哺乳期的半年到一年内卵巢没有排卵功能,不来月经。有人认为,没有来月经就不能受孕,其实不然,因为有的人卵巢功能恢复很早,甚至刚过产褥期就开始排卵,若在这个时间内没有避孕,一旦发生排卵,就容易受孕,也就不会出现月经。有人把这种情况的怀孕叫做暗胎,所以哺乳期也应照常采取避孕措施。

不哺乳的产妇,可在产后 6~8 周恢复月经和排卵,有的不来月经也会怀孕,如避孕措施跟不上,怀孕后做人工流产会给生殖器官再加一次创伤,不仅损害产妇健康,也不利于婴儿的喂养及家庭生活。因此夫妻双方应配合、体谅,等到恶露完全干净,产后检查正常,产后超过 2 个月,采取避孕措施后才能开始性生活。

宜预防子宫脱垂

正常的子宫位置是前倾前屈的,靠子宫周围 4 对韧带来维持。无论自然分娩或阴道手术助产,子宫韧带和骨盆底肌肉筋膜都得经受较大程度地伸展或不同程度地撕裂而变得松弛,使子宫常随产妇的姿势改变位置,如站立过久或过早做下蹲、扛、抬、挑、提等动作,或慢性咳嗽、便秘等增加腹压,子宫就会沿阴道方向往下移位,形成不同程度的子宫脱垂。

> **>> 温馨提示**
>
> 　预防子宫脱垂就应正确接产,勿使产妇过早向下迸气;缩短第二产程,会阴切开要够大;仔细正确修补软产道裂伤;产妇在月子里应充分休息,多更换卧床姿势以防止子宫偏向一侧或后倾,俯卧、膝胸卧位可帮助子宫保持前倾位置,缩肛动作可锻炼骨盆底肌肉;避免重体力劳动;治疗慢性咳嗽、便秘;产后做产褥操;增加营养、增强体质都是必要的措施。

宜了解产后发生泌尿道感染

产褥期泌尿道感染以膀胱炎、急性肾盂肾炎比较多见,治疗不彻底可变为慢性泌尿道炎症,急性感染严重时可导致败血症。

怀孕后受内分泌的影响,输尿管肌肉张力减低,蠕动减弱。增大的妊娠子宫在骨盆入口处压迫输尿管使之扩张,因而尿液常有滞留,造成细菌繁殖的有利条件。

正常尿液中不应有细菌存在,但据调查,5%～10%的孕妇尿液中有细菌,若不治疗,其中的80%持续带菌到产后,当产褥期抵抗力减低而又有适当的细菌繁殖条件时,就会造成急性泌尿道感染。

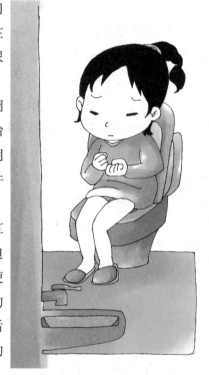

女性尿道长4厘米,短而直又接近肛门,因而极易受细菌污染;分娩时胎头压迫膀胱,使膀胱黏膜充血、水肿;助产操作使阴道极度扩张,也可引起膀胱黏膜、尿道的挫伤和渗血而发生尿潴留;分娩时或产后导尿、保留尿管,都会增加泌尿道感染的机会。

产妇其他部分的感染也可通过血液、淋巴管侵入泌尿道发生继发感染。

因此加强预防,较发病后治疗更为重要。

宜了解哺乳知识

产妇分娩后1～5天的乳汁为初乳;第6～10天的乳汁为过渡期乳;11天后的乳汁为成熟乳。产后一两天,产妇挤压乳房时有浑浊、淡黄色的液体流出,到产后三四天乳汁转为较稠的清白色乳汁。不少产妇以为初乳颜色发黄,清稀,不像乳汁,也不干净,是"陈奶"或"没营养"而挤掉不用,这非常可惜。初乳营养丰富,所含的蛋白质和免疫球蛋白(能抵抗疾病的一种蛋白质)比过渡乳和成熟乳高出五六倍,能抵抗大肠杆菌、沙门菌、呼吸道病毒等,可使新生儿的消化道和呼吸道黏膜免受微生物侵袭;,其中的蛋白质不但量多,乳蛋白成分也较高,在胃里形成的奶块小,容易被消化吸收;初乳中脂肪含量较低,所以更易于消化。

初乳所含成分十分宝贵。产妇应尽早开始哺乳,使新生儿吃进全部初乳,这对孩子的发育和健康非常的有益。

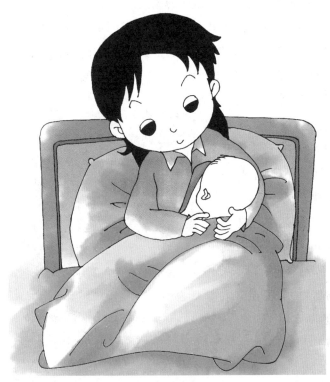

在分娩后 1~2 天,产妇乳房便开始分泌乳汁,妊娠期间,卵巢和胎盘产生大量的雌激素和孕激素,前者刺激乳腺导管生长,后者刺激乳腺腺泡增殖,这两种激素还抑制脑下垂体所分泌的生乳素的释放,这时乳房虽然增大,但不分泌乳汁。孩子出生后,胎盘排出体外,因而雌激素和孕激素的浓度徒然下降,解除了对生乳素的抑制,于是生乳素就使乳腺腺泡分泌乳汁,同时脑下垂体又分泌催产素,引起乳腺管壁的肌细胞收缩,将乳汁输送到乳头。孩子吸吮奶头的刺激由神经传到大脑,也使脑下垂体不断分泌生乳素和催产素,乳汁就源源不断地产生了。

乳汁分泌也受大脑活动的调节。孩子的哭声对母亲是一种良性精神刺激,可以促进乳汁分泌;反之,精神不好、劳累、疼痛、焦急、忧虑都可以延缓下奶,减少泌乳量。

部分孕妇在妊娠晚期可以从乳头中挤出少量清稀液体,它属于初乳的成分,是正常现象。妊娠期应注意不要过多按摩乳房、触摸乳头或试挤奶汁。这些对乳房的刺激可诱发脑下垂体分泌催产素,激发子宫收缩,对子宫保持稳定的环境不利,从而导致流产或早产。有过流产或早产现象的孕妇尤其要多加注意。

早给孩子喂奶好处多。世界卫生组织在全世界范围内号召,分娩后应立即开始哺母乳,这是有科学道理的。孩子吸吮乳头是刺激下奶的有效方法,同时,足够和反复地吸吮刺激,可以长时间维持泌乳,保证全天的乳量需求。早哺乳,乳汁就能早分泌,即使开始时奶水不足,但若坚持哺喂,加强营养,充分休息,奶量也会逐渐增加。吮吸乳头还可以使子宫肌肉收缩,促进产后子宫复原,恢复生殖系统正常的生理功能,这就是喂奶时经常感觉子宫阵阵收缩痛的原因。

对于体弱、有病(如贫血、心肾疾病、产后出血、剖宫产)或阴道分娩手术分娩的产妇,要根据产妇身体恢复情况合理延迟喂奶时间。早产儿吸吮能力差,有的叼不住奶头,最好用吸奶器吸出母乳喂养,这比喂牛奶更适合早产儿需要。

目前,经剖宫产娩出的新生儿占有较大的比例。按照医院的常规制度,新生儿需在婴儿室观察 3 天后才抱给母亲,很多母亲因此而失去早哺乳的机会,加之活动不便,信心不足,奶量不足,常常导致母乳喂养的失败。

随着母婴同室的开展,产科制度也在改变,医生可根据术后新生儿的具体情况来决定喂奶的时间。大部分生后无窒息、无特殊难产经过、一般情况良好的新生儿,可在出生24 小时后喂奶,并实行母婴同室,按需哺乳。剖宫产妇开始哺乳时需要别人的帮助、指导,要树立信心,克服行动上的不便。勤哺乳可促进下奶和子宫的复旧,又可防止伤口粘连。

> **>> 温馨提示**
>
> 用手挤奶应讲究一定的方法。如果准备给小宝宝吃奶,事先应消毒一个收集奶水用的广口杯子,将双手洗净,杯子放置在乳房下方,身体略前倾,用手将乳房托起。大拇指、食指分别放在上、下乳晕处,用大拇指和食指内侧向胸壁处挤,乳头夹在两指之间,挤在乳晕下方之乳窦上,经挤→松→挤→松,反复数次,乳汁就会滴出。同样,再从左右两侧挤压乳晕,要使所有乳房小叶中的乳汁都排出来,以利于下次的泌乳。

在许多情况下都需要把乳汁挤出。例如母亲或婴儿患病暂不能哺乳和吃奶,为保持奶量就需按时把奶水挤出来,缓解奶胀或漏奶;每次哺乳后排出剩余的乳汁……总之,每位哺乳母亲都要学会挤奶。

经常按摩和挤奶,可使乳房保持松软,乳头可以伸展,既有利于下奶又便于婴儿吸吮。如果乳房很胀,乳头疼痛,可用吸奶器来挤奶,吸奶器使用前都要消毒。使用方法是先将橡皮球内空气挤压出去,将玻璃罩口对准乳晕周围,紧贴皮肤不能漏气,放松橡皮球,将乳头和乳晕吸进罩内。挤压和放松橡皮球几次后,乳汁便会流进吸奶器的膨大部。

母乳是婴儿最理想的天然食品，不仅营养丰富，容易消化、吸收，而且还含有免疫球蛋白，可增加婴儿的抗病能力，既方便，又经济。如何才能保证充足的奶量呢？

（1）早开奶：新生儿吸吮乳头可刺激乳汁分泌，开奶时间越早越好，有人建议产后 1 小时就应喂奶。

（2）坚持正确的哺乳方法：保证足够的喂奶时间；两乳交替哺喂，先吸空一侧再喂另一侧，使乳房充分排空，一次喂不净时要将剩余的乳汁排出，因空虚的乳房对大脑是一种机械刺激，促进脑垂体分泌生乳素，排空不充分时可以抑制泌乳。

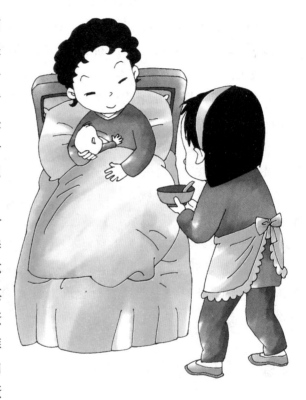

（3）保证营养：因乳母分泌大量乳汁，故所需要的营养和热量也要增加。营养好坏对乳汁质量有极大影响，其中，最重要的是供应充足的蛋白质、矿物质（钙、铁、磷）和维生素。动物蛋白较植物蛋白好。每天吃主食 500 克，鸡蛋 3 ~ 6 个，牛奶或豆浆 2 袋，鱼、肉 150 ~ 200 克，豆制品 100 克，青菜 500 克，就能基本满足乳母的营养需要。

（4）生活规律，时时保持心情舒畅，保证充分休息和睡眠。

（5）口服避孕药能抑制乳汁分泌，不宜服用。

产后乳胀，婴儿吸吮后仍然不消，原因多为乳腺管不通畅。可用以下方法。

（1）乳房按摩法：先将产妇的乳房及按摩者的手洗净，再用热毛巾（40℃左右）敷乳房 5 ~ 10 分钟，按摩者以双手握住产妇一侧乳房，从四周向乳头方向顺序按摩后挤出乳汁，反复数次后，乳房就会变软；按摩后也可用吸奶器或让婴儿吸吮乳汁；

另一乳房可用同样方法处理。每天反复4次左右，2～3天乳腺管即可通畅。

（2）药物疗法（治疗期间暂时停奶2～3天）：①芒硝200克捣碎，平铺在2块纱布上（各100克）包好，分别敷在双乳房上，用胶布及胸罩固定，每天换1次，4～6小时后乳胀可得缓解，若不太胀，可停敷药继续哺喂婴儿。

②服用舒经酚50毫克，每日1次，见效即可停服，时间不超过5天。

（3）维生素B$_6$200毫克，每日3次。

（4）焦麦芽50～100克煮水喝，或以发酵面贴敷双乳房，再加热毛巾敷0.5～1小时，其后取下发酵面，用手按摩，挤奶或用吸奶器吸出奶汁，一般1次即有效，也可反复使用。

上述方法可选择使用，乳房稍软即可停用，防止将奶完全退掉。

如果治疗期间效果欠佳，出现发热、局部出现红、肿、痛、热，就应及时去医院治疗。

产妇乳汁不经小儿吸吮自然流出为溢乳。通常，妇女哺乳期气血旺盛，乳汁自溢，这属于生理不属于病理。如果脾胃虚弱，气血不足，气不摄乳，则可使乳汁清稀，随生随溢；如果情志不舒，精神抑郁，肝郁化火，则乳汁为热所迫而外溢。

>> 专家建议

治疗上气血两虚型可用"十全大补汤"加减，以补气养血，收敛乳汁，一般3～5剂就能好转；肝经郁热型可用"丹栀逍遥散"加减，以清热舒肝抑乳，一般5～7天剂就可治愈。另外，溢乳的产妇常食海蜇皮或莲心汤，可减少溢乳现象。

宜了解子宫复旧不全

产褥期子宫从1000克缩小到50～60克，是由于子宫肌细胞收缩并发生自溶变化，体积逐渐缩小，产后6周恢复到孕前大小。

子宫复旧好坏可从子宫底下降和恶露情况来估计。有的产妇恶露淋漓不断，近满月还有较多的血性分泌物，有臭味；产妇感觉腰酸、下腹痛；或者产后6周检查时，子宫还未恢复正常大小，尚软，有压痛，宫颈口松弛未闭，这些都是子宫复旧不全的表现。

胎盘或胎膜部分地残留在子宫腔，子宫蜕膜脱落不完全，子宫内膜炎，子宫严重后倾影响恶露排出，子宫肌痛、胎盘面积过大引起宫缩不良等，都可使子宫复旧不全。

如何避免子宫复旧不全？

（1）采用科学接生法，注意消毒，做到无菌操作。

（2）接生时要仔细检查胎盘、胎膜的完整性。

（3）产妇要注意产褥期卫生，保持外阴清洁，预防感染。

（4）坚持母乳喂养。

（5）避免尿潴留。

（6）采取侧卧位，以免子宫后倾不利于恶露引流。

（7）辨证施治，对症用药，可服用中药方剂生化汤等。

（8）正常分娩后 24 小时可下地活动，在指导下做产褥操。

宜懂得哺乳期乳房的保护

乳房的卫生从怀孕起就要注意，哺乳期则更加重要。

产后二三天乳房胀满、坚实，可摸到淤积的奶块，喂奶后奶块仍不消失时可局

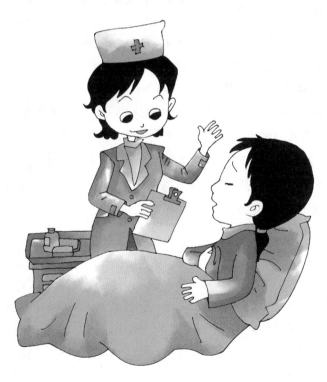

部热敷，顺乳头方向按揉奶块，使之散开。每次喂奶前，产妇要洗净双手，用肥皂水和温开水洗净乳房及乳头，使婴儿吃空一侧乳房再换另侧，未吃尽的奶汁要用吸奶器吸空，以免影响泌乳和引起感染。喂奶后擦净双乳，用两块纱布保护乳头，用乳罩托住乳房，内衣要勤换洗，睡眠时采取侧卧姿势，注意不要压迫乳房。开始几天喂奶时间可短些，以后每次以 10 ~ 20 分钟较为适宜，不要让婴儿叼住奶头

入睡,这样容易将乳头表皮浸软、剥脱而发生皲裂。乳头扁平或内陷常使婴儿吸吮困难,乳汁淤积,应在产前设法纠正。轻的凹陷用手指牵拉,不易纠正的凹陷可试用吸奶器将乳头吸出或用玻璃乳罩(又名乳盾)罩在乳头上间接哺喂,但若还不成功就应考虑退奶改用人工喂养。

乳头表皮比较柔嫩而且有丰富的感觉神经,对疼痛很敏感。喂奶时间过长、乳汁分泌少,或乳头平坦、内陷、过小,使婴儿吸吮困难不得不用力吸吮时,乳头表皮受唾液的浸渍变软、剥脱、糜烂,形成大小不等的裂口,这就是乳头皲裂,裂口常在乳头根部和乳晕连接处。严重的裂伤可使乳头部分断裂、溃烂,继发感染。裂口渗出的液体干燥后形成痂皮,又干又痛,尤其在婴儿吃奶时往往痛如刀割,无法哺喂,细菌也容易从破口侵入乳房引起乳腺炎。

避免乳头皲裂主要是预防。自怀孕中期起要经常擦洗乳头,洗净痂垢,使乳头表皮坚韧;如乳头平坦或内陷,要每天用手向外牵拉,内陷严重不易纠正的,可考虑改喂牛奶。已有皲裂发生时,要更加注意局部卫生,防止感染。轻的裂伤可涂10%鱼肝油铋剂或复方安息香酸酊,喂奶时先将药物洗净;也可外涂红枣猪油蜂蜜膏(用1份猪油或香油,1份蜂蜜,另外将好的红枣洗净去核,加适量水煮沸1小时,过滤去渣留汁2份。将枣汁熬稠,放入猪油、蜂蜜,微火熬炼,除去泡沫,冷后成膏),喂奶后涂在裂伤处,效果特佳;也可用吸奶器将奶吸出,煮沸后给婴儿吃,等皲裂完全愈合再直接哺喂。严重皲裂应退奶。

> **>> 温馨提示**
>
> 产妇坐月子要喝黄酒的说法在中医书籍中有所记载。因黄酒(亦称米酒)能"通血脉、厚肠胃、散风寒",又能"通行十二经脉",因此产后服用最佳。产妇喝黄酒避风寒,不但可以预防产后关节痛等诸病,而且因黄酒能通经活血,温补脾胃,故对乳汁有促进作用。因此对于提倡产妇喝黄酒,不应该认为这没有科学道理而使之失传,但不可过量。

宜补钙

我国正常人每日需钙600毫克,孕期1500～2500毫克,哺乳期2000毫克。通过调查,我国孕妇在妊娠晚期几乎全部缺钙。100毫克的人乳中含钙34毫克,如果每日泌乳1000～1500毫升,就要失去500毫克左右的钙,缺钙如得不到纠正,轻时肌肉无力、腰酸背痛、牙齿松动,严重者骨质软化变形。

钙主要来自食物，乳、豆类及其制品含钙多，海产品中虾皮、海带、发菜、紫菜等，木耳、口蘑、银耳、瓜子、核桃、葡萄干、花生等含钙也比较丰富，鸡、鱼、肉类含钙较少。牛奶中含钙也比较多，但有些人肠道内缺乏将乳糖转化为糖的酶，喝牛奶后会出现腹部不适、胀气，甚至腹泻，可以用发酵过的酸奶代替。另外还要注

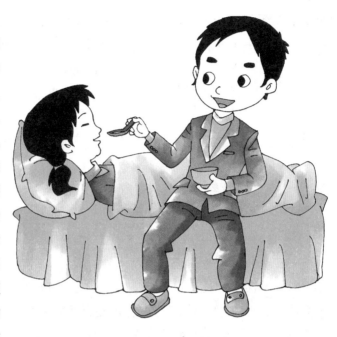

意含钙多的食物不要与含草酸高的蔬菜同时煮食，否则可使钙"皂化"，不能被人体吸收。菠菜、韭菜、苋菜、蒜苗、冬笋等含草酸多，菠菜烧豆腐营养丰富的说法是没有科学依据的。

宜适量吃鲤鱼

鲤鱼的蛋白质不但含量高，而且质量也佳，人体消化吸收率可达96%，并能供给人体必需的氨基酸、矿物质、维生素 A 和维生素 D。

民间产妇多喜吃鲤鱼，但一般说不出吃鲤鱼的好处，有的则说"鱼能撵余血"。所谓"余血"，主要是指恶露。鱼为什么能排出恶露？恶露的排出与子宫的收缩力关系密切，当子宫收缩时，肌纤维缩短，挤压血管，将子宫剥离面的毛细血管断端的余血挤压出去，排入宫腔内；子宫收缩时又将残留在宫腔内的坏死蜕膜细胞和表皮细胞，经阴道并带着阴道内的黏液，排出体外。若子宫收缩不良，则剥离面断端的血管开放以致宫腔积血，恶露增多，恢复时间延长。凡是营养丰富的饮食，都能提高子宫的收缩力，帮助撵余血。鱼类有丰富蛋白质。据中医研究，鲤鱼性平味甘，有利于小便解毒的功效；能治水肿胀满、肝硬变腹水、妇女血崩、产后无乳等病。有

这样的单方:用活鲤鱼一尾,重约500克,黄酒煮熟吃下;或将鱼剖开,除内脏,焙干研细末,每早晚用黄酒送下。《食疗本草》也有记载:"鲁鱼鳞烧,烟绝,研细,用酒送服,方七七(约3克),可破产妇滞血。"也就是说可以治疗妇女产后淤血留滞子宫的病变。这些记载说明,产后用鲤鱼确有效果,鲤鱼确实有帮助子宫收缩的功效。

此外,鲤鱼还有催生乳汁作用。所以,产后适当吃些鲤鱼是有道理的。

 ## 宜知分娩中的特殊食品

一般产妇整个分娩过程要经历12~18小时,这么长的分娩过程,势必要消耗极大的体力。而且,临产后正常子宫每分钟要收缩3~5次。有人估计,这一过程消耗的能量,相当于走完200多级楼梯或跑完1万米所需的能量。可见分娩过程中体力消耗之大。这些消耗除孕妇体内储存的能量外,最好能在分娩过程中适当给予补充,才有利于产妇顺利分娩。

分娩时吃些什么食品好呢? 在传统习惯中多给产妇吃鸡蛋,认为既可免去上厕所的麻烦,还能补充营养。专家认为产妇多吃鸡蛋并不合适,因其营养成分不易被人体吸收。此外,水分过少也不利于孕妇健康。很多专家向广大产妇推荐的"分娩佳食"是巧克力。巧克力含有丰富的营养素,每100克巧克力中含碳水化合物55~66克,脂肪30~38克,蛋白质15克,还有铁、钙以及维生素B_2等。同时,巧克力中的碳水化合物可迅速被身体吸收利用,比鸡蛋快得多。因此,产妇在分娩前,应准备些优质巧克力,以备在分娩过程中食用,及时补充体力消耗,促进分娩尽快完成。

宜知产褥期生理特点及应该补充哪些营养

如果产后不及时地补充足够的高质量的营养,就会影响产妇的身体健康,并影响婴儿的发育。

产妇产褥期,一般为从分娩至产后6~8周。

产妇分娩之后,如释重负,经过10个月的妊娠和紧张的分娩活动,产妇全身各器官(乳房除外)、组织,尤其是生殖器官,会逐渐恢复到怀孕以前的状态,这一复原过程一般需要6~8周的时间。这段时间叫做产褥期,俗称"坐月子"。

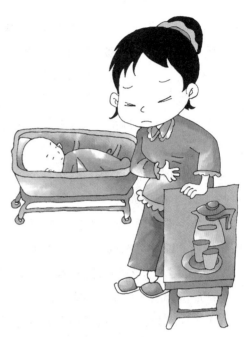

产后8周内是母体生理变化最明显的时期,分娩前大约重1000克的子宫,要逐渐恢复到妊娠前的50克左右。产后3周内,阴道会不断地排出分泌物,分泌物中含有血液、小血块、坏死的组织、黏液和上皮细胞等,医学上称之为"恶露"。因此,产褥期的产妇要多吃些有利于排出"恶露"的食物。

此时阴道已不能再完全恢复到妊娠前的情况,阴道相比以前较松,皱襞较少。外阴充血与水肿在生产数天内逐渐消失。处女膜在分娩时被撕裂,过度扩大失去弹性,在产褥期虽能恢复,但很少能恢复到妊娠前的状态。

产妇小腹部正中线的色素在产褥期逐渐消退,初产妇紫红色妊娠斑在产后变成白色。腹壁肌肉长期受到妊娠子宫的影响,肌纤维增生,弹力纤维断裂,分娩后腹壁变得松弛,需产后6~8周左右恢复。

产妇因在分娩过程中大量出血和极度的体力消耗,体力消耗很大,身体变得异常虚弱,同时产后还要承担起给新生儿哺乳的重任,如果产后不及时地补充足够的高质量的营养,就会影响产妇的身体健康,并影响婴儿的发育。

>>准妈妈课堂

　　产妇乳腺在妊娠期变化的基础上,分泌功能逐渐旺盛。健康的母亲从产后的第2天开始便会有少量乳汁分泌,从第4天或第5天开始,每天约分泌乳汁300毫升,2周后每天分泌乳汁约500毫升,产后4个月时为800~900毫升。如果饮食营养调理不当,就会使乳汁分泌量减少,直接影响新生儿的健康。另外,产后皮肤排泄功能旺盛,出汗量多,尤其在睡眠时更为明显。还由于产后卧床较多,活动减少,腹肌和盆底肌松弛,肠蠕动减弱,易发生便秘。

所以,产妇在产后除了要有足够的营养素补充分娩时的消耗和生殖器官的恢复外,还要供给婴儿乳汁、哺乳婴儿,以保证婴儿的健康生长。

因此,注意产后的饮食有利于促进产妇的身体康复和新生儿的健康。

产后第一天应吃稀软食物,多喝汤水。从第二天开始,可食用正常膳食,但要少食多餐。

产妇的膳食要科学安排,饮食不要过于油腻,以免影响食欲。食物种类要丰富,经常变换花样,使产妇吃得舒心、可口。饭菜要做得细软一些,以便于消化吸收。应多食用鸡肉、猪肉、排骨和鱼类煮的汤,以促进乳汁分泌。产妇食用花生加各种肉类煮成的汤,鲜鲤鱼与大米煮的粥,花生与大米熬的粥等,均有一定的催乳作用。产后饭量应比妊娠期间增加一些,一般以增加1/3左右为宜。要注意不可大量地摄取糖

> **>> 温馨提示**
>
> 产后 24 小时内,应吃流质或半流质饮食,如小米粥、大米粥、藕粉、鸡蛋汤、挂面、面片汤、馄饨、豆浆等。随着体力的恢复和食欲的增加,可吃些普通饮食,包括肉、蛋、鱼、乳、豆制品、新鲜蔬菜及水果,以促进乳汁的分泌。

类,否则不仅容易发胖,而且会影响食欲,减少饭量,有时还会造成营养不良。产后不要吃刺激性强的食物,如葱、辣椒等。如果有条件,最好每日喝 500 克牛奶,这样既可以促进产妇身体恢复,还可增加奶水,使婴儿吃饱吃好。

孕期患有贫血的产妇,更应注意多摄取含铁量较高的食物。此外,产妇还应多吃富含纤维素、维生素的蔬菜和水果,以预防便秘的发生。

总之,为补充产妇身体消耗,使乳汁充足,产褥期应增加各种营养,但要结合产妇具体情况,科学、合理地进食,而且不要吃得过多,否则,会增加肝脏和肾脏的负担,于身体无益。

宜知产后第一周的营养补充

产后第一周,产妇应学会休养及哺儿的方法,使自己的身体早日恢复,让新生儿健康生长。在此阶段营养的补充极为重要。具体做法应该是不同的天数,进行不同的饮食,这样才有利于身体的恢复。

1. 分娩当天的营养补充

分娩使产妇体力消耗很大,筋疲力尽的产妇需要充分的休息、调养。

补充营养可选用下列具有补养和恢复体力的食物，如红糖桂圆汤，补气血暖胃；红糖姜汤水，益气、暖胃、化食；米酒冲鸡蛋，去寒补蛋白去恶露；红糖大枣汤，补气血；小米红糖粥、蒸鸡蛋羹等流质饮食。分娩当天产妇的饮食不必定时定量，一般饿了即吃。

2. 产后第一天可吃的食物

可在前一天的基础上把红糖水等作加餐饮料，正餐可用鸡蛋汤、小枣粥、鸡汤龙须面、鲫鱼汤等。流质、清淡饮食，一日6餐。

3. 产后第二天的饮食安排

饮食可在前两天的基础上，加稠、加量和增加品种。如粥类之外可加小薄面片、增加易咀嚼的绿叶菜、瓜果类菜，嫩的肉类如鱼、虾肉。补充蛋白质及膳食纤维素，防止便秘。

4. 产后第三天的食物选择

在巩固前几天饮食的基础上，饮食量可逐渐增加，还可选用下乳的食物，如鲤鱼1条，去肠既可，不去鳞，加赤小豆100克和姜、醋少许，炖汤食；黑芝麻15克，炒焦研末，每服10克，以猪蹄汤冲服；花生仁适量煮汤服；鲢鱼2条，去肠杂，加冬瓜适量，煮汤服；猪肝500克，黄芪100克，煮汤，肝熟后除去黄芪，食肝饮汤；猪蹄1~2只，加花生米150克，同煮软烂，饮汤食花

>> 温馨提示

很多新妈咪产后会有牙齿松动的情况，过硬的食物一方面对牙齿不好，另外一方面也不利于消化吸收，因此产妇的饭要煮得软一些，少吃油炸或坚硬带壳的食物。鸡汤、鱼汤、排骨汤含有易于人体吸收的蛋白质、维生素、矿物质，而且味道鲜美可刺激胃液分泌，提高食欲，还可促进泌乳。产妇出汗多再加上乳汁分泌，需水量要高于一般人，因此产妇要多喝汤。

生米和猪蹄等。

（5）产后4～5天的饮食调节。

由于产妇体质的恢复，再加上要哺喂新生儿，产妇如感到饥饿又不胀气，可服牛奶。根据个人情况，提前错后几天均可，以减少胀气为准。原来食量大的产妇可加食半流质食物，如面片、小馄饨、小水饺、小豆包、包子、花卷及较软烂的菜如熘鱼片、熘肝尖等。

（6）产后第六天的普通饮食。

饮食方面，可在前几天的基础上加食软饭、肉末菜粥、小面疙瘩、炒菜等。

宜知如何才能保证营养

产妇由于分娩时带来的创伤和出血以及情绪的变化，损耗了不少体力，所以产妇确实需要大量营养以补充孕期和分娩的消耗。在产褥期，母体在生理上发生了一系列的变化，这些变化对饮食提出了特殊的要求。那么怎样安排产后的饮食呢？

产褥期的妇女每天需要1250千焦左右的热量，这些均来自食物中的蛋白质、脂肪和糖类。产后1～2天最好吃些清淡而易消化的食物，以后逐渐增加含有丰富蛋白质、碳水化合物及适量脂肪的食物，如奶、蛋、鸡、鱼、瘦肉、肉汤、豆制品、蛋制品等。产妇还需要较多的水分，所以应多喝些汤，因为其中蛋白质含量高，脂肪少，煮汤味道鲜美，既能刺激食欲，又能促进乳汁分泌。另外还需要注意维生素及矿物质的补充，可多吃些新鲜水果和蔬菜等，为了防止便秘，也要多吃些粗粮。

产妇膳食应多样化、易消化，每天可安排5～6餐。注意减少脂肪供给量、少油腻，菜肴不要过咸，以免体内潴留较多水分，加重心脏、肝脏负担。

宜知特殊状况下的饮食营养

产后如果一切正常，按一般的饮食要求进行即可，如果有什么特殊状况发生，饮食上也应该相应地调整。

1. 剖宫产手术者

术后胃肠功能已恢复，吃流食1天，食牛奶、豆浆、大量蔗糖等补产气食物后，如情况好转可改用半流食1～2天，再改为普通饮食。

2. 分娩后会阴裂伤

会阴撕裂伤并有缝合,能自行愈合的,可先食半流食后改普通食。若撕裂伤缝合后,最好固体饮食5~6天,避免形成硬便通过肛门处撕伤被缝合的肛门括约肌,给患者造成痛苦。

3. 患妊娠高血压综合征

应控制盐的摄入。

4. 贫血

要多摄入蛋白质、动物血、肝、鸡蛋、蔬菜、水果和含铁多的食物。

5. 便秘

多吃含纤维多的粗粮、蔬菜、水果、蜂蜜,清晨可喝冷牛奶、酸奶、果冻等。

6. 解除产后疲劳

补充水分,适当吃参片、果汁及各类肉汤、骨头汤、鱼汤。

7. 肥胖

适当控制糖、脂肪的摄入。

8. 嗜好品

控制辛辣调料、咖啡等。产后吸烟会因尼古丁抑制乳汁分泌而导致母乳不足。

>> 专家建议

黄花菜含有蛋白质及磷、铁、维生素A、维生素C等,营养丰富,味道鲜美,尤其适合做汤用,中医书籍记载,黄花菜有消肿、利尿、解热、止痛、补血、健脑的作用,产褥期容易发生腹部疼痛、小便不利、面色苍白、睡眠不安,多吃黄花菜可消除以上症状。

宜知哪些营养促进乳汁分泌

乳汁中的各种营养成分全部来自乳母摄入的营养,乳母膳食中某些营养素摄入不足,将会动用母体中营养素的储备来维持乳汁中营养成分的恒定,以保证乳汁的质和量。如果母体长期营养不足,乳汁的分泌将保质而不保量,即乳汁的分泌减少,但成分将恒定保持不变,这样母体将受损。

膳食中摄入能量和蛋白质的量多的乳母比摄入量少的乳母平均每日增加乳汁100毫升左右,其乳汁中能量、蛋白质和脂肪等营养素含量也相应增高,乳汁中蛋白质含量低时,要持续补充相当长的时间才能使其含量增加。乳汁中氨基酸的摄入不足,氨基酸组成模式将不同,从而影响乳汁的质量。乳母体内氮的储存量也会直接影响乳汁的分泌。

乳母膳食中的脂肪供给量也很重要。脂肪摄入量高时乳汁中脂肪含量也高,反之则不降。脂肪中的必需脂肪酸能促进乳汁分泌,并影响乳汁中的含量,同时对新生儿中枢神经系统的发育和脂溶性维生素 A、维生素 D、维生素 E、维生素 K 的吸收有重要的促进作用。膳食中某些维生素的摄入将影响乳汁中维生素的含量。如乳母摄入含维生素 A、维生素 E、维生素 B_1、维生素 B_2、维生素 C 等丰富的食物,乳汁中含量则会增加。

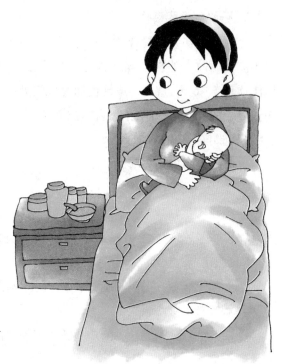

乳汁中钙含量较恒定。膳食钙摄入不足,就会动用母体的钙,以保持乳汁中钙的稳定,长期如此就造成母体缺钙。膳食铁的摄入不影响乳汁中铁的含量。

水分与乳汁的分泌有关系,水供给不足,直接影响乳汁的分泌量。

宜吃哪些滋补食品

1. 红糖

含铁量高,给产妇补血。含多种微量元素和无机盐,能够利尿、防治产后尿失禁,促进恶露排出。一般饮用不能超过 10 天,时间过长增加血性恶露,并且在夏天会使产妇出汗更多而体内少盐。

2. 鸡蛋

含蛋白质丰富而且利用率高,还含有卵磷脂、卵黄素及多种维生素和无机盐,其中含有的脂肪易被吸收,有助于产妇恢复体力,维护神经系统的健康。每天吃 2～3 个已足够,过多会使蛋白质过剩而诱发其他营养病。

3. 小米

含较多的维生素 B_1 和维生素 B_2,纤维素含量也很高。能帮助产妇恢复体力,刺激肠蠕动,增进食欲。小米粥不宜太稀薄,而且在产后也不能完全以小米为主食,以免缺乏其他营养。

4. 芝麻

富含蛋白质、脂肪、钙、铁、维生素 E,可提高和改善膳食营养质量。黑芝麻要比白芝麻更好。

5. 鸡汤、鱼汤、肉汤

含有易于人体吸收的蛋白质、维生素、无机盐。味道鲜美可刺激胃液分泌,提高食欲,还可促进泌乳。因产妇易出汗和分泌乳汁,

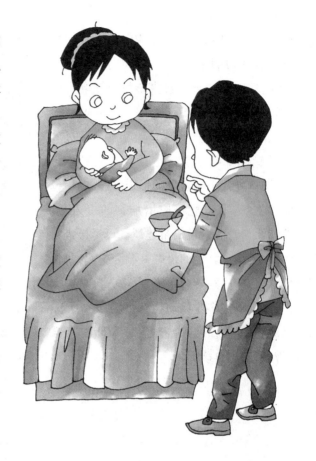

需水量要高于一般人,因此大量喝汤十分有益。

宜知科学合理饮食

乳母饮食安排的原则如下:

(1)保证供给充足的热能。

(2)增加鱼、肉、蛋、奶、海产品的摄入。

乳母每天可分泌 600～800 毫升的乳汁,当营养供应不足时,会分解自身的营养物质来满足婴儿对乳汁的需要,所以为了满足母亲分泌乳汁的需要,必须供给乳母充足的营养。

乳母在孕期所增长的体重中约有 4 千克为脂肪,这些孕期储存的脂肪可在哺

乳期被消耗以提供能量。

800毫升乳汁约含蛋白质10克，母体饮食蛋白质转变为乳汁蛋白质的有效率为70%。因此，我国推荐饮食营养素供给量建议乳母饮食蛋白质每天应增加25克。

人乳的钙含量比较稳定，乳母每天通过乳汁分泌的钙约300毫克。当饮食摄入钙不足时，为了维持乳汁中钙含量的恒定，就要动用母体骨骼中的钙，所以乳母应增加钙的摄入量。我国推荐饮食营养素供给量建议乳母钙摄入量每天为1500毫克。钙的最好来源为牛奶，每饮用牛奶500毫升，则可从中得到570毫克钙。

此外，乳母应多吃些动物性食物和大豆制品以供给优质蛋白质。乳母多吃些海产品对婴儿的生长发育有益，海鱼脂肪富含二十二碳六烯酸（DHA），牡蛎富含锌，海带、紫菜富含碘。

>> 温馨提示

桂圆营养丰富，含有丰富的糖分和维生素、矿物质。中医认为，桂圆性温、味甘，有补心安神、养血易脾的功效。新妈妈在怀孕时，由于"阴血聚以养胎"，因此"阳常有余，阴常不足"，会致阴血偏虚、滋生内热，故"胎前宜凉"，应该用性温的滋补食品。

第二章

产后护理禁忌

由于生产后母体正处于一个特殊的生理阶段,这一时期的护理对产妇的身体恢复是至关重要的。这一章中我们就一起来了解一下产后护理中那些禁忌事宜。

忌进补过量

滋补过度不仅是一种浪费,而且有损身体健康。

不少产妇认为,为了怀孩子、生孩子,自己的身体做了很大"付出",吃了很大"亏",孩子既已产下,可该好好滋补了。于是,天天鸡鸭鱼肉不离口,水果罐头不离手,大补特补。其实,滋补过度不仅是一种浪费,而且有损身体健康。滋补过度容易导致肥胖,而肥胖往往是患高血压、冠心病、糖尿病的诱因;滋补过量会使产妇奶水中的脂肪含量增高,造成婴儿肥胖或导致婴儿出现长期慢性腹泻,这都会影响婴儿的健康成长。

>> 准妈妈课堂

许多地方都有让产妇忌口的习惯,诸如牛羊肉、鱼虾类和其他腥膻之物都不准吃。产后需要充足而丰富的营养素,主副食都应多样化,仅吃一二样不能满足产妇身体的需要,也不利于乳腺的分泌。

忌多喝茶

产妇不宜多喝茶,这是因为茶叶中含有鞣酸,它可以与食物中的铁相结合,影响肠道对铁的吸收,从而引起贫血。茶水浓度越大,鞣酸含量越高,对铁的吸收影响越严重。茶叶中还含有咖啡因,饮用茶水后,使人精神兴奋,不易入睡,会影响产妇休息,还可通过乳汁进入婴儿体内,也会使婴儿精神过于兴奋,不能很好睡觉,容易出现肠痉挛和忽然无故啼哭的现象。

忌吃炖母鸡

产妇食用炖老母鸡后,血液中雌激素的浓度增加,催乳素的效能就会因此减弱,从而导致乳汁不足,甚至完全回奶。

在民间传统习俗中,产妇产后经常吃炖老母鸡,大家普遍认为老母鸡比较有营养。但很多产妇产后尽管营养很好,但奶水仍不足,达不到用母乳喂养婴儿的要求。产后奶水不足的原因很多,其中一个重要的原因是吃了炖老母鸡。

产妇产后吃炖母鸡,为什么会导致奶水不足或完全回奶呢?

这是因为只有催乳素才能起到促进泌乳的作用。产妇分娩后,血液中雌激素和孕激素的浓度大大降低,而母鸡的卵巢和蛋衣中含有一定量的雌激素,因而产妇食用炖老母鸡后,血液中雌激素的浓度增加,催乳素的效能就会因此减弱,从而导致乳汁不足,甚至完全回奶。

> **>> 准妈妈课堂**
>
> 所选用的炊具与鸡肉的营养及味道也很有关系。如果用高压锅炖,虽然不到半小时连骨头都能碎了,可是吃起来不够鲜香。因为高压锅有高压和高温双重作用,尽管内容物很快炖熟了,但由于时间过短,食物中的氨基酸、肌苷等有鲜味的物质很少溶解于汤中,来不及散发应有的香味。另外,过高的温度及高压对某些营养素有一定程度的破坏作用。

雄激素具有对抗雌激素的作用。公鸡睾丸中含有少量的雄激素。因此,产妇产后若吃一只清炖的大公鸡,连同睾丸一起食用,无疑会促进乳汁分泌。

当发现乳头不通,即乳房发胀而无奶时,切勿吃公鸡下奶,否则会引起乳腺炎。

忌吃油炸食物

产妇体质虚弱,应多吃营养丰富易消化的食物,以利早日恢复身体健康。但在我国一些地区有一种习惯,让产妇大量吃油条,这是很不科学的。油炸食物较难消化,产妇的消化能力又很弱,并且油炸食物的营养在油炸过程中已经损失很多,比面食及其他食物要差,所以产妇要少吃油炸食物。

 ## 忌挑食

产后的1～2天内,由于产妇的消化能力较弱,应该吃些容易消化、富有营养而又不油腻的食物,如牛奶、藕粉、豆浆、米粥、挂面等,以后随着消化功能的恢复,可逐渐进普通饮食,吃些富含蛋白质的禽蛋、鱼、瘦肉、乳类和豆制品,以及富含多种维生素及矿物质的新鲜蔬菜和水果。为了从食物中获得均衡的营养,一定不要偏食。

> **>> 温馨提示**
>
> 炖老鸡、老鸭、猪蹄等肉食品或者熬骨头汤时,可于汤中放几滴猕猴桃汁,15～20分钟就可以柔软鲜嫩。因为该汁中含有一种蛋白水解酶,能把肉类的纤维蛋白分解成氨基酸,阻止蛋白质的凝固,是很好的肉类软化剂。

 ## 忌不吃盐

> 可以把自己家里常用的钠盐换成钾盐,因为钾盐的口感比钠盐要相对重一些,这样就会有效果,既不会丧失食物的口感,又不会使产妇摄入过多的盐分。

在民间流传着一种说法:喂奶母亲要忌食盐,因为母亲吃盐婴儿会得尿布疹。这样一来,产妇吃的很多食物中不得放盐,使产妇没胃口,食欲缺乏、营养缺乏。盐中含钠,钠是人体必需的物质,如果人体缺钠就会出现低血压、头晕眼花、恶心、呕吐、无食欲、乏力等,不但影响体内电解质的平衡,而且对婴儿的身体发育也不利。所以,不能忌食盐。

成人每天食盐量为4.5～9克,这些盐食用后在消化道内全部被吸收,在20分钟内即可迅速传送至乳汁,直接影响乳汁的含钠量。食盐的用量根据情况而定,母亲食盐过多,会加重肾脏负担,也会使血压增高。如果产妇水肿明显,产后最初几天以少放食盐为宜。

忌在分娩后 3 个月内多食用味精

为了婴儿不出现缺锌症,产妇应忌吃过量味精。通常,成人吃味精是有益无害的,而婴儿,特别是 12 周内的婴儿。如果乳母在摄入高蛋白饮食的同时,又食用过量味精,则不利。因为味精内的谷氨酸钠会通过乳汁进入婴儿体内。过量的谷氨酸钠对婴儿,尤其是 12 周内的婴儿发育有严重影响,它能与婴儿血液中的锌发生特异性的结合,生成不能被机体吸收的谷氨酸,而锌却随尿排出,从而导致婴儿锌的缺乏。这样,婴儿不但出现味觉差、厌食,而且还可造成智力减退,生长发育慢等不良后果。

忌产后吸烟、喝酒

有的妇女在妊娠期能停止吸烟、喝酒,怕吸烟给胎儿带来损害,但分娩后则又恢复吸烟、喝酒,以为婴儿已经生下来,吸烟、喝酒不会伤害孩子了,这是错误的。

烟酒都是刺激性特强的东西,对母亲和婴儿均无好处。吸烟可以使乳汁减少,烟中还含有尼古丁等多种有毒物质,有毒物质也会浸入乳汁中,婴儿吃了这样的乳汁,也会有害。而且吸烟时呼出的烟雾、气体,也会直接危害婴儿的健康。酒中含有酒精,酒精可进入乳汁。少量饮酒对婴儿无影响,但大量饮酒可引起婴儿沉睡、深呼吸、触觉迟钝、多汗等症状,有损婴儿健康。因此,为了孩子的健康,正在哺乳的母亲不要吸咽、饮酒。

忌急于节食

女性生育后,体重比怀孕前有所增加。因此,很多女性为了恢复生育前的苗条体型,分娩后便马上节食。这样做不但对本身健康不利,对婴儿也没有好处。

为何产后不可节食?因为产后妇女所增加的体重主要为水分和脂肪,如授乳,这些脂肪根本就不够用,还需要从乳母身体原来储存的脂肪中动用一些营养,补助哺乳所用营养。为了保证婴儿哺乳需要,产妇一定要多吃钙质丰富的食物和每天最少要吸收 11760 千焦(2800 千卡)的热量。若产妇在产后急于节食,这些哺乳所需的成分就会不足。这样就会动用大量乳母身上的营养成分，或是不能满足婴儿喂奶，使新生儿营养受损。所以，产后的妇女不可急于节食。

女性为了恢复生育前的苗条体型，可以在生育后，过了哺乳期，开始适量节食。每天摄取 6300 千焦(1500 千卡)的热量，再加上运动，就可恢复健美的身材了。为了节食，在饮食上还可以多吃一些蔬菜，也有利于减肥。产后不要多喝高脂肪的浓汤，因为浓汤会影响食欲，还会使身体发胖，影响体形。

忌穿化纤、羊毛内衣

据研究表明，数百名产后少奶或缺奶的妇女中，80％的妇女有异物进入了乳房和乳腺管内。对她们的乳腺进行分析发现，乳汁中混有一种茧状微粒；经过进一步分析，发现这些茧状微粒，是些细微的羊毛、化纤织品的纤维。这是由于不少人穿用的乳罩和内衣是羊毛或化纤制品，其纤维堵塞了乳腺管所致。

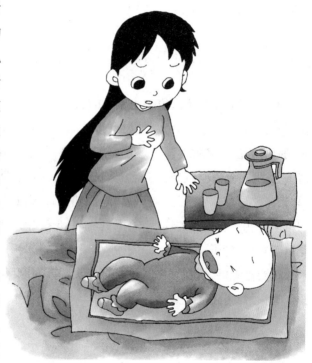

为了防止乳腺管被堵塞导致的少奶和缺奶，年轻的妇女在孕期、产期和整个哺乳期，不要贴身或在乳罩外面直接穿化纤织物或羊毛类制品的内衣。乳罩要采用柔软透气的全棉织品，内侧最好能垫上几层纱布，以便防尘。另外，乳罩应勤洗勤换，并注意不要和其他衣服混在一起洗涤。

忌穿戴过多

有的人认为坐月子时衣服穿得越多越好,甚至捂头捆腿,孰不知对产妇十分有害。

这是因为妇女产后体内发生许多变化,皮肤排泄功能非常旺盛,以排出体内过多的水分,因此出汗特别多,如果汗不擦干直接吹风或在穿堂风下休息,就容易感冒。有的产妇,不管冷热,不分冬夏,老是多穿多捂,这样身体过多的热不能散发出去,结果出汗过多,导致全身虚弱无力,盛夏时还会发生中暑,出现高热不退,昏迷不醒,甚至危及生命。

忌居室关门闭窗

家有产妇,总是将门窗关得紧紧的,顶上还挂幔帐,产妇也穿长袖衣服,紧扎裤脚,蒙头盖脸。其实,这完全是没有必要的。特别是在夏季,天气炎热,应该门窗大开,通风透光,保持室内空气新鲜;就是在冬季,也要在日光充足天暖的时候,打开窗子,通通空气。空气新鲜能使产妇心情舒畅,利于身体的恢复。产妇夏天穿着应单薄,床上可铺凉席,身上盖床单,吃温热的饭菜,这样可避免产妇中暑。此外,产妇可多喝些消暑清热的饮料,如绿豆汤、菊花茶等,有利于预防产妇中暑,也可使婴儿少生疖子、痱子。

但要注意的是,在开窗时不要直接吹着产妇,以免着凉感冒。如能用换气孔或排风扇更好,可使通风柔和,防止吹着产妇。

忌睡席梦思床垫

某医院,在不长的时间里,遇到3例产妇,因产后睡席梦思类型弹簧床,引起骶髂关节错缝、耻骨联合分离等骨盆损伤。有的是产后第5天,在席梦思床上起床不慎,忽然腰扭伤,腰骶部剧烈疼痛,下肢运动困难,经检查为骶髂关节错缝;有的是第4日早晨起床翻身时耻骨联合处剧痛,检查为耻骨联合分离;还有的是产后睡钢丝床,足月后发现两下肢行走障碍,检查为耻骨联合轻度分离,左骶髂关节稍增宽,为骨盆损伤,左骶髂关节错缝。因此,产妇在产褥期应忌睡席梦思床。

>> **温馨提示**

　　产妇睡席梦思床会导致骨盆损伤的主要原因是:卵巢在妊娠末期分泌第三种激素,称松弛素,其有松弛生殖器官中各种韧带与关节的作用,有利于分娩。由于松弛素的作用,产妇的骨盆失去完整性、稳固性,而松散的骨盆,加上席梦思的松泡性、弹力性好,压之下去,重力移除又弹起,人体睡上俨如佛龛,左右活动都有一定阻力,很不利于产妇翻身坐起。如欲急速起床或翻身,产妇极易造成骨盆损伤。因此,产妇应睡一段时间板床,有利机体复原,避免损伤。

忌过早及不当的劳动

　　产妇在产褥期以后的一段时间内,主要是身体恢复阶段,必须注意劳逸结合。产后忌过早过度劳动,有利于防止气虚下陷引起子宫脱垂;但也不能长时间卧床。通常主张产后7天内应卧床休息,产后满1个月,可适当做些家务劳动,产后42天可以从事一般性劳动,产后56天能从事正常的劳动。

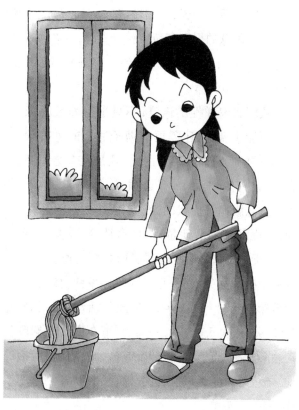

　　这个日程表是根据产妇身体恢复状况和大量生活经验得来的,不可违背。有的产妇认为自己的体质好,很早就下地劳动,这必然会造成后患,开始不觉,到了中老年就会有所反映,甚至出现劳疾。也有的产妇,不能适当参加一些劳动,很长时间连家务活都不干,会使身体发胖,也不利于健康的恢复。

妇女产后正是哺乳期,参加劳动也要注意,不可参加接触有毒物质的劳动。已经证明,许多工业毒物都可以从乳汁中排出。乳汁排出毒物是乳儿接触毒物的重要途径。乳母生产中接触高浓度的铅尘和铅烟,可导致乳儿铅中毒,即所谓母源性小儿铅中毒。为了保护乳儿健康,哺乳女职工应禁忌参加接触可自乳汁排泄的工业毒物的工作,如接触铅、汞、锰、镉、氟、溴、苯、二硫化碳、甲醇、有机磷和有机氯化合物的生产或作业。

忌产褥期完全卧床休息

有人认为,"坐月子"就应卧床休息 1 个月,其实这对产妇的身体恢复是不利的。

一般产后第一天,产妇较疲劳,应当充分睡眠和休息,以使精神和体力得以恢复。产妇休息的周围环境应保持安静,从各方面给予护理照顾。妇女怀孕后,由于胎儿的发育,子宫不断增大,使腹部膨隆,特别是妊娠后期更为明显,分娩后一时难以恢复。

腰腹肌肉弹性的恢复,不只是营养或卧床休息所能达到的,还需要借助于适当的体育锻炼,促进局部肌肉收缩。因此,凡是没有会阴撕裂伤、会阴侧切手术、产道损伤、发热、恶露不尽、身痛、腹痛等症状的,就应 24 小时后下床活动,并逐渐增加活动量,增加食欲,减少大小便困难,促进腹壁、骨盆底部肌肉恢复,预防产后容易发生的尿失禁、子宫脱垂等并发症,如第一天至第三天做抬头、伸臂、屈腿等活动,每天做

> **>> 准妈妈课堂**
>
> 产妇分娩后,早期适量活动,还可促进消化功能,以利恶露排出,避免褥疮、皮肤汗斑、便秘等产后疾病的发生,并能防止子宫后倾。单纯卧床休息对产妇来讲是有害无益的。只要运动不过量,就不会出现不良的副作用。

4~5 次,每次 5~6 下;一周后,可在床上做仰卧位的腹肌运动和俯卧位的腰肌运动,将双腿伸直上举,行仰卧起坐,头、肩、腿后抬等运动项目;半个月后,可做些扫地、烧饭等家务,以利肌肉收缩,减少腹部、腰部、臀部等处脂肪蓄积,避免产后肥胖症,保持体态美。

忌轻视用饮食催奶

一些中西药也有催奶功效,但其营养作用不大,甚至会有其他副作用。所以,产妇缺奶时,应以饮食催奶为主,既有利于下奶,又可增强体质。用饮食催奶的方法有:

(1)猪蹄1只,通草2.4克,加水1500毫升同煮,待水开后,再用文火煮1~2小时,每日1次,分两次喝完,连用3~5天。

(2)鲜鲫鱼500克,去鳞除内脏,清炖或加黄豆芽60克或通草6克煮汤,每日2次,吃肉喝汤,连用3~5天。

(3)红小豆125克煮粥,早晨吃,连吃4~5日。或用红小豆250克煮汤,早晚饮浓汤数日。

(4)猪骨500克,通草6克,加水200毫升,炖12小时,1次喝完,每天1次。

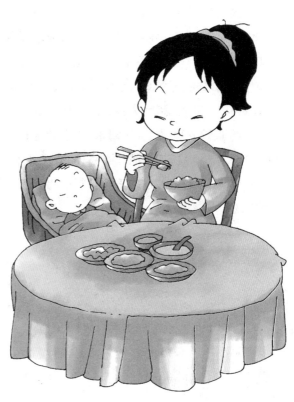

(5)南瓜子120克,去壳取仁捣烂如泥,焙干研末,加白糖适量搅拌,每次30克,早晚用开水冲服,连服10次。

(6)豆腐150克,加红糖50克,加适量水同煮,待红糖化后加米酒50毫升,1次吃完,每日吃1次。

(7)生花生仁75克,捣烂后与大米20克同煮粥,分2次喝完。

(8)干黄花菜25克,加瘦猪肉250克,同炖食。或用猪蹄1只,同干黄花菜同炖食。

（9）老母鸡1只，将穿山甲60克砸成1元硬币大小块，装入鸡肚内，入锅炖熟烂，食肉喝汤。

（10）河蟹1只捣烂，加米酒煮熟服用，每日1次，连服3~5天。

（11）鸡蛋3个，鲜藕250克，加水煮熟，去蛋壳，汤、藕、蛋一起服，连用5~7日。

（12）牛奶果干品、瘦猪肉各60克，红枣5颗水煎服，每天吃1次。

（13）鹅蛋3个，黄酒120克，混合放锅内炖熟食用。

（14）大米、芝麻、葱须、红糖各120克，捣碎加水煎，每日早饭前服1次。

（15）核桃10个去皮，加炙鳖甲15克，研成细末，米酒冲服。

（16）花生60克煮熟后，加红糖30克，米酒50毫升，略煎后，吃花生喝汤。

（17）黑芝麻15克，炒焦研末，每次用米酒冲服9克，加猪蹄汤冲服更好。

（18）胎盘粉15克，分4次用水冲服，或用胎盘1个，同猪肉煮烂食用。

（19）猪蹄3~4个，王不留行12克，同煮烂，饮汤吃猪蹄。

（20）黄花菜、红枣各60克，水煎，每次1杯，每天吃3次。

（21）羊肉250克，猪蹄2只，加适量葱、姜、盐炖熟，每日服1次。

（22）丝瓜12~15克，烧干研末，用水酒送服。

（23）虾米120克，加米酒250克，同煮至虾米烂为止，热服。

（24）母鸡1只，把炒过的王不留行60克装入鸡腹后缝合，文火煮至鸡熟，分2次食肉喝汤。

🕐 忌缺少喂奶常识

产妇会不会喂奶，对保证新生儿健康非常重要，否则，新生儿将吃不足奶。

喂奶前先要用温开水将乳头擦净，用吸奶器先吸一下，这样可以避免宝宝第一口吸得太痛。

喂奶的时候，可以坐在床上或侧卧在床上，也可以坐在舒适的椅子或沙发上，让宝宝含着乳头及大部分乳晕，一边听着轻轻的音乐，一边

>> 专家建议

母乳充足的时候，有时单侧乳房的奶就足够婴儿吃了，若让奶水留在没吃过的乳房里，这侧乳房的泌乳功能就会慢慢降低，故应双侧交替着喂。可以一次喂两个乳房的一部分，也可以一次喂这个乳房的奶，另一次喂那个乳房的奶。开始最好把剩在乳房的奶挤净。

平心静气地给孩子喂奶。通过母乳喂养,使母子心心相印,可培养新生儿的感情。

　　哺乳的时间,在一开始的时候,由于乳汁的分泌还不充分,母子都还不习惯,按时喂奶可能做不到,在婴儿出生后1~2个月,只要婴儿想吃,就可以喂。3~4个月的时候,要自然地固定间隔3~4小时喂一次。人工喂养也是如此。

　　每次哺乳的时间,以15~20分钟为宜。若婴儿一点儿一点儿地吸吮30分钟以上时间,多为母乳不足。

 ## 忌患有某些疾病的产妇哺乳

　　有些产妇可能患有疾病,有些疾病不影响给婴儿喂奶;但有些病则应从产后就忌给婴儿喂奶,以免影响婴儿和母亲的健康。患有以下疾病的产妇,从新生儿出生开始就应禁止哺乳婴儿。

　　(1)患心脏病的产妇,喂奶会加重自己的心脏负担,从而加重病情。

　　(2)患结核病的产妇给孩子喂奶,不仅对自己健康不利,还会传染新生儿,影响其健康。

　　(3)患肝炎的妇女,如果哺乳新生儿会传染婴儿,也不利于母亲的康复。

　　(4)患慢性肾炎的产妇,喂奶和照管孩子,会因过度劳累,使分娩劳累不能得到休息而加重病情。

　　(5)患有乳腺炎的母亲,不要给孩子喂奶,以免影响病情和伤害婴儿。

　　(6)生下半乳糖血症或苯丙酮尿症患儿的产妇,不可给新生儿喂奶,也不要用其他奶类喂养婴儿,以免婴儿智力受损。

　　(7)患急性传染病的产妇忌给婴儿哺乳,以免传染给婴儿疾病。同时,母亲为治疗疾病要用一些药物,其中某些药物可以通过乳汁进入婴儿体内产生不良反应,甚至造成严重的不良后果。

 ## 忌产后性生活过早

　　妇女从受孕到分娩,身体各器官都有极大变化,产后要经过一段时间才能恢复。尤其是生殖系统变化最大,而且在分娩过程中多有或轻或重的损伤,因而更需很长的恢复时间。

一般来说,产后 4～6 周内应禁止性交。因为这段时间内阴道壁内黏膜较为软弱,易受损伤,性交时易发生阴道裂伤和出血不止。同时,子宫尚未完全复原,性交时易将细菌带入而引起子宫内膜炎及其附属器官的炎症。另外,分娩时给外阴、阴道等造成的损伤,也会因过早性交而延迟愈合,甚至引起感染。所以,正常的妇女,在产后 4～6 周内应避免性交。丈夫也应了解这一点,暂时克制自己。即使是子宫和阴道壁经过 4～6 周已复原完好,产后的性生活中也应像新婚初夜那样谨慎小心。最好在开始时使用避孕药膏或乳脂等润滑剂来润滑阴道,以顺利进行性生活。

妇女在产褥期过后进入哺乳期,一般可以恢复正常的性生活,但因哺乳期母亲要给婴儿喂奶,大量营养物质通过乳汁喂给乳儿,能量消耗特大,理应好好休息。所以,为了母亲的身体健康及婴儿的生长发育,性生活不要过频。通常,每周过性生活 2～3 次,或者每周性生活 1～2 次较为合理。

丈夫在过性生活时,应特别注意:①每次过性生活的时间不宜太长,以免影响妻子休息和消耗过多精力。每次性生活以 20～30 分钟为宜,要多施爱抚行为。②过性生活时,丈夫不可行动过猛,否则会伤害妻子刚刚恢复的阴道。③丈夫在过性生活时要注意保护妻子的乳房。因为这时的乳房经常充盈大量奶水,如果受压,会导致乳房疾病,给大人孩子造成痛苦。

>> 专家建议

产妇在分娩前更要禁止性交。一般在怀孕后 3 个月就不要再性交了,尤其在临近分娩前应绝对不要性交,以免在分娩后发生产褥感染。若在分娩前不久进行过性交,很容易将细菌带入产道,侵入创面,经过分娩就会发生产褥感染。离分娩越近,发生感染的机会就越多。据有关资料表明,在 410 例产褥感染的病例中,有 50% 以上在妊娠最后 1 个月有性交史,9.5% 在分娩前 1 天有性交史。倘在分娩前 3 天内有性交者,有 20% 可发生严重产褥感染。

忌产褥期患乳腺炎

急性乳腺炎是产褥期的一种常见病,中医称乳痈。引起乳腺炎的病因,主要是金黄色葡萄球菌,少数是链球菌侵入乳腺引起的。

乳腺炎的早期症状是乳头和乳房的疼痛,局部皮肤红肿,触之有硬块,患者可突然发热 39℃ 以上,并伴有寒战,腋下淋巴肿大,血化验可见白细胞及中性粒细胞增多。如治疗不及时或治疗效果不好，常常发展为乳房脓肿，严重的会使乳腺受到破坏，影响泌乳功能，妨碍哺乳。由于母乳是哺育婴儿最好的天然营养品，因此产妇要特别注意预防乳腺炎的发生。

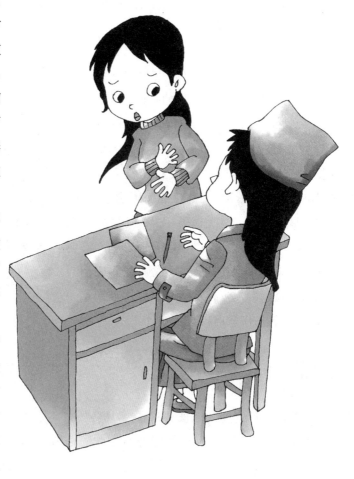

造成乳腺炎主要有三大途径：①乳头皲裂皮肤有伤口，细菌可乘机而入。②乳头不清洁，乳汁泌出不畅，在乳腺中形成乳汁潴留，为直接由乳腺管侵入的细菌提供良好的培养基地。③乳母身体其他部位有炎症，细菌通过血液循环进入乳腺。

预防乳腺炎要从以下方面入手：（1）哺乳期要注意乳房的清洁卫生，特别是在产褥期。哺乳前要用温开水洗擦乳头和乳晕，将垢痂洗净。每次哺乳前均应洗手，用40%硼酸水擦洗乳头和乳晕，以清除由婴儿口腔传播的细菌。产妇须用大小合适的乳罩将乳房向上方托住，防止乳房下垂，以利于血液循环和避免乳汁淤积。如婴儿用奶量较小，每次哺乳之后不能将乳汁全部吸尽，应用吸奶器吸净余奶，以防乳汁淤积引起炎症。

（2）及时矫正有缺陷的乳房。如乳房扁平、乳头内陷和内翻均可使产后哺乳发生困难，甚至根本无法哺乳，造成乳汁淤积。继发感染而成凹陷者，应及时纠正。纠正的方法是：用手指向外慢慢拉出或用核桃壳扣住外加布带压紧，或用拔火罐向外吸出。如根本无法纠正者，可用玻璃罩间接哺乳。乳头内翻者也可用手术矫正。

（3）防止乳头皲裂。初产妇的乳头皮肤娇嫩，哺乳时容易发生皲裂，故在妊娠晚期就应该用肥皂经常擦洗乳头，使其表皮增厚以增加抵抗力。产妇哺乳每次时间不宜过长，更不要让婴儿含着乳头睡觉。因乳头含在婴儿嘴里时间过长被唾液浸泡容易皲裂，使细菌侵入而引起乳腺炎。若乳头皲裂、局部疼痛而影响哺乳，必须注意预防感染，每次哺乳后，不但要洗净乳头，还应于裂伤处涂抹 30% 蓖麻油铋剂，并用消毒纱布或小毛巾保护乳头，每次哺乳前应将药物洗净再喂奶。乳头有皲裂时最好用玻璃罩间接哺乳，待裂伤痊愈后再直接哺乳。

> **>> 专家建议**
>
> 治疗乳腺炎时，应停止哺乳，可按时用吸奶器吸尽乳汁，并用乳罩托起乳房以改善血液循环，局部可用热敷或理疗，也可用中药金黄散外敷，并口服或注射消炎抗菌药物。若炎症尚未消散而局部已伴有脓肿形成，可切开排脓，以免更多的乳腺组织受到破坏。

忌轻视产后检查

产妇经过产褥期的休息和调养，身体各器官究竟恢复的怎么样，需要做一次认真的产后检查了解。产后检查时间通常在产后 42 ~ 56 天之间进行。产后检查的项目如下：

（1）体重。如果产褥期体重过度增加，就要坚持体操锻炼，多吃有丰富蛋白质和维生素的食物，减少糖类和主食的摄入量。

（2）血压。不管妊娠期的血压正常与否，产后检查都应测量血压。如果血压尚未恢复正常，则应进一步治疗。

（3）尿、血。患妊娠中毒症的产妇，要注意其恢复的情况，并做尿的常规检查；对妊娠合并贫血或产后出血的产妇，要检查血常规，如贫血，应及时治疗。患有心脏病、肝炎、泌尿系统感染或其他合并症的产妇，则应到内科或产科进一步检查和治疗。

（4）盆腔器官检查。检查会阴及产道的裂伤愈合情况。骨盆底肌、组织紧张力恢复情况，以及阴道壁有无膨出。检查阴道分泌物的量和颜色。如果是血性分泌物且量多,则表明子宫复旧不良或子宫内膜有炎症。检查子宫颈有无糜烂,如果有可于3~4月后再复查及治疗。检查子宫大小是否正常和有无脱垂。如子宫位置靠后,则应采取侧卧睡眠,并且要每天以膝卧位来纠正。检查子宫的附件及周围组织有无炎症及包块。行剖宫产手术的产妇,应注意检查腹部伤口愈合情况,以及子宫与腹部伤口有无粘连。

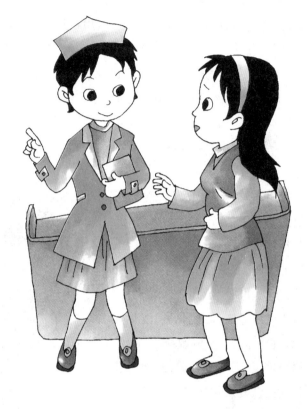

忌用部分西药

　　产妇分娩后生病用药要特别慎重。大多数药物可通过血液循环进入乳汁,或使乳汁量减少,或使婴儿中毒,影响乳儿,如损害新生儿的肝功能、抑制骨髓功能、抑制呼吸、引起皮疹等。

>> 专家建议

　　对新生儿影响较大的药物主要有以下几类:①抗生素:如红霉素、氯霉素、卡那霉素等。②镇静、催眠药:如鲁米那、阿米托、安定、安宁、氯丙嗪等。③镇痛药:如吗啡、可待因、美沙酮等。④抗甲状腺药:如碘剂、他巴唑、硫氧嘧啶等。⑤抗肿瘤药:如5-氟脲嘧啶等。⑥其他:如磺胺药、异烟肼、阿司匹林、麦角、水杨酸钠、泻药、利血平等。总之,产妇(乳母)用药、打针要在医生指导下进行。如果治疗需要上述药,应暂停哺乳,使用人工喂养。

　　乳母服用红霉素后,每毫升乳汁中含有0.4~0.6微克的红霉素,也会引起乳儿的肝脏损害,出现黄疸;乳母服氯霉素,通过乳汁,可使婴儿腹泻、呕吐、呼吸功能不良、循环衰竭及皮肤发灰，即灰色婴儿综合征，可以影响乳儿造血功能；链霉素、卡那霉素可引起乳儿听力障碍；乳母服用磺胺药可产生新生儿黄疸；巴比妥长时间使用，可使乳儿产生高铁血红蛋白症；氯丙嗪和安定也能引起婴儿黄疸；乳母使用灭滴灵，则使乳儿出现厌食、呕吐、血性恶液汁；麦角含生物碱，使乳儿恶心、呕吐、腹泻、虚弱；利血平使乳儿鼻塞、昏睡；避孕药使女婴阴道上皮细胞增生。

忌滥用中药

有些中药产妇产后使用，可以达到补正祛瘀，如产后保健汤，包括以下草药：当归、川芎、桃仁、红花、坤草、炙甘草、连翘、败酱草、枳壳、厚朴、生地、玄参、麦冬，可以滋阴养血、活血化瘀、清热解毒、理气通下，可以改善微循环，增强体质，促进子宫收缩，促进肠胃功能恢复及预防产褥感染的作用。但是，如果产妇一切正常不需要吃药，需吃药时，要在医生指导下进行。

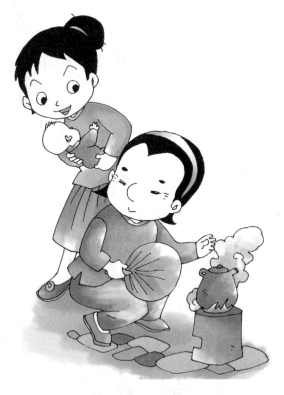

产后用药要注意不要影响乳汁的分泌，以免影响哺乳，对婴儿不利。产后一定要忌用中药大黄，大黄不仅会引起盆腔充血、阴道出血增加，还会进入乳汁中，使乳汁变黄。炒麦芽、逍遥散、薄荷有回奶作用，所以乳母忌用。

忌轻视避孕

不少妇女产后利用哺乳避孕,说哺乳期不会怀孕,而不采取其他避孕措施,甚至用延长哺乳期的方法达到避孕的目的,其实这种方法极不可靠。据调查统计,完全哺乳者大约有 40% 的人在月经恢复以前就开始排卵,而不哺乳的人则有 90% 以上在来月经以前开始排卵,部分哺乳者与不哺乳者相似。由于排卵可发生在末次月经之前,因此产妇在哺乳期间性交,随时都有可能因已恢复排卵而受孕。有调查表明,哺乳期内受孕的妇女中,有 1/2 是在来月经之前受孕的,所以利用哺乳避孕是不可靠的。而且过度地延长哺乳期,可使子宫萎缩变小,甚至引起闭经。

>> **温馨提示**

　　产妇在产后不注意避孕,有可能很快受孕而需要做人工流产,这时子宫肌肉比较软而且脆,对于人工流产手术和产妇身体健康都不利;特别是剖宫产者,子宫上的伤口刚刚愈合,如再行人工流产手术,技术上比较困难,对产妇的身体更是不利。因此,孕龄夫妻必须注意在产后要及时采取避孕措施。

　　产后避孕方法,一般以选用工具或宫内节育器避孕比较适宜。避孕工具有男用的阴茎套和女用的阴道隔膜(即子宫帽)。宫内节育器,以产后 3 个月或剖宫产手术后 6 个月放置比较合适。哺乳的妇女不宜采用口服避孕药的方法避孕。

忌不重视绝育手术后的保健

有的妇女不想再生育,愿意采用绝育手术的办法避孕。但是,有一部分妇女,对绝育手术后保健比较忽视,因而造成不利于机体的伤害。

一般绝育手术的时间选在人工流产后当天或住院分娩后 2 ~ 3 天进行。这个时候做输卵管绝育手术比较有利、省事。但在手术后除正常保健措施外,还要特别注意以下各点:

(1)手术后可以照常进食;卧床休息 24 小时后就可以起床活动;保持大小便畅通,有利于肠功能恢复。

（2）注意腹部切口的清洁卫生，不宜用水擦洗。特别是夏季手术，出汗较多，腹部切口可用75％酒精涂抹后再覆盖消毒纱布，在拆线后1周就可以同平常一样擦洗。

（3）输卵管结扎是简单、安全、可靠的永久性绝育术，但有一定例数在手术后又能怀孕。对于术后有复孕的妇女可以再次手术，或在人工流产后采取其他方法避孕。

忌产褥期忽视"三要"与"三忌"

产后6～8周内，除了乳房分泌乳汁外，各器官在结构和功能上都逐渐地恢复到孕前状态，称为复旧。这一段时间叫作产褥期，俗称"月子"。

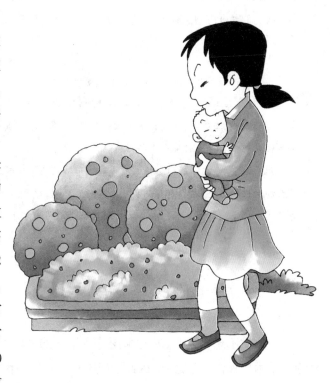

产褥期变化最大的是生殖系统。分娩前子宫约重1000克，分娩后子宫收缩，肌细胞缩小，子宫底高度从平脐起每天下降1～2厘米，产后10天进入骨盆，从腹部已摸不到子宫；子宫口关闭，到产后6周，子宫恢复到孕前大小，重50～60克。产后几天内，外阴阴道充血和水肿逐渐消退，骨盆底肌肉、筋膜逐渐恢复张力；分娩时的子宫内膜随血性分泌物排出，此时再生长一层新的内膜；胎盘剥离面要6～8周才能修复。

产后6周就可以恢复月经，哺乳母亲恢复排卵和行经都要延迟。乳房受神经和内分泌作用开始泌乳。

产褥期会阴伤口及子宫内创面混有血性分泌物易于感染，因此要十分注意产褥期卫生,早起床活动,促进血液循环以加快器官的复原。

妊娠期增加的血量通过褥汗和尿液排出。产后血小板和促血凝物质增加,使血液红细胞便于凝聚,加上卧床时血流缓慢,有形成静脉血栓的危险。产后膀胱张力低,易发生尿潴留,扩张的肾盂、输尿管要在产后 4～6 周才恢复,容易发生泌尿系统感染。胃、大肠、小肠活动少,肠蠕动减慢易发生便秘。腹壁松弛,进食过多时脂肪常在下腹部堆积。

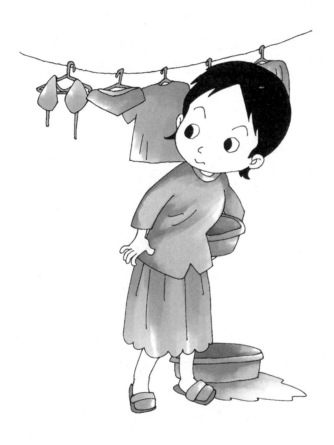

产褥期是产妇全身各器官恢复阶段,其中以生殖器官的恢复为主。产褥期的保健有"三要":

(1)要注意卫生:尤其是会阴部及乳房的清洁卫生。每天用稀释1∶2000苯扎溴铵溶液(新沽尔灭液)清洗外阴、保护会阴及伤口的清洁,勤换无菌卫生巾。保护乳房及乳头的清洁。哺乳前后要清洗乳头,哺乳后将余奶吸空,清洗完毕敷以清洁毛巾及胸罩,以免患乳腺炎。产褥期应照常梳洗、刷牙,可擦浴,勿行盆浴。

(2)要有合理、丰富的营养:产褥妇除自身需要恢复外,还有哺喂婴儿的重任,所以应给予丰富、合理的饮食。每日维持热量10460千焦左右。以蛋白质、糖、钙、铁、维生素丰富的食品为主,如鸡、鱼、排骨、牛肉、蔬菜、粥、米饭,多喝鱼汤或肉汤(去脂),每日进食5～6次。

(3)要休息与锻炼相结合。产褥期除晚间睡眠8～9小时外,白天应有2小时的午睡。正常分娩后应鼓励产妇早下地,以利于体力恢复。此外,每天锻炼 1 ~ 2次,每次 10 ~ 15 分钟。

而产褥期保健的"三忌"为:

(1)忌捂:夏天气温高,室温有时与人的体温接近或稍高,体弱的产妇及婴儿容易受热、中暑,故不能关门闭户、挂窗帘,更不应穿厚衣,将袖口、裤腿系住,盖厚被等。

(2)忌受风:产后分解代谢旺盛,出汗多,毛孔经常开着,若有穿堂风或电扇直吹,母、婴易受凉感冒,重则可引起肺炎。可引起产妇关节痛,有时会留下后遗症。

(3)忌用冷水洗:产褥期多汗,毛孔开,用冷水洗手、洗尿布等容易使肌肉、关节酸痛,故以温水为宜。